P. Schneider

M. Kruschewski

H. J. Buhr

Thoraxchirurgie

Springer-Verlag Berlin Heidelberg GmbH

P. Schneider

M. Kruschewski

H. J. Buhr

Thoraxchirurgie

Klinische Strategien und perioperatives
Management für Allgemeinchirurgen

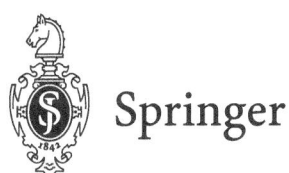

Springer

Priv.-Doz. Dr. med. P. Schneider
Chirurgische Klinik I, Klinik für Allgemein-, Gefäß- und Thoraxchirurgie, Charité – Universitätsmedizin Berlin, Gemeinsame Einrichtung von Freier Universität Berlin und Humboldt-Universität
zu Berlin, Campus Benjamin Franklin
Hindenburgdamm 30, 12203 Berlin

Dr. med. M. Kruschewski
Chirurgische Klinik I, Klinik für Allgemein-, Gefäß- und Thoraxchirurgie, Charité – Universitätsmedizin Berlin, Gemeinsame Einrichtung von Freier Universität Berlin und Humboldt-Universität
zu Berlin, Campus Benjamin Franklin
Hindenburgdamm 30, 12203 Berlin

Prof. Dr. med. H. J. Buhr
Chirurgische Klinik I, Klinik für Allgemein-, Gefäß- und Thoraxchirurgie, Charité – Universitätsmedizin Berlin, Gemeinsame Einrichtung von Freier Universität Berlin und Humboldt-Universität
zu Berlin, Campus Benjamin Franklin
Hindenburgdamm 30, 12203 Berlin

ISBN 978-3-642-62358-5   ISBN 978-3-642-18926-5 (eBook)
DOI 10.1007/978-3-642-18926-5
Die Deutsche Bibliothek – CIP-Einheitsaufnahme

springer.de

© Springer-Verlag Berlin Heidelberg 2004
Ursprünglich erschienen bei Springer-Verlag Berlin Heidelberg New York 2004
Softcover reprint of the hardcover 1st edition 2004

Planung: Gabriele Schröder, Heidelberg, Dr. Fritz Kraemer, Heidelberg
Desk Editing: Ina Conrad
Copy Editing: Sabine Hofmann, Heidelberg
Lektorat: Daniela Böhle, Berlin
Herstellung: Rainer Kusche, Sinzheim
Layout und Umschlaggestaltung: deblik, Berlin

Gedruckt auf säurefreiem Papier   106/3111 – 5 4 3 2 1   SPIN 11355182

Vorwort

Auch wenn in vielen Kliniken die Thoraxchirurgie als selbständige Abteilung geführt wird, existiert in den meisten Krankenhäusern keine eigenständige Abteilung für Thoraxchirurgie, so dass der Allgemein- und Viszeralchirurg in seiner täglichen Praxis mit thoraxchirurgischen Problemen konfrontiert wird.

Dazu zählen neben der Notfallversorgung eines Thoraxtraumas beispielsweise auch die Behandlung eines Pleuraempyems oder einer Mediastinitis, die der Chirurg erkennen, richtig einschätzen und behandeln muss. Ferner ist sein Handeln auch bei intensivpflichtigen Patienten mit thorakalen Komplikationen gefragt.

In der Onkologie sollte jeder Allgemeinchirurg die diagnostischen und therapeutischen Optionen kennen, um die Diskussion mit seinem entsprechenden klinischen Partner führen zu können. Das Bronchialkarzinom als häufigste karzinombedingte Todesursache beim Mann wird in der Regel zwar nicht vom Allgemeinchirurgen behandelt, dennoch sollte er in der Lage sein, Symptome und radiologische Zeichen so einzuschätzen, dass er den Patienten richtig berät, um ihn dann der Behandlung in einer Schwerpunktklinik zuzuführen. Dasselbe gilt auch für Lungenmetastasen, bei denen abhängig von der Tumorentität neben der internistisch-onkologischen Therapie chirurgische Optionen bestehen.

Dieses Buch ist somit nicht nur für Ärzte in der chirurgischen Weiterbildung, sondern insbesondere für Chirurgen und deren Alltag konzipiert. Es gibt ihnen wichtige Hinweise, Tipps und Tricks für den Umgang mit thoraxchirurgischen Krankheitsbildern. Dabei wird die aktuelle Vorgehensweise einer Klinik praxisnah dargestellt, indem Krankheitsbilder klinisch orientiert vorgestellt und Operationsindikationen einschließlich der Pathophysiologie diskutiert werden. Chirurgische Eingriffe am Thorax, die nicht unbedingt dem Thoraxchirurgen vorbehalten sind, z.B. Thoraxdrainage, Tracheotomie, kleine videoassistierte Lungenresektionen und Notfalleingriffe, werden i.S. eines Operationskurses beschrieben.

Herzlich danken möchten wir allen Autoren für ihre Mühe und Bereitschaft, diese Monographie mitzugestalten. Besonderen Dank schulden wir dem Springer-Verlag und hier besonders Herrn F. Kraemer und Frau D. Böhle für die hervorragende kooperative Zusammenarbeit. Wir danken auch den Mitarbeitern der Graphikabteilung des Campus Benjamin Franklin für die Anfertigung zahlreicher Abbildungen.

Berlin im Herbst 2003
Priv.-Doz. Dr. P. Schneider, Dr. M. Kruschewski, Prof. H. J. Buhr

Sektionsverzeichnis

Inhaltsverzeichnis

II Instrumentarium und spezielle Techniken

5   Thoraxchirurgisches Instrumentarium und Nahtmaterial (inkl. MIC)
B. Mann

6   Zugangswege zum Thorax und spezielle Nahttechniken (Bronchus, Pulmonalarterie), Tipps und Tricks
P. Schneider

7   Thoraxdrainage: Technik, Tipps und Tricks
K. Lehmann

8   Tracheostomie: Technik, Tipps und Tricks
J. Metzner

V Thorakale Komplikationen nach chirurgischen Eingriffen und Mediastinitis

Autorenverzeichnis

Brack, A.
Dr. med.
Klinik für Anästhesiologie und
operative Intensivmedizin
Charité – Universitätsmedizin Berlin
Gemeinsame Einrichtung von
Freier Universität Berlin und
Humbold-Universität zu Berlin,
Campus Benjamin Franklin
Hindenburgdamm 30,
12203 Berlin

Foitzik, T.
Priv. Doz. Dr. med.
Klinik und Poliklinik für Chirurgie
Abteilung für Allgemeine
Chirurgie, Thorax-, Gefäß- und
Transplantationschirurgie
Schillingallee 35, 18057 Rostock

Golder, W.
Prof. Dr. med.
Klinik und Poliklinik für
Radiologie und Nuklearmedizin
Charité – Universitätsmedizin Berlin
Gemeinsame Einrichtung von
Freier Universität Berlin und
Humbold-Universität zu Berlin,
Campus Benjamin Franklin
Hindenburgdamm 30,
12203 Berlin

Groene, J.
Dr. med.
Chirurgische Klinik I, Klinik für
Allgemein-, Gefäß- und Thorax-
chirurgie
Charité – Universitätsmedizin Berlin
Gemeinsame Einrichtung von
Freier Universität Berlin und
Humbold-Universität zu Berlin,
Campus Benjamin Franklin
Hindenburgdamm 30,
12203 Berlin
Hotz, H. G.

Dr. med.
Chirurgische Klinik I, Klinik für
Allgemein-, Gefäß- und Thorax-
chirurgie
Charité – Universitätsmedizin Berlin
Gemeinsame Einrichtung von
Freier Universität Berlin und
Humbold-Universität zu Berlin,
Campus Benjamin Franklin
Hindenburgdamm 30,
12203 Berlin

Huckauf, H.
Prof. Dr. med.
Arzt für Innere Medizin
und Bronchialheilkunde
Budapester Str. 15, 10787 Berlin

Kahrau, S.
Dr. med.
Chirurgische Klinik I, Klinik für
Allgemein-, Gefäß- und Thorax-
chirurgie
Charité – Universitätsmedizin Berlin
Gemeinsame Einrichtung von
Freier Universität Berlin und
Humbold-Universität zu Berlin,
Campus Benjamin Franklin
Hindenburgdamm 30,
12203 Berlin

Kopf, A.
Dr. med.
Klinik für Anästhesiologie und
operative Intensivmedizin
Charité – Universitätsmedizin Berlin
Gemeinsame Einrichtung von
Freier Universität Berlin und
Humbold-Universität zu Berlin,
Campus Benjamin Franklin
Hindenburgdamm 30,
12203 Berlin

Kroesen, A.
Dr. med.
Chirurgische Klinik I, Klinik für
Allgemein-, Gefäß- und Thorax-
chirurgie
Charité – Universitätsmedizin Berlin
Gemeinsame Einrichtung von
Freier Universität Berlin und
Humbold-Universität zu Berlin,
Campus Benjamin Franklin
Hindenburgdamm 30,
12203 Berlin

Kruschewski, M.
Dr. med.
Chirurgische Klinik I, Klinik für
Allgemein-, Gefäß- und Thorax-
chirurgie
Charité – Universitätsmedizin Berlin
Gemeinsame Einrichtung von
Freier Universität Berlin und
Humbold-Universität zu Berlin,
Campus Benjamin Franklin
Hindenburgdamm 30,
12203 Berlin

Lehmann, K.
Dr. med.
Chirurgische Klinik I, Klinik für
Allgemein-, Gefäß- und Thorax-
chirurgie
Charité – Universitätsmedizin Berlin
Gemeinsame Einrichtung von
Freier Universität Berlin und
Humbold-Universität zu Berlin,
Campus Benjamin Franklin
Hindenburgdamm 30,
12203 Berlin

Mann, B.
Priv.-Doz. Dr. med.
Chirurgische Klinik
Augusta-Kranken-Anstalten
Bergstraße 26
44791 Bochum

Metzner, J.
Dr. med.
Schulstraße 4,
23568 Lübeck

Pohlen, U.
Dr. med.
Chirurgische Klinik I, Klinik für
Allgemein-, Gefäß- und Thorax-
chirurgie
Charité – Universitätsmedizin Berlin
Gemeinsame Einrichtung von
Freier Universität Berlin und
Humbold-Universität zu Berlin,
Campus Benjamin Franklin
Hindenburgdamm 30,
12203 Berlin

Rank, N.
Dr. med.
Abteilung für Anästhesie
und operative Intensivmedizin
Krankenhaus Dritter Orden
Menzinger Straße 44,
80638 München

Ritz, J. P.
Dr. med.
Chirurgische Klinik I, Klinik für
Allgemein-, Gefäß- und Thorax-
chirurgie
Charité – Universitätsmedizin Berlin
Gemeinsame Einrichtung von
Freier Universität Berlin und
Humbold-Universität zu Berlin,
Campus Benjamin Franklin
Hindenburgdamm 30,
12203 Berlin

Schneider, P.
Priv.-Doz. Dr. med.
Chirurgische Klinik I, Klinik für
Allgemein-, Gefäß- und Thorax-
chirurgie
Charité – Universitätsmedizin Berlin
Gemeinsame Einrichtung von
Freier Universität Berlin und
Humbold-Universität zu Berlin,
Campus Benjamin Franklin
Hindenburgdamm 30,
12203 Berlin

Schulze, K.
Priv.-Doz. Dr. med.
Medizinische Klinik II, Klinik für
Kardiologie und Pulmologie
Charité – Universitätsmedizin Berlin
Gemeinsame Einrichtung von
Freier Universität Berlin und
Humbold-Universität zu Berlin,
Campus Benjamin Franklin
Hindenburgdamm 30,
12203 Berlin

Utzig, M.
Dr. med.
Chirurgische Klinik I, Klinik für
Allgemein-, Gefäß- und Thorax-
chirurgie
Charité – Universitätsmedizin Berlin
Gemeinsame Einrichtung von
Freier Universität Berlin und
Humbold-Universität zu Berlin,
Campus Benjamin Franklin
Hindenburgdamm 30,
12203 Berlin

Teil I Diagnostik und präoperative Vorbereitung

I

Differenzialdiagnose des Lungenrundherdes und präoperative Abklärung

H. Huckauf

Etwa die Hälfte der Lungenrundherde ist bösartig. Mit steigendem Alter nimmt der Anteil bösartiger Erkrankungen zu und das jugendliche Alter schließt einen malignen Befund nicht aus. Führt die bronchoskopische bzw. perthorakale Punktion nicht zur sicheren Histologie, so muss die operative definitive Klärung erfolgen, um nicht wertvolle Zeit zur kurativen Therapie zu verlieren. Dies geschieht heute meistens minimal-invasiv mittels der Videothorakoskopie (s. Kap. 16).

1.1 Einteilung und diagnostische Kriterien

Ein Rundherd der Lunge definiert sich als eine allseits von Lungengewebe umgebene mehr oder weniger runde Verschattung.

Eine grobe Einteilung der Rundherde ist deren Unterscheidung in solitäre und multiple Rundherde. Die multiplen Rundherde sind nach dem 40. Lebensjahr in der Mehrzahl maligne. Unter dem 40. Lebensjahr liegt bis auf wenige Ausnahmen Benignität vor. Die wenigen Ausnahmen können Metastasen von Hodenkarzinomen oder Fibrosarkome sein. Ein klassisches Beispiel für Benignität stellen multiple Rundherde bei einer pulmonalen Sarkoidose dar. Die multiplen Rundherde sind weniger mit diagnostischen Problemen behaftet, da sie meist als Metastasen auftreten und bei bekanntem Primärtumor eine pulmonale Diagnostik nicht mehr nötig ist. In Bezug auf den solitären Lungenherd ist allerdings eine umfangreiche Differentialdiagnose in Betracht zu ziehen (◨ Tabelle 1.1). 20–50% der zufällig entdeckten Lungenrundherde sind maligne, wobei sie überwiegend einem Bronchialkarzinom entsprechen.

Eine Vielzahl von pathologischen Bedingungen können der Entwicklung von Solitärherden zugrunde liegen. Sieht man einmal von einzelnen Ausnahmen ab (Nachweis von Kalk in einem Herd oder charakteristischen Dichtewerten eines Lipoms im Computertomogramm), so lassen sich benigne Tumoren von malignen Neubildungen letztendlich nur durch bioptische Verfahren eindeutig unterscheiden. Dennoch stellt sich die Frage, ob röntgenologische Kriterien für Malignität oder Benignität des Prozesses existieren, die diagnostisch richtungsweisend sein können. Die gleichzeitige Zuordnung klinischer Daten dürfte dabei hilfreich sein (◨ Tabelle 1.2).

Die röntgenologische Differenzierung zwischen benignen und malignen Tumoren beruht letztlich auf einer statistischen Gewichtung der aufgelisteten Merkmale. Man muss jedoch kritisch und mit großem Nachdruck feststellen, dass kein Zeichen oder eine Gruppe von Zeichen verlässlich in der diagnostischen Aussage sind. Die Kriterien für Benignität sind zwar zuverlässiger, doch trifft dies vergleichsweise nur für eine Minderheit von Tumoren zu. Die Mehrzahl der entdeckten Tumoren sind im Hinblick auf die Interpretationsmöglichkeit eher »dazwischen«. Jeder Rundherd, der nicht eindeutig zuzuordnen ist, bleibt bis zu seiner definitiven diagnostischen Abklärung als maligne anzusehen.

◨ Tabelle 1.1. Differentialdiagnose solitärer Rundherde	
Maligne Tumoren	Bronchuskarzinome etwa 82%, Sarkome, maligne Lymphome (Non-Hodgkin-Lymphom, Hodgkin-Krankheit, Solitärmetastasen)
Benigne Tumoren	Epitheliale Tumore (Papillome, Adenome, Karzinoide), mesenchymale Tumore (Chondrome, Osteome, Fibrome, Myome, Lipome, Leiomyofibrome, Angiome)
Tumorartige Läsionen	Hamartome, Plasmazellgranulome, Pseudolymphome, Amyloidtumore, Endometriose, Histiozytose X. Sonstige seltene Tumore: neurogene Tumore, Paragangliome, Granularzelltumore
Entzündungen	Tuberkulome etwa 60%, Granulome etwa 20%, Lungeninfarkt

◨ **Tabelle 1.2.** Klinische und röntgenologische Hinweise für Malignität oder Benignität von Tumoren

	Benigne	Maligne
Klinik		
Alter	Unter 40 Jahre (ausgenommen Hamartome)	Über 45 Jahre
Geschlecht	Frauen	Männer
Hauttests	Positiv, meist auf spez. infektiöse Organismen	Negativ oder positiv
Röntgen		
Größe	Klein (<2 cm)	Groß (>2 cm)
Lage	Meist Oberlappen (Tuberkulom)	Keine Prädilektion
Kontur	Scharf begrenzt	Irregulär (Corona radiata), lobuliert, Nabelbildung
Kalk	Fast ausschließlich benigne	Sehr selten, dann exzentrisch (Narbenkarzinom)
Satelliten	Häufig	Kaum
Verlaufsserie über 2 Jahre	Keine Größenzunahme	Größenzunahme
Höhlenbildung	Möglich (Granulome, Abszesse, Lungeninfarkt)	Möglich (Plattenepithelkarzinome, bei Metastasen und Sarkomen)

1.2 Diagnostisches Vorgehen

Natürlich muss das diagnostische Vorgehen individuell geplant sein. Junge Patienten unter 40 Jahren sollten anders angesehen werden als über 40-Jährige.

Dennoch muss der Patient einer definitiven Abklärung zugeführt werden. Für die ambulante Diagnostik ist die Abklärung der meist peripher gelegenen Herde schwierig, besonders wenn sie noch klein sind. Zytologische Sputumuntersuchungen sind nutzlos. Die Bronchoskopie mit Durchführung einer Lavage zur Zellgewinnung ist frustrierend. Einer Zangenbiopsie unter Röntgenkontrolle ist unter ambulanten Bedingungen wegen einer möglichen Blutung nicht zuzustimmen.

Eine perthorakale Punktion ist sinnvoll und machbar, wenn der Herd im konventionellen Verfahren in 2 Ebenen gut dargestellt werden kann. Eine computergesteuerte Punktion ist zeitaufwändig. Dabei ist zu beachten, dass in etwa 11% auch bei dem Erfahrenen ein Pneumothorax auftreten kann und besonders bei Patienten mit chronisch-obstruktiver Lungenerkrankung bedrohliche Komplikation auftreten können. Die ambulante perthorakale Punktion eines Herdes sollte vor dem Hintergrund von Komplikationen wohl überlegt sein.

In der Gesamtbetrachtung ist der chirurgischen Intervention mit den heutigen vereinfachten Methoden in der Diagnostik von Lungenrundherden der Vorrang zu geben. Videothorakoskopisch lassen sich Herde von <3 cm Durchmesser und weniger als 2 cm von der Pleura visceralis entfernt mittels atypischer Resektion mit geringer Morbidität entfernen (Kap. 16). Wird bei der intraoperativen Schnellschnittuntersuchung ein Bronchialkarzinom diagnostiziert, so wird in gleicher Sitzung die onkologische Resektion durchgeführt. Bei benignem Befund ist der Eingriff als definitiv anzusehen.

Radiologische Standarddiagnostik und moderne Schnittbildverfahren

W. A. Golder

Die meisten Fragen, die der Thoraxchirurg an das Röntgenbild stellt, lassen sich mit der Projektionsradiographie beantworten.

Diese Aussage gilt sowohl für die herkömmliche Film-Folien-Radiographie als auch für die digitale Radiographie und für die präoperative Diagnostik in gleicher Weise wie für die postoperativen Verlaufskontrollen. Für die Röntgenuntersuchung der Thoraxorgane im Bett wird allerdings in den Kliniken, die über eine Anlage zur Speicherfolienradiographie verfügen, grundsätzlich dem digitalen Radiogramm der Vorzug gegeben. Das digitale Radiogramm verbessert die Nutzung der im Strahlenrelief enthaltenen Informationen und führt zur Trennung von Aufnahme, Entwicklung, Bearbeitung und Speicherung des Röntgenbilds. Die konstant optimierte Schwärzung und der hohe Kontrast der digitalen Bilder erleichtern die Verlaufskontrolle enorm (◘ Abb. 2.1).

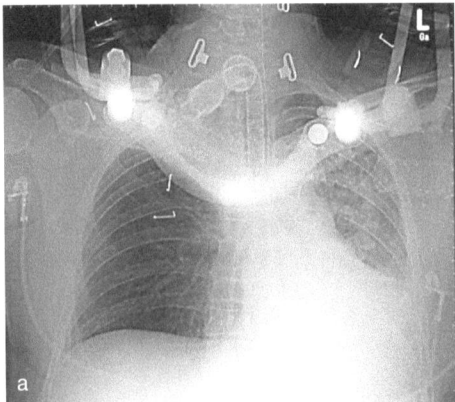

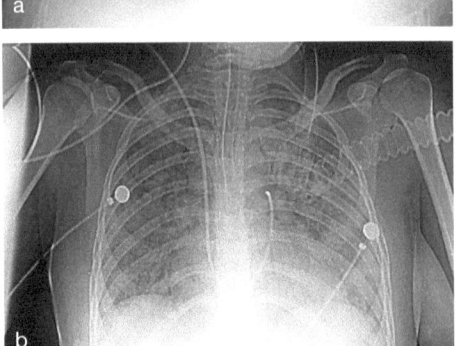

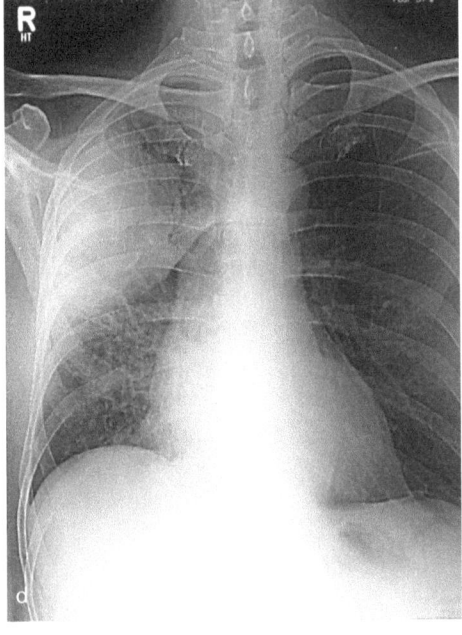

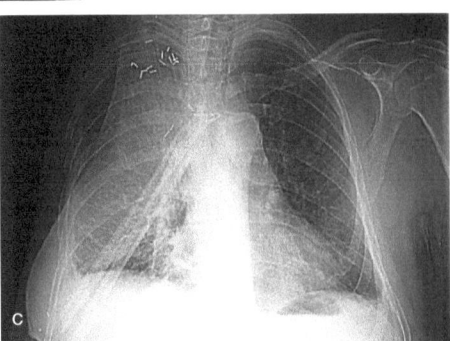

◘ **Abb. 2.1a-d.** Digitale Radiographie der Thoraxorgane bei Intensivpatienten. **a** Atelektase des rechten Ober- und linken Unterlappens (w., 44 Jahre). Tetraplegie nach Fraktur des Dens axis. Extensionsbehandlung. **b** Nichtkardiogenes Lungenödem (w., 29 Jahre). Trachealtubus (Spitze zu tief) und Pulmonaliskatheter ausgezeichnet abgrenzbar. **c** Zustand nach Exartikulation der rechten oberen Extremität und plastischer Deckung der vorderen Brustwand durch den rechten Unterarm (m., 51 Jahre). Grunderkrankung: Malignes Synovialom der rechten Schulter. **d** Legionellose des rechten Oberlappens (m., 60 Jahre). Homogene Teilverschattung des rechten Oberfelds. Kein Luftbronchogramm

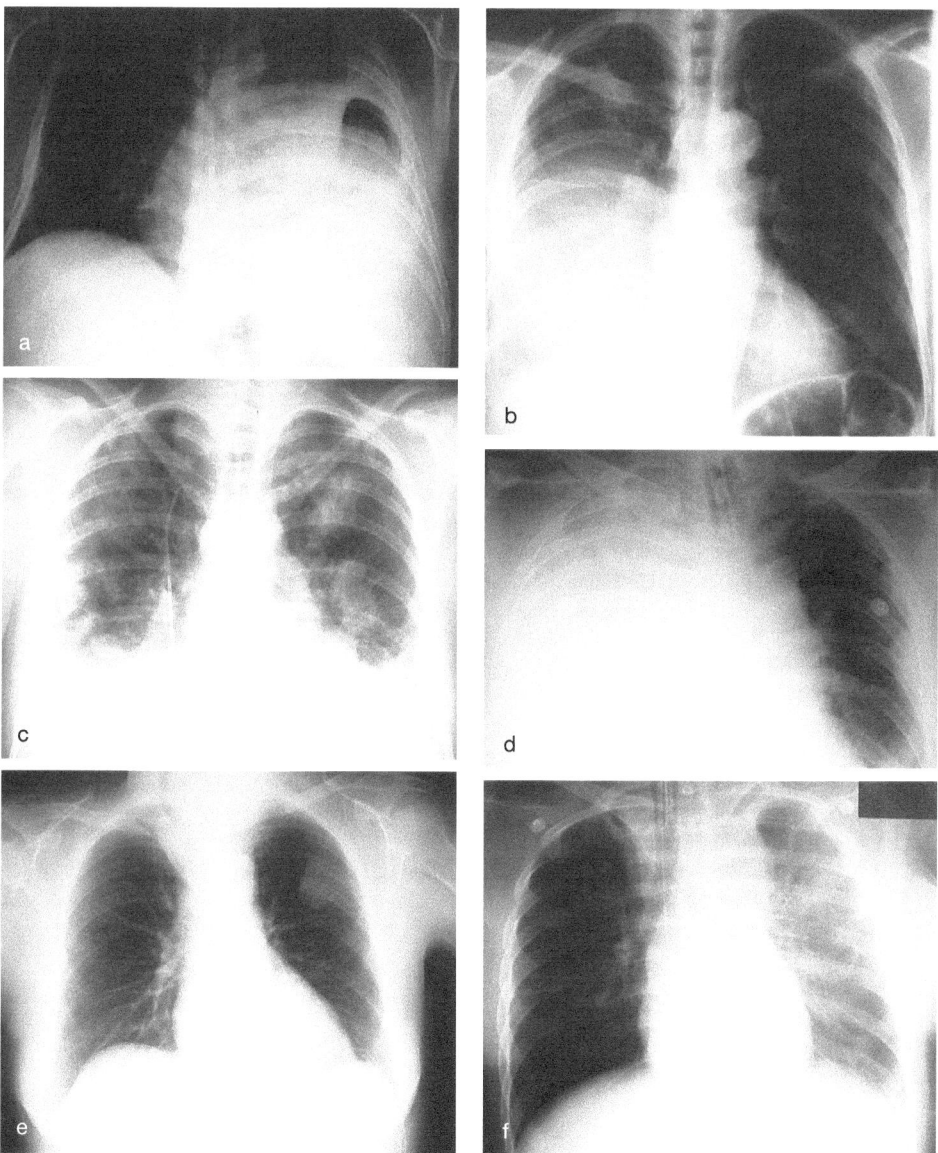

◻ **Abb. 2.2a-f.** Differentialdiagnose pleuraler und pulmonaler Verschattungen. **a** Ausgedehnter linksseitiger Pleuraerguss, der in den großen Lappenspalt einstrahlt (w., 53 Jahre). Kompressionsdystelektase der linken Lunge. Keine Pneumonie. Hinter der ergussbedingten Verschattung ist ein Tumor der Lungenwurzel verborgen. Mäßige Druckerhöhung im kleinen Kreislauf. **b** Pleuraempyem (w., 61 Jahre). Homogene Verschattung des rechten Mittel- und Unterfelds. Das kleine Interlobärseptum ist nach kranial verlagert. **c** Multiple zum Teil einschmelzende Lungeninfarkte (w., 20 Jahre). Bilateraler Begleiterguss. **d** Nichttraumatischer rechtsseitiger Hämatothorax und diskrete Parenchymblutungen der linken Lunge (m., 60 Jahre). Grunderkrankung dekompensierte Leberzirrhose. **e** Pleurametastase eines Schilddrüsenkarzinoms im linken Oberfeld (w., 82 Jahre). Die pleurale Läsion unterscheidet sich vom Rundherd der Lunge durch ihre Homogenität und die breite Kontaktfläche mit der Brustwand. **f** Traumatischer Hämatothorax, Lungenkontusion und Mediastinalblutung bei Aortenruptur (w., 25 Jahre). Isoliertes schweres Thoraxtrauma

Die Indikation zur präoperativen Computertomographie (CT) wird vorzugsweise vom Kliniker gestellt. In der postoperativen Phase führt man die Computertomographie dann durch, wenn das Übersichtsbild keine sichere Analyse komplexer pleuropulmonaler Läsionen zulässt bzw. klinischer und radiologischer Befund beträchtlich differieren (◘ Abb. 2.2).

Die Röntgendiagnostik thoraxchirurgischer Erkrankungen wird dann mit dem größten Erfolg betrieben, wenn sich die formale Analyse der Bilder durch den Radiologen und die symptomenbezogene Interpretation der Befunde durch den Operateur miteinander verbinden. Das vielfach weite differentialdiagnostische Spektrum, das der Radiologe anbietet, darf nicht als Schwäche der Technik missdeutet werden; es ist lediglich ein Spiegel der makromorphologischen Ähnlichkeit ätiologisch unterschiedlicher Läsionen der Thoraxorgane. Der Radiologe darf es aber keinesfalls dem klinischen Partner allein überlassen, aus dem Bündel der differentialdiagnostischen Möglichkeiten die am besten passende auszuwählen. Er hat sich über das Befinden des Kranken mit allen zeitlich und organisatorisch vertretbaren Mitteln zu informieren und muss die gesammelten Daten in seinem Befund berücksichtigen. Der Kliniker sollte diese Leistung dadurch honorieren, dass er Empfehlungen des radiologischen Kollegen zu Kontroll- und weiterführenden Untersuchungen gewissenhaft prüft.

2.1 Projektionsradiographie

2.1.1 Verfahren

Das dorsoventrale Thoraxübersichtsbild (Thorax p.a.) wird am stehenden Patienten im inspiratorischen Atemstillstand aufgenommen [4].

Die Verwendung harter Strahlung (125–130 kV) erlaubt kurze Belichtungszeiten und reduziert die Unschärfe. Die Rippenschatten beeinträchtigen die Beurteilung der knochenüberlagerten Lungenareale kaum.

Nicht geh- und stehfähige Kranke müssen im Liegen (bzw. im Sitzen) geröntgt werden. Die so genannten Bett- oder Intensivaufnahmen stehen den Standardbildern qualitativ stets nach. Belichtungs-

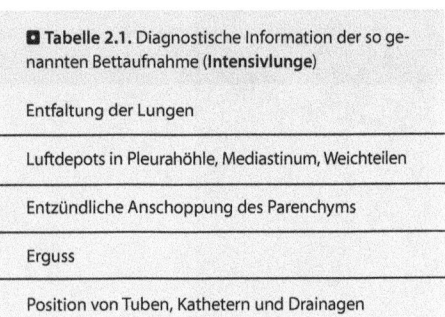

◘ **Tabelle 2.1.** Diagnostische Information der so genannten Bettaufnahme (**Intensivlunge**)

Entfaltung der Lungen
Luftdepots in Pleurahöhle, Mediastinum, Weichteilen
Entzündliche Anschoppung des Parenchyms
Erguss
Position von Tuben, Kathetern und Drainagen

zeiten von 0,1 s und mehr verringern die Zeichnungsschärfe, Fokus-Film-Distanzen von etwa 1 Meter führen zur geometrischen Vergrößerung der Thoraxorgane um etwa 20%. Die Größe (und Konfiguration) des im Liegen zudem stärker quergelagerten Herzschattens darf deshalb nur mit Vorsicht beurteilt werden; die Ermittlung des Herz-Thorax-Quotienten ist entbehrlich. Dieselben Einschränkungen gelten für Aussagen über das Mediastinum. Die Verbreiterung des Mediastinalschattens sollte nur dann als pathologisch gewertet werden und Anlass für weitere Untersuchungen sein, wenn sie entweder stark ausgeprägt bzw. rasch progredient ist und Anamnese und klinischer Befund auf eine Läsion von Mediastinalorganen hinweisen.

Die Beurteilung der Lungenunterfelder ist durch die hochstehenden Zwerchfelle, die der Oberfelder durch die überlagernden Schulterblätter eingeschränkt. Dennoch können eine Reihe von Aussagen zuverlässig getroffen werden (◘ Tabelle 2.1).

2.1.2 Diagnostik

Für die Analyse des Röntgenbilds der Lungen nach einem thoraxchirurgischen Eingriff ist die Kenntnis des Operationsverfahrens und des Zeitpunkts des Eingriffs unabdingbar. Wenn es sich um eine Operation am Lungenparenchym handelt, müssen Art und Ausmaß der Resektion (auch wenn der Eingriff nach Biopsie als Probethorakotomie beendet worden ist) bekannt sein. Bei 2-Höhlen-Eingriffen hat man mit ausgedehnten postoperativen Läsionen zu rechnen.

Nach einer **Keil- oder Segmentresektion** beobachtet man im Operationsgebiet im Allgemeinen allenfalls einen flauen Flächenschatten, der sich später zu einer streifigen Verdichtung reduziert. Nach einer **Lobektomie** ist die Transparenz der ipsilateralen Restlunge durch die kompensatorische Überblähung erhöht. Auf eine **Oberlappenresektion** weisen die Verschmächtigung des Oberpols der Lungenwurzel und eine bandartige Trübung des Retrosternalraums (im Seitbild), auf eine **Unterlappenresektion** die Verschmächtigung des Unterpols der Lungenwurzel und eine flaue Schattenzone in Projektion auf die unteren Brustwirbelkörper (im Seitbild) hin.

Unmittelbar nach der **Pneumonektomie** ist der Hemithorax im Röntgenbild hell. Etwa 24 Stunden später kann man am Boden der Operationshöhle einen Flüssigkeitsspiegel nachweisen (Serothorax). Er verschiebt sich in den folgenden Tagen und Wochen nach kranial und erreicht nach 1–2 Monaten die Pleurakuppel. Nach etwa einem halben Jahr ist die Flüssigkeit vollständig organisiert (Fibrothorax; ◘ Tabelle 2.2).

◘ **Tabelle 2.2.** Zeichen des Fibrothorax im Übersichtsbild der Thoraxorgane

Totalverschattung des operierten Hemithorax
Abnorm geringe Gefäßzeichnung der gegenseitigen Lunge (durch kompensatorisches Emphysem)
Konstante Verlagerung des Mediastinums zur operierten Seite
Zwerchfellhochstand auf der operierten Seite

Die häufigste Ursache für eine flächenhafte Verschattung im Übersichtsbild des am Thorax operierten Patienten ist der Pleuraerguss. Er läuft meist frei an der dorsalen Thoraxwand nach kranial aus und ruft dadurch eine homogene Verschattung des Mittel- und Unterfelds der betroffenen Seite hervor.

Hinter der ergussbedingten Verschattung kann sich sowohl eine Minderbelüftung als auch eine entzündliche Anschoppung verbergen.

Während im konventionellen Radiogramm Pleuraergüsse erst ab einem Volumen von 250–300 ml sichtbar werden, erfasst man sonographisch Exsudate in der Pleurahöhle ab einem Volumen von 30–50 ml.

2.2 Computertomographie

2.2.1 Verfahren

Zur Computertomographie [3, 4, 6] liegt der Patient auf dem Rücken und nimmt die Arme über den Kopf.

Bei kürzlich operierten bzw. intensivtherapierten Kranken wird auf die artefaktreduzierende Lagerung der oberen Extremitäten gelegentlich verzichtet. Die Untersuchung wird in der Regel in kraniokaudaler Schichtführung durchgeführt. Die Lage und Breite des computertomographischen Fensters werden so variiert, dass alle anatomischen Strukturen des Thorax beurteilt werden können. Das so genannte mediastinale Fenster wird um ein Dichtezentrum von +50 bis +100 HE (Hounsfield-Einheiten), das pulmonale um einen Mittelwert von -600 bis -800 HE angeordnet (◘ Abb. 2.3).

2.2.2 Diagnostik

Die CT ist die empfindlichste Methode zum Nachweis postoperativer Pleuraergüsse.

Dennoch wird sie mit dieser Indikation nur dann eingesetzt, wenn die Pleuraprodukte in den Lappenspalten oder an der Thoraxwand lokalisiert sind oder Verdacht auf ein Pleuraempyem besteht. Die Differentialdiagnose von Minderbelüftung und Entzündung des Lungenparenchyms als Ursache einer radioopaken Zone gelingt mit wesentlich größerer Sicherheit als im konventionellen Bild. Da die beiden Phänomene miteinander kombiniert sein können (z.B. im Rahmen der Retentionspneumonie), bleibt die Entscheidung allerdings gelegentlich offen. Vielfach kann man aber die führende Ursache der Verschattung identifizieren.

Die Mediastinalorgane können, da sie in Fettgewebe eingebettet sind, im axialen Schnittbild ge-

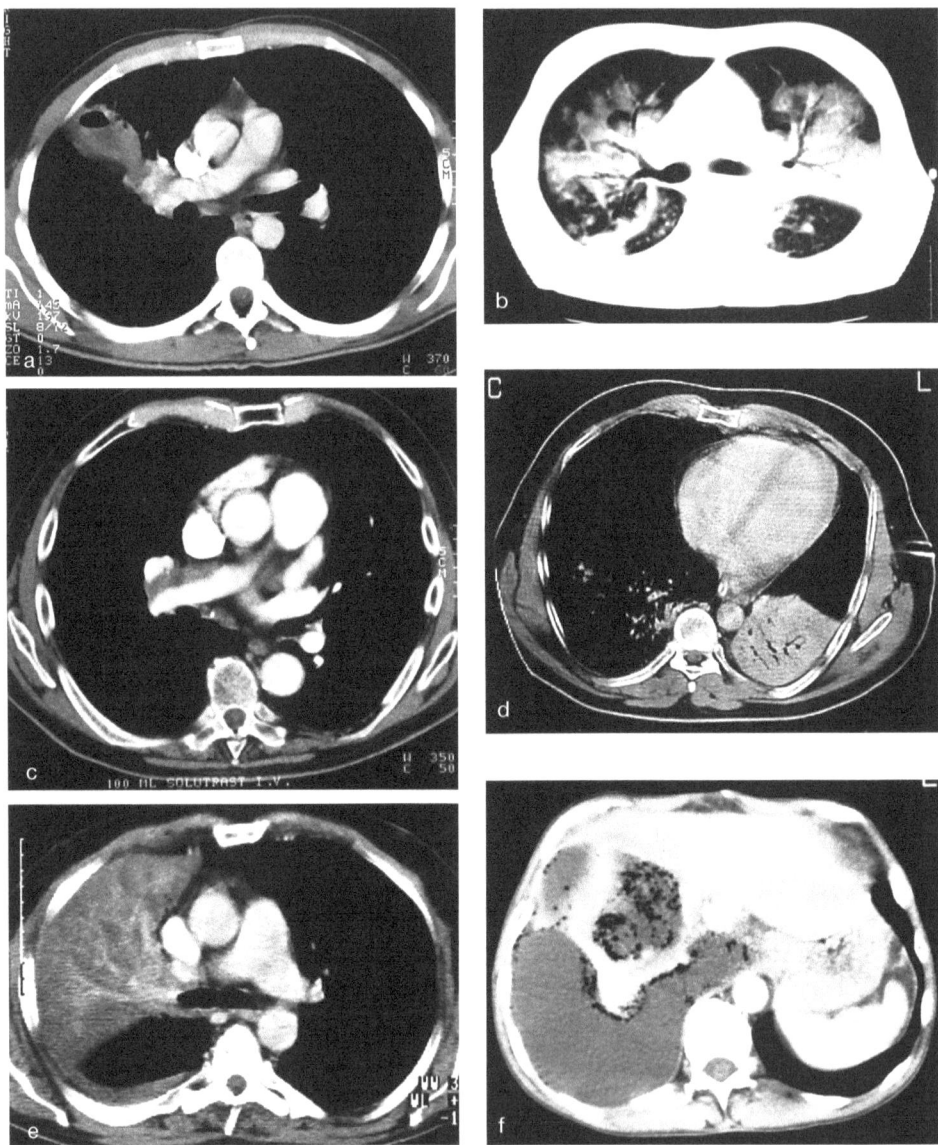

◻ **Abb. 2.3a-f.** Typische CT-Befunde bei thoraxchirurgischen Erkrankungen. **a** Abszedierende Pneumonie des rechten Oberlappens (m., 33 Jahre). Luft-Flüssigkeits-Spiegel innerhalb der hypodensen inflammatorischen Parenchymanschoppung. **b** Ausgeprägte bilaterale traumatische Lungenkontusion (m., 47 Jahre). Zustand nach Dezelerationstrauma. **c** Rechtsseitige zentrale Lungenarterienembolie (m., 79 Jahre). Teilverschluss der rechten A. pulmonalis durch länglichen Embolus. **d** Retentionspneumonie des linken Unterlappens (m., 35 Jahre). Residuelle Belüftung des angeschoppten Parenchyms. Auf der Gegenseite Zeichen der Aspiration (ohne Pneumonie). **e** So genannte »drowned lung« (m., 60 Jahre). Konsolidierung des Parenchyms des rechten Oberlappens auf dem Boden einer tumorbedingten Bronchusstenose. Begleitender (maligner) Pleuraerguss. **f** Pleuraempyem der rechten Seite nach Perforation eines Leberabszesses (m., 42 Jahre). Luftbläschen in beiden Abszesshöhlen durch gasbildende Erreger

wöhnlich gut voneinander abgegrenzt werden. Die Analyse der Gefäße orientiert sich am Aortenbogen und der Pulmonalisgabel und wird durch jodhaltiges Kontrastmittel (Richtdosis des i.v. applizierten Kontrastmittelbolus: 120 ml) erheblich verbessert.

Wenn Verdacht auf eine akute Lungenarterienembolie besteht, ist heute die Computertomographie sowohl in der Einzeilen- wie in der Mehrzeilentechnik den konkurrierenden Verfahren, insbesondere auch der kombinierten Perfusions- und Ventilationsszintigraphie vorzuziehen. Die klinisch relevanten zentralen, lobären und segmentalen embolischen Verschlüsse werden mit sehr hoher Sicherheit erkannt. Lediglich kleine Embolien in der Peripherie der Lungenstrombahn können unentdeckt bleiben. Die CT weist ähnlich wie die als Goldstandard geltende Angiographie den Thrombus direkt nach, macht aber auch andere für die akute Symptomatik des Patienten möglicherweise (mit)verantwortliche Erkrankungen sichtbar. Außerdem werden postembolische Komplikationen wie der Pleuraerguss, die Atelektase, der Lungeninfarkt und die Infarktpneumonie abgebildet.

2.3 Atelektase, Dystelektase

2.3.1 Diagnostik und Differentialdiagnostik

Es ist vielfach nicht offenkundig, ob die Verschattung eines Lungenlappens oder -segments durch eine Atelektase bzw. Dystelektase oder durch eine entzündliche Anschoppung bedingt ist [1, 5].

In diesen Fällen hilft der Blick auf die Interlobärsepten weiter. Die benachbarte Interlobärlinie ist abnorm konkav und in Richtung auf den verschatteten Bezirk verlagert, wenn eine Atelektase besteht, sie stellt sich abnorm konvex dar, wenn eine Pneumonie besteht. Diese Befunde können sowohl am kleinen (p.a.- und Seitbild) wie am großen (Seitbild) Lappenseptum erhoben werden (◘ Abb. 2.4).

Wenn allerdings eine Kombination aus Volumenminderung und entzündlicher Infiltration des Lungenparenchyms besteht (z.B. bei der postste-

◘ Tabelle 2.3. Zeichen des Lungenkollaps
Abnorm geringes Volumen des kollabierten Parenchyms
Flächenhafte Verschattung des kollabierten Parenchyms
Abnorm starke Gefäßzeichnung im kollabierten Parenchym
Verlagerung der Interlobärsepten
Verlagerung der Lungenwurzel in Richtung auf das kollabierte Parenchym
Ipsilateraler Zwerchfellhochstand
Verlagerung des Mediastinalschattens zur minderbelüfteten Seite
Verschmälerung der Interkostalräume auf der minderbelüfteten Thoraxseite
Spreizung der Gefäßschatten im benachbarten (hyper)ventilierten Parenchym

notischen Pneumonie), ist auf diese Zeichen wenig Verlass (◘ Tabelle 2.3).

Bei der Deutung flächenhafter Verdichtungen der Lungen hat man zunächst festzustellen, ob die Verschattung tatsächlich in den Lungen und nicht in der Pleura oder den Weichteilen des Thorax liegt. Von den **extrapulmonalen physiologischen Strukturen**, die zu Flächenschatten ohne anatomische Grenzen führen können, haben der M. pectoralis, die Mamma und das Fettgewebe der Thoraxwand die größte Bedeutung. Unter den nichtphysiologischen Gebilden sind es in der postoperativen Phase in erster Linie Folgen des Eingriffs wie Flüssigkeitsdepots in der Thoraxwand sowie Kissen und Verbandsmaterial.

2.3.2 Postoperative Diagnostik

Die **Minderbelüftung** des nach Resektion verbleibenden Parenchyms ist für rund zwei Drittel der im postoperativen Thoraxbild nachweisbaren Flächenschatten der Lungen verantwortlich.

Als Hauptursache gilt die Obstruktion von Bronchien durch nicht expektorierten bzw. nicht abgesaugten Schleim. Seltener ist die z.B. durch einen Pleuraerguss hervorgerufene Kompres-

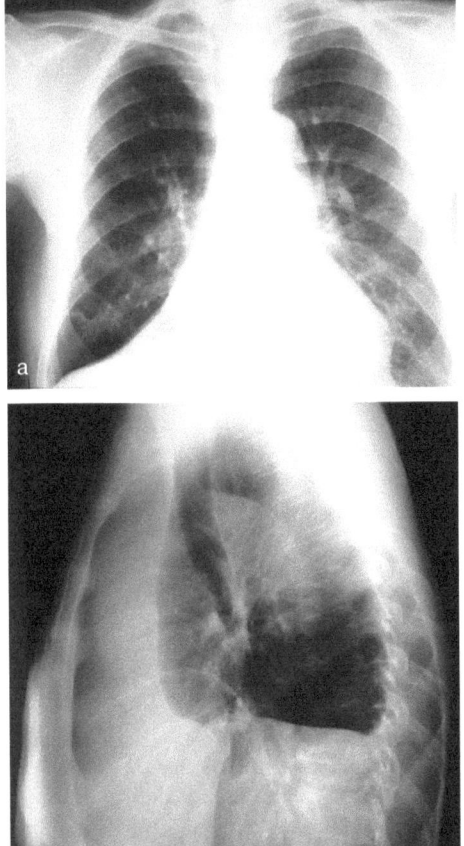

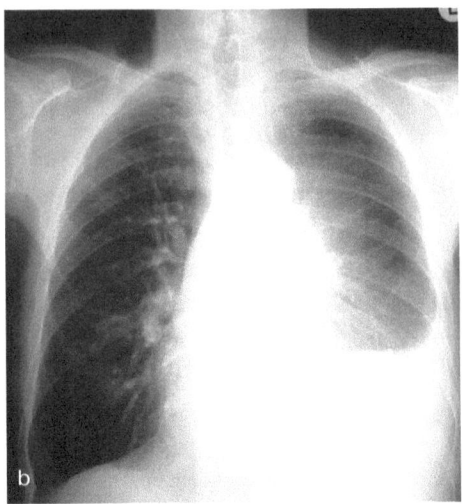

❏ **Abb. 2.4a-c.** Verschattungen innerhalb anatomischer Grenzen. **a** Atelektase des Mittel- und rechten Unterlappens (m., 45 Jahre). Bronchoskopisch kein Nachweis eines malignen Tumors, sondern Einbruch tuberkulöser Lymphknoten in den Zwischenbronchus. **b** Atelektase des linken Oberlappens (m., 74 Jahre). Bronchoskopisch gesicherter Verschluss des Oberlappenbronchus. Zwerchfellhochstand. Begleiterguss. **c** Seitbild zu b. Die Aufnahme beweist, dass die Verschattung innerhalb der anatomischen Grenzen des linken Oberlappens gelegen ist

sionsatelektase. Auch die postoperative Atelektase wird von einer Verlagerung des Mediastinums und des Zwerchfells begleitet. Ihr Ausmaß wird durch den Umfang der Resektion **und** den Grad der Minderbelüftung des Residualparenchyms bestimmt. Wenn die nichtoperierte Seite ebenfalls mangelhaft belüftet ist, können die indirekten Kollapszeichen fehlen. Wenn sich die durch den Parenchymdefekt bedingte Volumenminderung der operierten Seite und der partielle Kollaps der nichtoperierten Seite in ihrer Zugwirkung kompensieren, bleibt das Mediastinum an Ort und Stelle.

2.4   Pneumonie

2.4.1   Lobärpneumonie

Die in der Regel durch Pneumokokken, Klebsiellen oder Staphylokokken verursachte und häufiger in den Mittel- und Ober- als in den Unterfeldern lokalisierte **Lobärpneumonie** ist bei der thoraxchirurgischen Klientel selten [5].

Sie zeichnet sich im Übersichtbild durch eine annähernd homogene, von der gesunden Umgebung scharf abgegrenzte flächenhafte Verschattung, innerhalb der ein Luftbronchogramm zu erkennen ist, und vielfach durch einen begleitenden Erguss aus.

2.4.2 Bronchopneumonie

Häufiger ist die meist auf dem Boden einer schweren Grunderkrankung oder einer operativen Intervention entstehende **Bronchopneumonie** (◘ Tabelle 2.4).

Die bronchopneumonischen Verdichtungen werden oft in mehreren Lungenlappen bzw. beiden (Rest-)Lungen gleichzeitig oder kurz nacheinander beobachtet, sind aber in der Regel durch normal transparentes Parenchym voneinander getrennt (◘ Abb. 2.5).

◘ Tabelle 2.4. Röntgenzeichen der Bronchopneumonie
Zahlreiche unscharf begrenzte Fleckschatten oder
Solitäre bzw. multiple mitteldichte, häufig homogene Flächenschatten ohne oder mit anatomischen Grenzen
Pleuraerguss (kann fehlen)

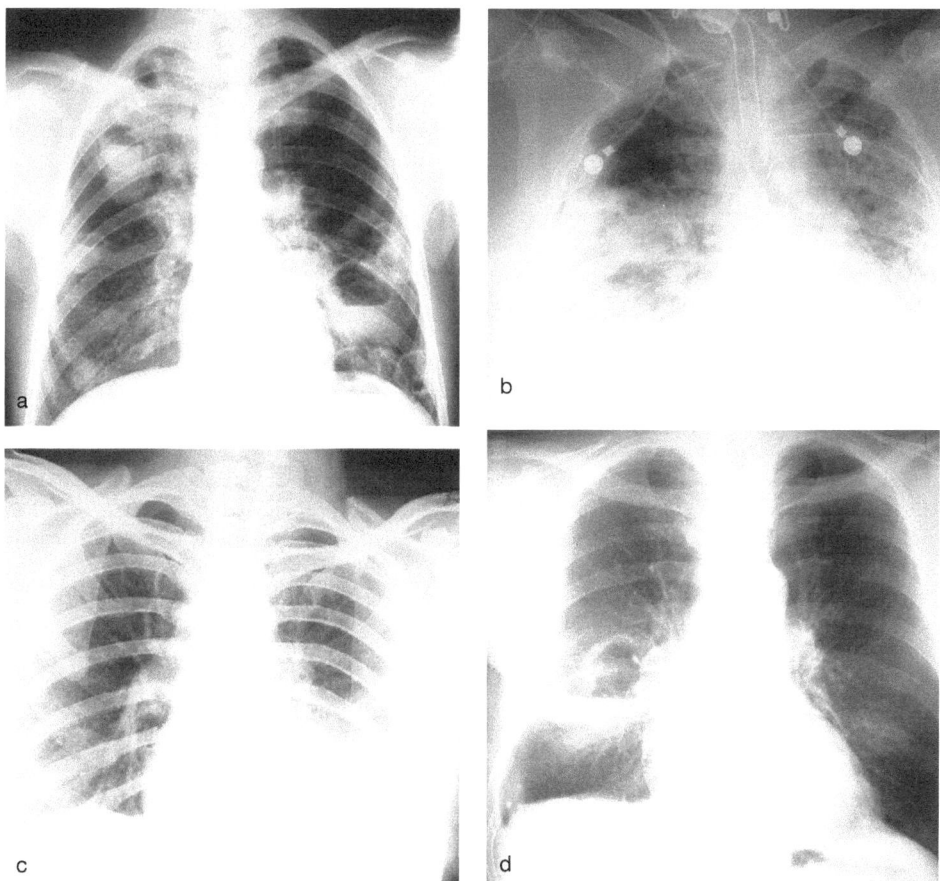

a

b

c

d

◘ **Abb. 2.5a–d.** Typische Befunde bei Pneumonien. **a** Staphylokokkenpneumonie (m., 36 Jahre). Die für die Erkrankung charakteristischen einschmelzenden Rundherde werden auch bei Pseudomonaspneumonie, Metastasen, Wegener-Granulomatose und Tuberkulose beobachtet. **b** Candidapneumonie (m., 49 Jahre). Dichte konfluierende Verschattungen in beiden Mittel- und Unterfeldern bei einem immunkompromittierten Patienten. **c** Bilaterale Infarktpneumonie (w., 32 Jahre). Akute schwere hochfieberhafte Erkrankung beider Lungen unmittelbar post partum. **d** Einschmelzender Abszess in rechten Unterlappen (m., 62 Jahre). Der Luft-Flüssigkeits-Spiegel zeigt den Anschluss des Abszesses an das Bronchialsystem an. Lymphadenopathie des ipsilateralen Hilus

2.4.3 Aspirationspneumonie

Die **Aspirationspneumonie** manifestiert sich vorwiegend in den Segmenten 2, 6, 9 und 10 der rechten Lunge.

Wenn der Kranke im Liegen aspiriert, kann das Material auch in die Oberlappen gelangen.

2.4.4 Pneumocystis-carinii-Pneumonie

Die **Pneumocystis-carinii-Pneumonie** ist im Frühstadium durch multiple in der Nähe der Lungenwurzeln lokalisierte Fleckschatten charakterisiert.

Später ähnelt ihr Bild dem eines alveolären Lungenödems.

2.4.5 Lungenabszesse

Lungenabszesse werden meist pleuranah, vorwiegend in den Segmenten 3, 6 und 10, und auf der rechten Seite häufiger als auf der linken nachgewiesen.

Solange der Abszess keine Verbindung zu den Bronchien besitzt, erzeugt er im Übersichtsbild eine homogen dichte rundliche Verschattung (Durchmesser: bis zu 10 cm). Wenn er nach innen drainiert, erkennt man eine strukturlose Aufhellung mit basalem Flüssigkeitsspiegel, die durch einen meist 5 bis 10 mm breiten, innen scharf und außen unscharf begrenzten homogen dichten Ringschatten von der häufig abnorm dichten Umgebung abgegrenzt wird. Wenn sich ein konventionell radiographisch vermuteter Lungenabszess im CT bestätigt, kann an die diagnostische Sicherung die CT-gezielte Punktion bzw. Drainage unmittelbar angeschlossen werden.

2.5 Lungenstauung

2.5.1 Röntgenzeichen

Das Röntgenbild der Lungenstauung [5] wird von den Zeichen der pulmonalen Hypervolämie, pulmonalvenösen Hypertonie und Transsudation geprägt (◘ Tabelle 2.5).

◘ Tabelle 2.5. Röntgenzeichen der Lungenstauung
Ausladende, unscharf begrenzte Lungenwurzeln
Bilaterale, symmetrische, weiche, rasch konfluierende Verdichtungen des Lungenparenchyms ohne anatomische Grenzen
Homogene Trübung der Lungenunterfelder (auf der rechten Seite frühzeitiger und häufiger als auf der linken)
Ergüsse in den Interlobärspalten
Hochstand und Dekonturierung der Zwerchfelle

Der Herzschatten ist meist abnorm groß und lädt deutlich zur linken Seite aus. Allerdings wird die Vergrößerung des Herzschattens ebenso wie das Ausmaß der Umverteilung des Blutes aus den basalen in die apikalen Abschnitte der Lungen auf Bildern, die vom liegenden Patienten angefertigt werden, vielfach überschätzt (◘ Abb. 2.6).

2.5.2 Lungenödem: Ursache und Verlauf

Als Ursachen für ein **Lungenödem** kommen bei am Thorax operierten Patienten in erster Linie die dekompensierte Linksherzinsuffizienz (z.B. bei koronarer Herzerkrankung), die hochdosierte Infusionstherapie (auch Massivtransfusion) und die Unverträglichkeit parenteral applizierter Medikamente (auch Röntgenkontrastmittel) in Betracht.

In der Frühphase der Komplikation zeigt das Thoraxübersichtsbild verbreiterte und unscharf begrenzte Lungenwurzeln, verbreiterte Bronchialwände, Kerley-Linien und die so genannte kraniokaudale Umverteilung der Lungendurchblutung. Letztere kommt durch die Konstriktion der Gefäße in den Mittel- und Unterfeldern und die Dilatation und Streckung der Oberfeldgefäße zustande. In der Folge überschreitet der Quotient aus dem Durchmesser der Ober- und Unterlappengefäße den oberen Grenzwert des Referenzbereichs von 0,8. Im Spätstadium des Lungenödems kann man zusätzlich (sowohl freie als auch interlobäre) Pleuraergüsse, beidseitigen Zwerchfellhochstand, eine annähernd symmetrische perihiläre Verdichtung des Lungenparenchyms (so genannte Schmetterlingsfigur) und ein Luftbronchogramm erkennen.

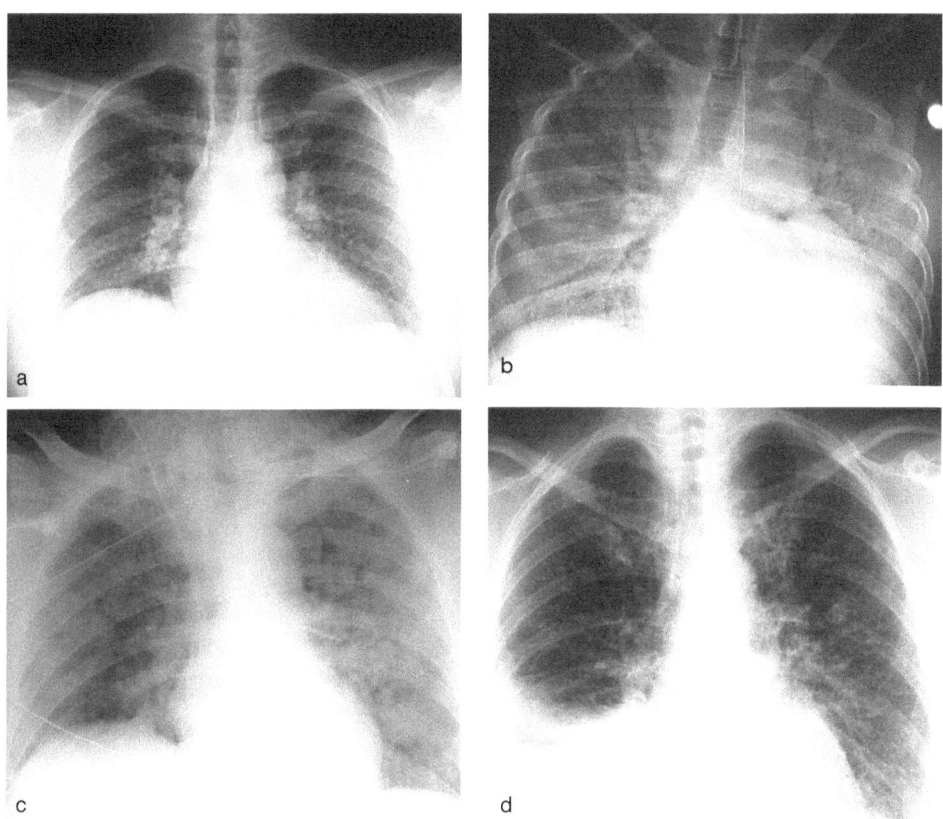

Abb. 2.6a–d. Typische und atypische Befunde bei der Lungenstauung. **a** Normalbefund (m., 41 Jahre). Die Zeichen der Lungenstauung im Gefäßmuster werden durch mangelhafte Inspiration bei der Exposition der Aufnahme vorgetäuscht. **b** Atemnotsyndrom des Erwachsenen Stadium II (w., 42 Jahre). Feinnetzige Schleierung beider Lungen. Ausgeprägtes Luftbronchogramm. **c** Lungenödem (m., 67 Jahre). Subtotale Trübung beider Lungen durch konfluierende Fleckschatten. Kein Erguss. **d** Lymphangiosis carcinomatosa (w., 58 Jahre). Netzige Verdichtung beider Lungen. Normal großer Herzschatten. Ausgedehnter maligner rechtsseitiger Pleuraerguss (kein Stauungserguss). Grundkrankheit Magenkarzinom

Ödemähnliche Schattenmuster begegnen bei Atemnotsyndrom, bakterieller Pneumonie, Pilzerkrankungen der Lunge, Aspirationspneumonie, Lungenblutungen und Lungenarterienembolie (auch Fettembolie).

2.5.3 Differentialdiagnose Lungenarterienembolie

Die meisten **Lungenarterienembolien** sind im Nativbild entweder überhaupt nicht erkennbar oder sie rufen unspezifische Läsionen hervor.

Da die Aufnahmen zudem oft nur in Behelfstechnik angefertigt werden können, erlaubt die Übersichtsaufnahme der Thoraxorgane weder den sicheren Ausschluss noch den Nachweis einer Lungenembolie. Die direkten Röntgenzeichen werden zwischen 10 und 96 Stunden nach dem akuten Ereignis sichtbar. Neben segmentalen Verdichtungen beobachtet man auch mehr oder weniger homogene Verschattungen ohne anatomische Grenzen. Sie können – zumindest in einer Ebene – rund oder oval erscheinen. Als besonders typisch gilt eine der Pleura breit anliegende Verschattung, die sich in Richtung auf die Lungenwurzel kegelartig verjüngt (so genannter Hampton-Buckel). Die Infarktschatten bilden sich von außen nach innen zurück; dabei kann die ursprüngliche Form lange erhalten bleiben. Als indirekte Zeichen der Lungenembolie im Übersichtsbild gelten der einseitige Zwerchfellhochstand, der einseitige Pleuraerguss und basale Plattenatelektasen.

2.6   Pneumothorax, Hämatopneumothorax

2.6.1 Diagnostik

Nach der Menge und Verteilung der Luft zwischen den Pleurablättern kann radiologisch zwischen einem mantelförmigen und einem kompletten sowie einem freien und einem (durch Adhäsionen) abgekapselten Pneumothorax unterschieden werden [2, 7].

Die Spannungskomponente des Pneumothorax wird aus der Verlagerung von Mediastinum und gleichseitigem Hemidiaphragma und der Kompression der gegenseitigen Lunge erkannt.

Bei der Suche nach einem kleinen Pneumothorax ist die in **Exspiration** angefertigte Übersichtsaufnahme der Thoraxorgane sinnvoll. Das Volumen der Lunge verringert sich dabei so stark, dass die Luft im Pleuraraum einen im Vergleich zur Lunge größeren Raum beansprucht und sich die pleurale Verdichtungslinie konsekutiv von der Brustwand entfernt.

2.6.2 Schwierigkeiten

Bei der Beurteilung von im Liegen angefertigten Thoraxaufnahmen betagter, stark abgemagerter und exsikkierter Patienten besteht die Gefahr, dass die **falsch-positive Diagnose eines Pneumothorax** gestellt wird.

Ursache sind Hautfalten oder Hautwülste am Rücken, die beim Lagern auf der Kassette gebildet werden, und im Bild als scharf begrenzter Dichtesprung parallel zur seitlichen Brustwand erscheinen. Im Unterschied zum Pneumothorax sind dabei jedoch innerhalb der Aufhellungszone Gefäßschatten zu erkennen. **Falsch-negative** Aussagen über die Ausdehnung der Lunge kann das konventionelle Röntgenbild in den ersten Tagen nach einer Thorakotomie vermitteln. Wie Untersuchungen im Vergleich mit der CT gezeigt haben, werden etwa 30 % der Pneumothoraces übersehen. Allerdings handelt es sich dabei überwiegend um funktionell unbedeutende Befunde. Postoperative Pneumothoraces, die sich unter adäquater Drainage nicht zurückbilden, wecken den Verdacht auf eine Insuffizienz des Bronchusstumpfes.

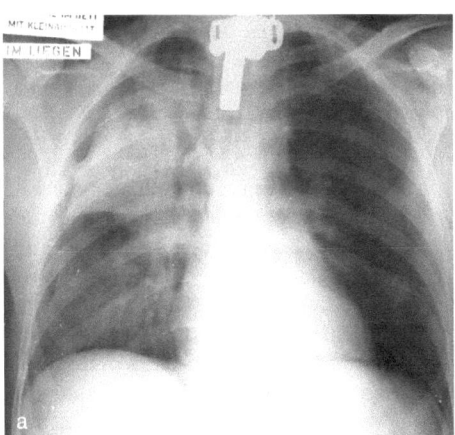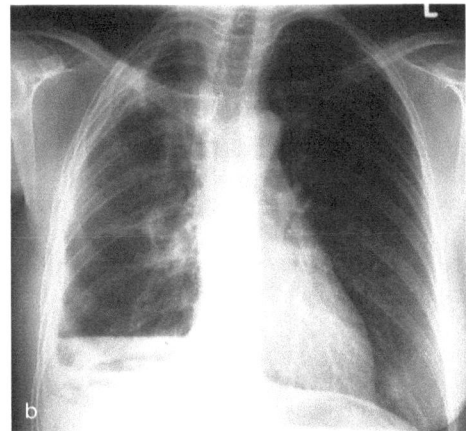

◘ **Abb. 2.7a–f.** Luft und Flüssigkeit im Pleuraraum. **a** Mantelpneumothorax der rechten Seite, Hämatom des rechten Oberlappens und kollares Weichteilemphysem (m., 19 Jahre). Folgen einer Stichverletzung. **b** Multiple gekammerte Seropneumothoraces der rechten Seite (w., 49 Jahre).

Nach rascher Ausdehnung der Lunge durch eine Drainage kann sich ein meist auf die kranke Seite beschränktes Lungenödem entwickeln. Die Gefahr ist besonders groß, wenn der Pneumo-, Sero- oder Hämatothorax vor dem Eingriff länger (z.B. mehrere Tage) bestanden hat.

Wenn sich neben der Luft Flüssigkeit im Pleuraraum befindet, fällt der Nachweis des patho-logischen Befundes im Allgemeinen leichter, weil sich (auf im Stehen oder im Liegen und seitlichen Strahlengang angefertigten Bildern) eine gerade Grenzlinie zwischen Flüssigkeit und Luft zeigt. Über die Art und Zusammensetzung der Flüssigkeit (Blut, Serum, Eiter, Chylus) ist nach dem Röntgenbild keine Aussage zu treffen. Die computertomographische Dichtemessung erlaubt eine

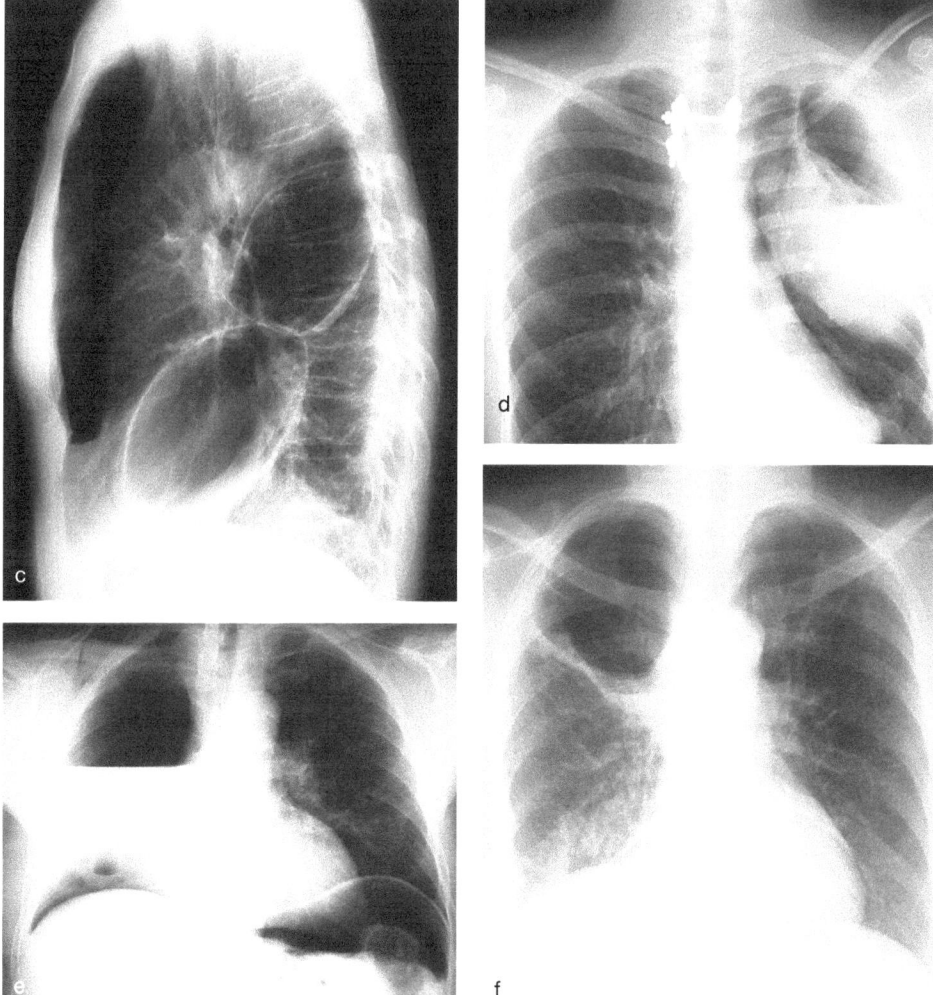

◨ Abb. 2.7c–f. c Interlobärer Pneumothorax der rechten Seite (w., 53 Jahre). **d** So genannter hängender Seropneumothorax der linken Seite (m., 25 Jahre). Zustand nach interner Fixation der oberen BWS. **e** Serothoraces nach rechtsseitiger Pneumonektomie (m., 77 Jahre). Zusätzlich bilaterales Pneumoperitoneum nach iatrogener Zwerchfell- und Bauchfellverletzung. **f** Chronischer (Sero)Pneumothorax der rechten Seite nach Oberlappenresektion wegen eines Plattenepithelkarzinoms (w., 66 Jahre)

Annäherung an die Artdiagnose: Der Chylothorax kann (wegen des Gehalts an Fetten) negative Dichtewerte besitzen, der Serothorax weist eine Dichte zwischen 0 und 25 HE auf, der Hämato- und Pyothorax kann (wegen des Gehalts an korpuskulären Bestandteilen) eine Dichte von bis zu 35 HE erreichen (◘ Abb. 2.7).

Literatur

1. Anacker H, Golder W (1991) Verschattungen mit anatomischen Grenzen. In: Anacker H (Hrsg) Radiologische Differentialdiagnostik: Lunge, Pleura, Mediastinum. Thieme, Stuttgart, 1–48
2. Buckner CB, Harmon BH, Pallin JS (1988) The radiology of abnormal intrathoracic air. Curr Probl Diagn Radiol 17: 37–71
3. Chintapalli K, Thorsen K, Olson LD, Goodman L, Gurney J (1988) Computed tomography of pulmonary thromboembolism and infarction. J Comput Assist Tomogr 12: 553–559
4. Golder W (1984) Leitsymptome in der Röntgendiagnostik. Bergmann, München
5. Golder W (1991) Flächenhafte Verschattungen ohne anatomische Grenzen. In: Anacker H (Hrsg) Radiologische Differentialdiagnostik: Lunge, Pleura, Mediastinum. Thieme, Stuttgart, 49–171
6. Müller C, Kopka L, Funke M, Funke C, Grabbe E (2001) Diagnostik der Lungenembolie und zugrundeliegender Venenthrombosen in der Mehrzeilen-Spiral-CT. Röfo Fortschr Geb Röntgenstr Neuen Bildgeb Verfahr 173: 528–535
7. Rau WS (1991) Vermehrte Aufhellungen. In: Anacker H (Hrsg) Radiologische Differentialdiagnostik: Lunge, Pleura, Mediastinum. Thieme, Stuttgart, 401–482

Präoperative Risikoabschätzung und adäquate Vorbereitung in der Thoraxchirurgie

M. Kruschewski, K. Schulze

Patienten, die sich lungenresezierenden Eingriffen unterziehen müssen, sind aufgrund der gemeinsamen Noxe **Rauchen** häufig multimorbide und stellen somit Risikopatienten dar.

Die präoperative Risikoabschätzung ist daher von eminenter Bedeutung und für den Chirurgen eine verantwortungsvolle Aufgabe. Die lungenfunktionelle Operabilität ist entscheidend vom FEV_1 (ausgestoßenes Volumen in der ersten Sekunde einer forcierten Exspiration im Anschluss an eine maximale Inspiration) abhängig. Werden hier gewisse Grenzwerte unterschritten, so ist eine weitergehende Diagnostik erforderlich, um die Patienten nicht zu gefährden bzw. von einem kurativen Eingriff vorschnell auszuschließen. Es muss jedoch konstatiert werden, dass auch bei strikter Anwendung der dargestellten Algorithmen und optimaler Vorbereitung der Patienten fatale Komplikationen und Todesfälle aufgrund kardiopulmonaler Ereignisse immer wieder auftreten können.

3.1   Der thoraxchirurgische Patient als Risikopatient

Etwa 60% der Patienten, die sich einem thoraxchirurgischen Eingriff unterziehen müssen, haben ein Bronchialkarzinom (BCA). Bedingt durch die gemeinsame Noxe des Rauchens besteht bei fast all diesen Patienten auch eine chronisch-obstruktive Lungenerkrankung (COLD oder COPD). Zudem treten gehäuft vaskuläre und insbesondere kardiovaskuläre Erkrankungen auf [1, 10, 13]. Das perioperative Risiko dieser erheblich komorbiden Patienten ist meist deutlich erhöht. Die Resektion ist allerdings beim nichtkleinzelligen Bronchialkarzinom die einzige Chance auf Heilung und umgekehrt ist der Verzicht auf die Operation mit einer nahezu 100%-igen Inkurabilität verbunden. So erscheint es gerechtfertigt, dieses erhöhte Risiko einzugehen. Voraussetzungen sind jedoch ein potenziell heilbares Tumorstadium (Stadium I und II nach UICC und teilweise Stadium III, s. Kap. 18) und eine ausreichende postoperative Lungenfunktionsreserve. Sobald eine der beiden Bedingungen nicht erfüllt ist, ist der Patient entweder aus onko-

logischen oder aus funktionellen Gründen inoperabel und sollte der palliativen Therapie zugeführt werden. Es gibt aber auch andere schwere Nebenerkrankungen, die die Indikation zu einer Lungenresektion einschränken. Dazu gehören neben Zweitmalignomen vor allem Erkrankungen, die zu einer bedeutenden Einschränkung der zerebralen Funktion führen (z.B. Alzheimer-Krankheit oder Parkinson-Syndrom). Bei diesen Patienten ist nicht nur die Prognose aufgrund der zusätzlichen Erkrankung(en) reduziert, sondern auch mit einer deutlichen Einschränkung der Compliance zu rechnen. Eine adäquate postoperative Nachsorge, die nicht nur die für einen komplikationslosen postoperativen Verlauf obligate Atemtherapie, sondern häufig auch lang dauernde und umfangreiche Begleittherapien, Kontrolluntersuchungen, Schulungsprogramme umfasst, ist hier oft nicht möglich.

Der thoraxchirurgische Patient ist also häufig ein Risikopatient und die Indikationsstellung erfordert im besonderen Maße einen erfahrenen Chirurgen, um für den individuellen Patienten die optimale Therapie festzulegen.

Im Folgenden soll nun das Augenmerk für die Operabilität auf die kardiopulmonale Funktion und die damit verbundene Diagnostik gerichtet werden. Das prätherapeutische Staging des Bronchialkarzinoms (Kap. 15) sowie die Operationsindikationen (Kap. 17) werden in eigenen Kapiteln ausführlich beschrieben.

3.2   Lungenvolumina und Flusswerte

Unter der Vielzahl an Parametern, die eine differenzierte Analyse der Lungenfunktion ermöglichen, sind für die operative Risikoabschätzung das FEV_1 (ausgestoßenes Volumen in der ersten Sekunde einer forcierten Exspiration im Anschluss an eine maximale Inspiration) und die Vitalkapazität (VK) von entscheidender Bedeutung.

3.2.1   Bodyplethysmographie

Die statischen Lungenvolumina, also die totale Lungenkapazität (TLC) und das Residualvolumen

(RV), können nur im Bodyplethysmographen gemessen werden.

Meist wird die spirometrische Bestimmung des FEV_1 und der VK genügen, da der einweisende Hausarzt den Patienten in der Regel gut kennt und zusammen mit dem Chirurgen aus der Anamnese, der Klinik und der ggf. im Vorfeld erfolgten kardialen Diagnostik eine ausreichende Risikoabschätzung vornehmen kann. In unklaren oder zweifelhaften Fällen kann jedoch auf eine Bodyplethysmographie nicht verzichtet werden, da diese 3 wesentliche Vorteile bietet:

- Die gewonnenen Daten werden im Gegensatz zur Bestimmung des FEV_1 und der VK nicht von der Mitarbeit des Patienten verfälscht.
- Nur die Messung der TLC ermöglicht die Diagnose einer restriktiven Ventilationsstörung (TLC und VK <80% des Solls). Eine Erniedrigung der VK allein reicht hierfür nicht aus, denn diese findet sich zum einen insbesondere bei schwerer Obstruktion fast regelhaft und wird zum anderen bei mangelnder Compliance (z.B. Verständigungsproblemen) fehlerhaft bestimmt.
- Die Bestimmung der TLC (und des mitberechneten RV) erlaubt die Quantifizierung einer

Lungenüberblähung. Dies ist zwar nicht mit dem morphologischen Vorhandensein eines Lungenemphysems gleichzusetzen, weist aber insbesondere bei mehrfach gemessener mittlerer bis starker Erhöhung (TLC >140% des Solls) darauf hin und indiziert dann eine weiterführende Diagnostik (Blutgase, Belastungsuntersuchung, Herzecho, HR-CT).

3.2.2 Resultierende präoperative Maßnahmen

Wichtig sind Hinweise auf eine Obstruktion (relatives FEV_1 unter 80% der erreichten VK), da hier die Möglichkeit der präoperativen Verbesserung der respiratorischen Funktion besteht (◘ Abb. 3.1). Neben dem **Notfallspray** (kurzwirksames β-Mimetikum) bei Bedarf besteht die suffiziente bronchodilatatorische Therapie heutzutage aus einer Basismedikation mit einem langwirksamen β-Mimetikum (Salmeterol oder Formoterol), die auch beim COPD-Patienten mit einem modernen Steroid (Fluticason oder Budesonid; das bronchoselektive Ciclesonid ist in Vorbereitung) kombiniert werden sollte. Zusätzlich steht mit Tiotro-

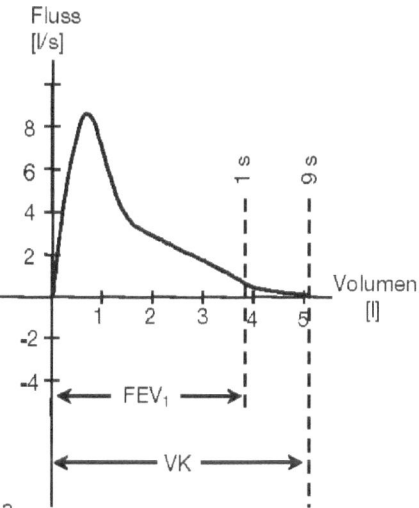

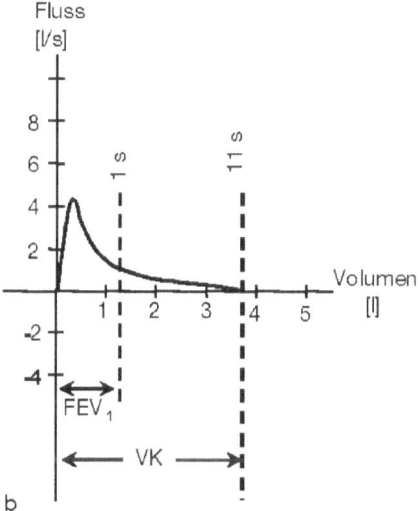

◘ **Abb. 3.1a,b.** Spirometrische Darstellung einer forcierten Exspiration. Die relative FEV_1 beträgt bei geringer Obstruktion 75%, bei starker Obstruktion nur 35% der erreichten Vitalkapazität (*VK*). a Geringe Obstruktion der Atemwege; b starke Obstruktion der Atemwege

pium (Spiriva) seit kurzem ein im Vergleich zu den β-Agonisten sehr gut wirksames Anticholinergikum zur Verfügung, das aufgrund seiner lang anhaltenden M3-Rezeptorblockade nur einmal täglich inhaliert werden muss. Laut aktueller deutscher und internationaler Leitlinien sollten β-Mimetika bzw. Anticholinergika als Basismedikation bereits bei leichten Formen der Bronchialobstruktion kontinuierlich angewendet werden.

Daneben muss aber auch eine intensive Atemgymnastik und Inhalationstherapie (0,9%-Kochsalzlösung angereichert mit etwas Sultanol oder Bricanyl) mindestens 3-mal täglich über 15 min erfolgen. Hierdurch wird nicht nur ein häufig entscheidender Anstieg des FEV_1 erreicht, wodurch Patienten bisweilen erst lungenfunktionell operabel werden, sondern auch ein wichtiger Beitrag zur perioperativen Pneumonieprophylaxe geleistet.

3.2.3 Blutgasbestimmung

Die Bestimmung der arteriellen Blutgase gehört gewöhnlich zum Routineprogramm der präoperativen Diagnostik vor lungenresezierenden Eingriffen.

Dennoch ist der prädiktive Wert hinsichtlich funktioneller Operabilität gering (Diskussion s. [15]).

3.3 Perioperative Risikoabschätzung, prognostisches FEV_1

3.3.1 Risiken

Anders als bei kardiochirurgischen Eingriffen kann es durch die Lungenoperation, bedingt durch postoperative Schmerzen und durch Veränderungen der Thoraxwandbeweglichkeit, nicht nur zu einer kurzzeitigen, sondern teilweise auch zu einer anhaltenden Verschlechterung der pulmonalen Funktion kommen.

Insbesondere bei karzinombedingten Operationen muss aus onkologischen Gründen immer auch gesundes Parenchym »geopfert« werden. Die postoperative Letalität sowie die Rate an postoperativen Komplikationen sind im Wesentlichen vom Ausmaß der Resektion und den damit verbundenen Funktionseinschränkungen abhängig. Hierbei handelt es sich um die Einschränkung der Ventilation, des pulmonalen Gasaustauschs, der pulmonalen Hämodynamik sowie der kardiopulmonalen Belastbarkeit [1, 2]. Vor diesem Hintergrund werden zunehmend parenchymsparende Eingriffe durchgeführt.

3.3.2 Risikoabschätzung

Wie lässt sich nun das Risiko eines lungenresezierenden Eingriffs abschätzen?

Breit akzeptiert sind die von Loddenkemper 1983 angegebenen spirometrischen Grenzwerte [9], dabei ist das FEV_1 (s. Abschn. 3.2) der wichtigste prognostische Parameter. Dieses Konzept wurde durch zahlreiche Arbeiten bestätigt [2, 3, 5]. So konnte gezeigt werden, dass das FEV_1 am sichersten Gruppen unterschiedlicher Komplikationshäufigkeit und -schwere trennt [12]. Unter Berücksichtigung der Bedeutung des FEV_1 wurde zur Evaluierung der funktionellen Operabilitätsgrenzen thoraxchirurgischer Eingriffe ein Algorithmus entwickelt (Abb. 3.2). Diese Einschätzung wurde von der Deutschen Gesellschaft für Pneumologie übernommen und in den 1994 ausgesprochenen Empfehlungen zur präoperativen Lungenfunktionsdiagnostik wiedergegeben [4].

Liegt das FEV_1 über dem angegebenen eingriffspezifischen Grenzwert, so ist der Patient unter lungenfunktionellen Aspekten operabel, weitere diesbezügliche Untersuchungen sind nicht erforderlich. Werden diese Grenzwerte unterschritten, so ist zur Abschätzung des Risikos das postoperativ zu erwartende FEV_1 (prognostisches FEV_1) entscheidend (◘ Abb. 3.2).

3.3.3 FEV_1: Grenzwerte, Formel, weiterführende Untersuchung

Die untere vertretbare Grenze des prognostischen FEV_1 ist mit 1,0 l anzusetzen.

Unterhalb dieser Grenze steigt die postoperative Letalität auf über 15% an. Der Bereich zwischen

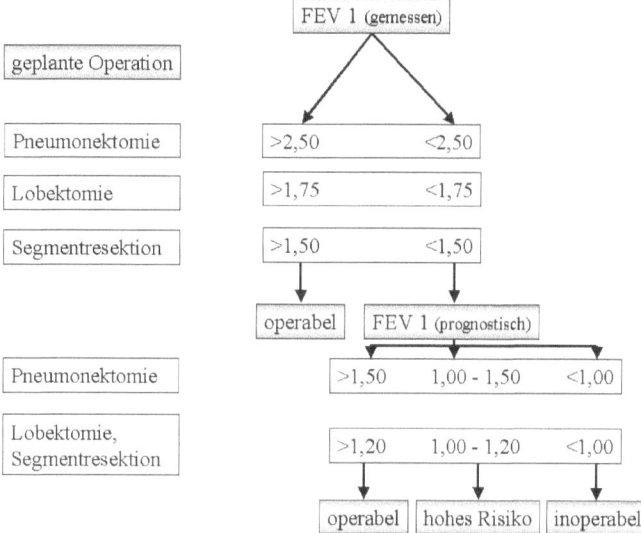

Abb. 3.2. Algorithmus zur Evaluierung der funktionellen Operabilitätsgrenzen thoraxchirurgischer Eingriffe. (Mod. nach Loddenkemper et al. 1983 [9])

1,0 l und 1,2 l bzw. 1,5 l ist als Zone mit erhöhtem Risiko anzusehen, da hier die Letalität gleitend von 7 auf 13% übergeht. Bei einem prognostischen FEV$_1$ von >1,2 l bzw. >1,5 l liegt die Letalität indessen bei unter 5%.

Ziel der weiterführenden Untersuchungen ist es somit, das prognostische FEV$_1$ zu berechnen, um so die Chance auf Operabilität zu wahren. Als wesentliches Verfahren ist hier die Perfusionsszintigraphie mittels 99 mTc-Makroaggregaten zu nennen. Diese zeigt die Durchblutung des zu resezierenden Lungenanteils im Vergleich zur Restlunge und erlaubt damit die Berechnung des postoperativ vorliegenden FEV$_1$. Ist der betreffende Lungenabschnitt minderdurchblutet oder zeigt einen Perfusionsausfall, so wird das postoperative FEV$_1$ nur wenig verringert sein. Der Korrelationskoeffizient zwischen vorausgesagtem und postoperativ gemessenem FEV$_1$-Wert liegt bei 0,7, wobei das postoperative FEV$_1$ tendenziell gering unterschätzt wird. Die Berechnung des prognostischen FEV$_1$ aus Spirometrie und Perfusionsszintigraphie erfolgt mittels der von der Deutschen Gesellschaft für Pneumologie und Tuberkulose vorgeschlagenen Formel [8]:

FEV$_1$ (postoperativ) = FEV$_1$ (präoperativ) × (1 – Funktionsanteil des zu resezierenden Lungengewebes [in %])

An einem klinischen Beispiel soll die Bedeutung der Perfusionsszintigraphie und die Verwendung der Formel verdeutlicht werden:

▸ Fallbeispiel

Eine 57-jährige Patientin wird wegen eines großen peripheren Bronchialkarzinoms im Bereich des linken Lungenoberlappens zur Operation eingewiesen (◼ Abb. 3.3).

Das präoperative FEV$_1$ beträgt 1,6 l, nach dem Algorithmus (Abb. 3.2) erfolgt zur Klärung der funktionellen Operabilität für die geplante Oberlappenresektion eine Perfusionsszintigraphie (◼ Abb. 3.4). Hier zeigt sich ein Perfusionsanteil von 3,6% im Apexbereich und 14,9% im Mittelfeld. Der geschätzte Anteil des linken Oberlappens an der Perfusion beträgt 9%. Nach der oben angegebenen Formel beträgt das prognostische FEV$_1$ somit 1,46 l. Folglich ist die Patientin dem Algorithmus entsprechend für die Oberlappenresektion operabel. Eine etwaige linksseitige Pneumonektomie wäre hingegen mit einem erhöhten Risiko verbunden.

Bei Patienten, die nach dem Algorithmus in die Gruppe mit erhöhtem Risiko für schwerwiegende postoperative Komplikationen fallen, muss eine individuelle Entscheidung, ggf. mit weiteren Untersuchungen zu Gasaustausch und kardialer Situa-

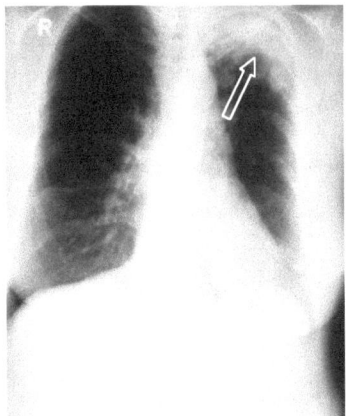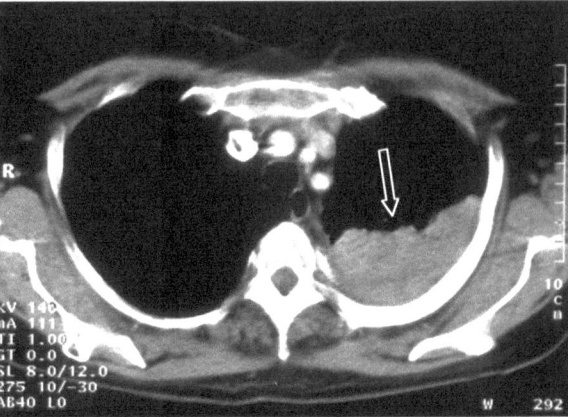

☐ Abb. 3.3. a.-p.-Thoraxröntgen und CT: großes peripheres Bronchialkarzinom im Bereich des linken Lungenoberlappens (*Pfeile*)

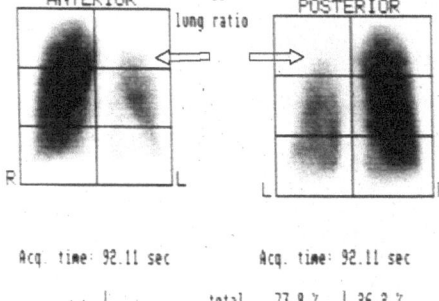

☐ Abb. 3.4. Perfusionsszintigraphie bei großem peripherem Bronchialkarzinom im Bereich des linken Lungenoberlappens. Beachte Perfusionsausfälle im linken Apexbereich (*Pfeile*)

tion, getroffen werden. Es sei hier auf die weiterführende Literatur verwiesen (Übersicht bei [15]).

3.4   Kardiale Funktion und Gefäßstatus

Bedingt durch die gemeinsame Noxe des Rauchens besteht bei vielen Lungenkranken eine hohe Ko-

inzidenz für vaskuläre und insbesondere kardiovaskuläre Erkrankungen.

Farbkodierte Dopplersonographie. Die Trias aus Lungen-, Gefäß- und Herzerkrankungen ist bei thoraxchirurgischen Patienten häufig und sollte von Anfang an in der Diagnostik in Betracht gezogen werden. Immer wieder werden Patienten wegen einer peripheren arteriellen Verschlusskrankheit zur Operation aufgenommen, bei denen sich in der präoperativen Diagnostik dann als Zufallsbefund ein Lungenrundherd findet. Besteht der Verdacht auf das Vorliegen einer Abgangsstenose der A. carotis interna, so sollte zunächst eine farbkodierte Dopplersonographie (FKDS) der hirnversorgenden Arterien durchgeführt werden. Finden sich hier pathologische Befunde, so ist in Absprache mit Neurologen und Gefäßchirurgen das weitere Procedere festzulegen.

Anamnese und Untersuchung. Zur Risikoabschätzung kommt der Evaluierung kardialer Risiken (Hypertonus, KHK, Angina pectoris, Zustand nach Myokardinfarkt <6 Monate, Herzinsuffizienz und Herzrhythmusstörungen) gerade bei pulmonalen Risikopatienten (vgl. Abb. 3.2) besondere Bedeutung zu. Ohne Frage bedeuten höhergradige Myokardinsuffizienz sowie höhergradige therapierefraktäre Herzrhythmusstörungen Inoperabilität. Deshalb sollte hier eine besonders gründliche Anamnese und Untersuchung erfolgen. Der Kardiologe sollte frühzeitig hinzugezogen werden, um gemeinsam mit ihm das weitere diagnostische und evtl. auch therapeutische Procedere festzulegen.

Belastungs-EKG und weitere kardiologische Diagnostik. Patienten mit Auffälligkeiten im obligaten Ruhe-EKG, mit belastungsinduzierten thorakalen Schmerzen oder mit einem durchgemachten Herzinfarkt in den letzten 6 Monaten sollten mittels Belastungs-EKG untersucht werden.

Im Falle ungenügender Belastbarkeit (<1,25 W × kg), Ischämiezeichen oder mangelndem Anstieg der Herzfrequenz (<100/min) muss sich eine weitere kardiologische Diagnostik und Therapie vor der Lungenresektion anschließen. In diesem Zusammenhang kommen Langzeit-EKG, Echokardiographie, Myokardszintigraphie und Koronarangiographie, ggf. mit Angioplastie, zur Anwendung. Gelegentlich muss auch zunächst ein kardiochirurgischer Bypasseingriff erfolgen, um die funktionelle Operabilität zu erreichen. Andererseits ist die Kombination von fehlenden kardialen Vorerkrankungen und guter Leistungsfähigkeit ohne Ischämiezeichen im Belastungs-EKG (>1,25 W × kg) sowie normaler oder nur grenzwertig reduzierter Lungenfunktion gleichzusetzen mit uneingeschränkter funktioneller Operabilität.

Ergospirometrie. Erstmalig wurde 1982 versucht, durch Bestimmung der kardiopulmonalen Belastbarkeit mittels Ergospirometrie Risikopatienten vor resezierenden Lungeneingriffen zu identifizieren [7]. Alle Patienten, die starben, wiesen eine maximale Sauerstoffaufnahme (VO$_2$-max) <1,0 l/min auf, wohingegen alle Patienten mit VO$_2$-max >1,0 l/min den Eingriff überlebten.

Die Attraktivität der Belastungsuntersuchung besteht darin, dass die Belastbarkeit eine integrative Größe darstellt, die Auskunft über die allgemeine Fitness eines Patienten gibt und von der alveolären Ventilation, der pulmonalen Zirkulation, der kardialen Leistungsfähigkeit sowie der peripheren Durchblutung und Sauerstoffaufnahme abhängig ist. Der Stress der Belastung imitiert in gewissem Ausmaß eine Lungenresektion, da sie zu einer Erhöhung des pulmonalen Blutflusses, der Sauerstoffaufnahme und der CO2-Abgabe in der verbleibenden Lunge führt. Patienten, die präoperativ

nicht in der Lage sind, sich einer Ergometrie zu unterziehen, haben ein sehr hohes Risiko postoperativer Morbidität und Letalität [6, 11].

Thromboembolieprophylaxe. Das Risiko thromboembolischer Komplikationen ist bei Patienten mit Bronchialkarzinom per se erhöht. Daher sollte eine Thromboembolieprophylaxe mit einem niedermolekularem Heparin erfolgen, welches für den Hochrisikobereich zugelassen ist, ggf. sollte gewichtsadaptiert appliziert werden (z.B. mit Dalteparin oder Nadroparin). Bei chronischer thromboembolischer pulmonaler Hypertonie ist die Untersuchung der pulmonalen Hämodynamik vor der Resektion notwendig [14].

Literatur

1. American Thoracic Society (1995) Standards for the diagnosis and care of patients with chronic obstructive pulmonary disease. Am J Respir Crit Care Med 152: S77–S120
2. Bolliger CT, Perruchoud AP (1998) Functional evaluation of the lung resection candidate. Eur Respir J 11: 198
3. Burrows B, Strauss RN, Niden AH (1965) Chronic obstructive lung disease. III. Interrelationships of pulmonary function data. Am Rev Respir Dis 91: 861
4. Deutsche Gesellschaft für Pneumologie (1994) Empfehlungen zur präoperativen Lungenfunktionsdiagnostik. Pneumologie 48: 296
5. Diener CF, Burrows B (1975) Further observations on the course and prognosis of chronic obstructive lung disease. Am Rev Respir Dis 111: 719
6. Epstein SK, Faling LJ, Daly BD, Celli BR (1995) Inability to perform bicycle ergometry predicts increased morbidity and mortality after lung resection. Chest 107: 311
7. Eugene J, Brown SE, Light RW, Milne NE, Stemmer EA (1982) Maximum oxygen consumption: a physiologic guide to pulmonary resection. Surg Forum 33: 260
8. Konietzko N, Ferlinz R, Loddenkemper R, Magnussen H, Schlimmer P, Toomes H, v. Wiechert P (1983) Empfehlungen zur präoperativen Lungenfunktions-diagnostik. Prax Klin Pneumol 37: 1199
9. Loddenkemper R, Gabler A, Göbel D (1983) Criteria of functional operability in patients with bronchial carcinoma: preoperative assessment of risk and prediction of postoperative function. J Thorac Cardiovasc Surg 31: 334
10. Loockwood R, Westaby S (1981) Assessment of generalized airway obstruction in patients with carcinoma of the bronchus. Respiration 42: 252
11. Miller JI Jr (1993) Physiologic evaluation of pulmonary function in the candidate for lung resection. J Thorac Cardiovasc Surg 105: 347

12. Miller JI, Grossman GD, Hatcher CR (1981) Pulmonary function test criteria for operability and pulmonary resection. Surg Gynecol Obstet 153: 893

13. Petro W, Konietzko N (1987) Pulmonale Funktionsdiagnostik in der Lungenchirurgie. Möglichkeiten und Grenzen invasiver Maßnahmen. Steinkopff, Darmstadt

14. Riedel M, Hall RJC (1995) Pulmonary vascular disease. In: Brewis RAL (ed) Respiratory medicine. Saunders, London, p 1489

15. Schulz C, Emslander HP, Riedel M (1999) Risikoabschätzung von Patienten vor Lungenresektion. Chirurg 70: 664

Perioperative Schmerztherapie

A. Brack, A. Kopf

Die Schmerztherapie ist integraler Bestandteil der perioperativen Versorgung von Patienten und sollte bereits vor dem operativen Eingriff geplant werden.

Die Verfahren der Schmerztherapie sind einfach und sicher. Es gilt vor allem, organisatorische Hindernisse zu überwinden, um in interdisziplinärer Verantwortung dem postoperativen Analgesiebedarf der Patienten gerecht werden zu können. Eine adäquate Schmerztherapie kann bei Risikopatienten in Verbindung mit einer suffizienten Frühmobilisation, einer frühen enteralen Ernährung und Atemtherapie die postoperative Morbidität und sogar die Mortalität senken.

Alle Patienten ohne ausdrückliche Kontraindikationen sollten eine Basistherapie mit Nichtopioidanalgetika erhalten. Weitere schmerztherapeutische Optionen richten sich nach der Größe des operativen Eingriffs und nach dem individuellen pulmonalen und kardialen Risiko; sie erfolgen anhand eines Stufenschemas. Bei großen thoraxchirurgischen Operationen sollte die postoperative Schmerztherapie vorzugsweise mit einer rückenmarknahen Analgesie mit Hilfe eines thorakalen Periduralkatheters durchgeführt werden.

Nutzen und Vorteile einer strukturierten Schmerztherapie. Die ärztliche Ethik gebietet es, das Leid von Patienten zu lindern. Hierzu zählt auch eine effektive Schmerztherapie.

Die strukturierte Messung und Dokumentation von Schmerzen ist die wichtigste Voraussetzung dafür. Für die Praxis geeignete Algorithmen sind in einer gemeinsamen Veröffentlichung der Deutschen Gesellschaft für Chirurgie und der Deutschen Gesellschaft für Anästhesie und Intensivmedizin zusammengefasst worden [2]. Neben diesen ethischen und pragmatischen Überlegungen gibt es auch pathophysiologische Beweggründe für eine effektive Schmerztherapie. In randomisiert kontrollierten Studien konnte gezeigt werden, dass nach größeren Operationen die Inzidenz postoperativer Pneumonien [9, 12, 13] und auch myokardialer Ereignisse [1, 7, 8, 14] sowie die Aufenthaltsdauer auf einer Intensivstation durch moderne schmerztherapeutische Verfahren gesenkt werden können [4].

Diese Verbesserung des »outcome« ist von besonderer Bedeutung, da zunehmend ältere und kränkere Patienten mit einem erhöhten perioperativen Komplikationsrisiko operiert werden.

Erhebliche interindividuelle Variabilität des Schmerzmittelbedarfes und Dokumentation. Untersuchungen an Patienten mit einer patientenkontrollierten Analgesie zeigten, dass der individuelle postoperative Analgetikaverbrauch einer sehr hohen Variabilität unterliegt.

Der Analgetikabedarf ist also beim einzelnen Patienten nicht vorhersehbar und, zumindest bei größeren chirurgischen Eingriffen, mit einfachen Analgesieschemata nur unzureichend abzudecken. Die Fremdeinschätzung sowie früherer Schmerzmittelbedarf – und übrigens auch der intraoperative Opioidverbrauch – sind keine geeigneten Prädiktoren für den postoperativen Schmerzmittelbedarf. Eine wichtige Rolle spielt die präoperative Visite für die postoperative Schmerztherapie, denn bei guter Aufklärung über den perioperativen Ablauf und die geplante Schmerzbehandlung ist der Opioidverbrauch deutlich niedriger.

Grundlage der Schmerztherapie ist daher die Selbsteinschätzung der Patienten. Die dafür entwickelten visuellen und numerischen Analogskalen (VAS, NAS) gelten heute als Standard und sollten in die postoperative Routinedokumentation neben Temperatur, Blutdruck, Herzfrequenz und Atemfrequenz als »5th vital sign« eingeführt werden.

4.1   Grundlagen der Schmerztherapie

4.1.1   Anatomie und Physiologie des Schmerzes

Schmerz wird durch Aktivierung von Nozizeptoren im peripheren Gewebe ausgelöst.

Auslösende Reize können hierbei schmerzhafter Druck, Hitze und chemische Substanzen (z.B. H^+-Ionen und Bradykinin) sein. Die Weiterleitung der Schmerzreize erfolgt durch sensorische afferente Nervenfasern ($A\delta$ und C-Fasern), die über das Hinterhorn (Laminae I und V) in das Rückenmark ziehen (so genannte Substantia gelatinosa).

Hier erfolgt die Umschaltung auf das zweite Neuron, den Tractus spinothalamicus. Diese Schmerzbahn kreuzt auf demselben Segment zur Gegenseite und zieht nach zentral zum Thalamus. Zahlreiche weitere Verbindungen bestehen zwischen dem Kortex und dem limbischen System, sowie durch Interneurone auf spinaler Ebene.

Nach intensiver peripherer Impulsgeneration, wie sie nach operativen Gewebeverletzungen stattfindet, kommt es zu peripheren und zentralen neuroplastischen Sensibilisierungsprozessen (»wind-up« und »long-term-potentiation«). Hierdurch sinkt die neuronale Erregungsschwelle und es kommt zur Hyperalgesie (ver- stärkter Schmerzempfindlichkeit) und Allodynie (Schmerzempfindung auf an sich nicht schmerzhafte Reize wie Berührung). Diese sind umso stärker, je insuffizienter die periphere Impulsgeneration durch endogene und exogene Analgesiemechanismen inhibiert wird. Nach aktuellen Vorstellungen ist daher eine adäquate Analgesie nicht nur eine Komfortverbesserung und ein wichtiger Faktor zur Reduktion postoperativer kardiopulmonaler Komplikationen, sondern auch ein Instrument zur Prävention von Sensibilisierungsprozessen und damit möglicherweise von Schmerzchronifizierung. Ob es Vorteile der regionalen gegenüber den systemischen Analgesietechniken gibt, ist derzeit nicht sicher zu belegen.

4.1.2 Pharmakologie der Nichtopioidanalgetika

Eine wichtige pharmakologische Basistherapie sind die peripher und zentral wirkenden Nichtopioidanalgetika.

Nichtsteroidale Antiphlogistika. Neben den klassischen nichtsteroidalen Antiphlogistika (NSAID) mit Diclofenac und Ibuprofen als Mitteln der ersten Wahl ist das Antipyretikum Metamizol geeignet, vermutlich insbesondere bei viszeraler Schmerzgeneration. Auch Paracetamol, das inzwischen in einer intravenösen Applikationsform zur Verfügung steht, kann eingesetzt werden. Wesentlicher Wirkmechanismus der Nichtopioidanalgetika ist die Hemmung der Prostaglandinsynthese.

Die klassischen NSAIDs hemmen sowohl die periphere als auch die spinale Synthese der Prostaglandine und wirken dabei sowohl analgetisch als auch entzündungshemmend.

Unerwünschte Wirkungen der NSAID. Als unerwünschte Wirkungen der NSAIDs sind v.a. eine Störung der gastrointestinalen Mukosaintegrität und die Minderung der glomerulären Perfusion zu nennen. Während erstere Nebenwirkung bei perioperativer Kurzzeittherapie (<7–10 Tage) als unbedeutend einzuschätzen ist, muss zur Verhinderung von Nierenfunktionsstörungen jede Hypovolämie umgehend ausgeglichen werden. Die Thrombozytenaggregationshemmung ist postoperativ zu vernachlässigen, da Diclofenac und Ibuprofen nur eine reversible und der β-Eliminationszeit entsprechende kurze Wirkung auf die Thromboxansynthese haben. Die bei Metamizol gefürchtete Agranulozytose ist mit einer Inzidenz von 1:1,1 Mio ebenfalls zu relativieren.

Selektive Zyklooxygenase-II-Hemmer. Neben diesen klassischen Nichtopioidanalgetika stellen die selektiven Zyklooxygenase-II-Hemmer (so genannte Coxibe) auch bei thoraxchirurgischen Eingriffen eine effektive therapeutische Alternative dar [5]. Deren analgetische Wirksamkeit ist der der NSAIDs gleichwertig. Obwohl bei langfristiger Einnahme (Wochen oder Monate) die gastrointestinalen Nebenwirkungen der Coxibe erheblich niedriger sind, ist dies für eine wenige Tage dauernde perioperative Therapie von fraglichem klinischen Nutzen. Die renalen Wirkungen entsprechen denen der NSAIDs. Vorteilhaft sind die langen Dosierungsintervalle der oralen Coxibe Rofecoxib und Celecoxib und des ersten intravenös zu applizierenden Vertreters Parecoxib. Diese Eigenschaft kann für eine präoperative, prophylaktische Analgesie genutzt werden [11]. Alle Nichtopioidanalgetika weisen einen »ceiling effect« auf, d.h. jenseits einer bestimmten Dosis lässt sich durch eine Dosissteigerung kein weiterer analgetischer Effekt erzielen. Auch aus diesem Grunde sollten die empfohlenen Tageshöchstdosen eingehalten werden (◘ Tabelle 4.1).

❏ **Tabelle 4.1.** Nichtopioidanalgetika in der postoperativen Schmerztherapie

Medikament	Applikation	Einzeldosis	Maximaldosis pro Tag	Wirkdauer	Nebenwirkungen
Metamizol	I.v., oral, rektal	1–1,5 g	(4–) 6 g	4–6 h	Hypotonie bei Bolus-injektion, Schwitzen, Agranulozytose
Paracetamol	Oral, rektal, i.v.	1 (–2) g	4 (–6 g)	4–6 h	Hepatotoxizität
Propacetamol	I.v.	2 g	8 g	6 h	bei Überdosierung
Diclofenac	Oral, rektal	50–100 mg	200 mg	8–12 h	Ulzerogenität,
Ibuprofen	Oral, rektal	200–600 mg	2400 mg	6–8 h	Trombozytenaggrega-tionshemmung, Nieren-funktionsstörung
Rofecoxib	Oral	25–50 mg	50 mg	24 h	Nierenfunktionsstörung
Celecoxib[a]	Oral	200 mg	400 mg	12 h	
Valdecoxib[a]	Oral	10–20 mg	40 mg	12 h	
Parecoxib	I.v.	40 mg	80 mg	12 h	

[a] für die Akutschmerztherapie in Deutschland derzeit noch nicht zugelassen

4.1.3 Pharmakologie der Opioide

Opioide sind die wirkungsvollsten Substanzen zur Therapie postoperativer Schmerzen. Die Opioide werden in niedrig- und hochpotente eingeteilt.

Niedrigpotente Opioide. Tramadol ist das niedrigpotente Opioid der Wahl, da es intravenös (auch in Kombination ohne Gefahr der Präzipitation) und peroral verabreicht werden kann (retardiert und nichtretardiert).

Die durch den »ceiling effect« begrenzte Potenz ist für die meisten kleineren und mittleren chirurgischen Eingriffe ausreichend. Da nur ein Teil der Analgesie auf der opioidrezeptoragonistischen Wirkung beruht, sind Atemdepression, Euphorie und Sedierung fast ausgeschlossen. Bei gleichmäßigen Serumspiegeln durch Dauerinfusion oder retardierte Verabreichung ist die emetogene Wirkung deutlich reduziert. Alternativ kann Pethidin verwendet werden, das jedoch in hohen Dosen neurotoxische Komplikationen verursachen kann (❏ Tabelle 4.2).

❏ **Tabelle 4.2.** Opioidanalgetika in der postoperativen Schmerztherapie

	Medikament	Einzeldosis [mg]	Maximaldosis pro Tag [mg]	Wirkdauer [h]	Anmerkungen
Niedrig potente Opioide	Tramadol	50–100	400–600	4	Retardiertes Tramadol: 100–300 mg alle 12 h
	Tilidin/Naloxon	50–100	400–600	4	I.v.-Gabe nicht möglich
Hoch potente Opioide	Pethidin	25–50	500–600	4–6	Neurotoxizität bei Überdosierung (Krampfanfälle)
	Morphin	2,5–5	Unbegrenzt	4–6	Alle Applikationsformen (i.v.: oraler Dosis = 1:3)
	Piritramid	4–8	Unbegrenzt	4–6	Umrechnung Morphin i.v.: Piritramid i.v. 1:1,5

Hochpotente Opioide. Bei starken postoperativen Schmerzen (z.B. nach einer Thorakotomie) sind die niedrigpotenten Analgetika häufig nicht ausreichend wirksam, so dass auf hochpotente Opioide zurückgegriffen werden muss.

Prinzipiell sind alle reinen μ-Agonisten geeignet. Die am häufigsten intravenös verwendeten starken Opioide sind Morphin und Piritramid. Für die Periduralanalgesie wird meist Fentanyl, seltener auch Morphin verwendet. Bei adäquater Dosistitration sind die opioidtypischen unerwünschten Wirkungen Übelkeit, Erbrechen, Sedierung und Atemdepression minimierbar. Opioide werden bei der rückenmarknahen Analgesie mit Lokalanästhetika kombiniert und bei der systemischen Analgesie mit Nichtopioidanalgetika. Intravenöse Dauerinfusionen ohne Kontrolle von Atemfrequenz und Sauerstoffsättigung (Pulsoximetrie) sind kontraindiziert. Unter Verwendung eines patientenkontrollierten Modus (patientenkontrollierte Analgesie, PCIA) können starke Opioide auch außerhalb von Intensiv-, Intermediär- bzw. Wachstationen angewandt werden. Bei der oralen Opioidtherapie wird die retardierte Basisanalgesie mit einer nichtretardierten Bedarfsmedikation kombiniert. Transdermale Systeme sind aufgrund ihrer speziellen Kinetik für die postoperative Analgesie meist ungeeignet.

4.1.4 Pharmakologie der Lokalanästhetika

Lokalanästhetika hemmen die Nervenleitung durch Blockade von Natriumionenkanälen (Konduktionsblock).

Vorteilhaft ist hier, dass schmerzleitende, sympathische, sensible und motorische Nervenfasern in unterschiedlichen Lokalanästhetikakonzentrationen blockiert werden (Differentialblockade). Die Blockade sympathischer Nervenfasern kann für die Myokardprotektion und zur günstigen Beeinflussung der gastrointestinalen Motilität genutzt werden. Die unerwünschte, durch Vasodilatation verursachte (orthostatische) Hypotonie kann durch Verwendung thorakaler anstelle lumbaler Katheterlagen und ausreichende Volumensubstitution gut beherrscht werden. Bei thorakaler

Katheterplatzierung ist eine gute und ausreichende segmentale Analgesie für alle Thorakotomien und größeren Oberbaucheingriffe möglich.

Proarrhythmogene und ZNS-Nebenwirkungen der Lokalanästhetika sind bei korrekter Anwendung auszuschließen. Dagegen ist eine Beeinflussung der motorischen Funktion nicht selten. Die für Thorakotomien bevorzugte thorakale Katheteranlage schließt Muskelschwächen der unteren Extremität aus. Inwieweit das neuere Lokalanästhetikum Ropivacain in dieser Hinsicht einen Fortschritt darstellt (z.B. durch eine verminderte Kardiotoxizität und geringere motorische Blockade), wird immer noch kontrovers diskutiert.

4.2 Präoperative Planung der Schmerztherapie

4.2.1 Stufenschema der postoperativen Schmerztherapie

Die postoperative Schmerztherapie sollte bereits präoperativ nach der Art des Eingriffes und nach dem Ausmaß der zu erwartenden Schmerzen im Sinne eines Stufenschemas geplant werden (◘ Abb. 4.1; [6]).

Die Stufen I und II sind technisch einfach und auch in Krankenhäusern kleinerer und mittlerer Größe realisierbar. Für die Anwendung der rückenmarknahen Analgesie ist meist ein spezialisierter postoperativer Schmerzdienst notwendig, um Sicherheit und gute Wirksamkeit zu garantieren.

Bei fehlenden Kontraindikationen erhalten alle Patienten – mit Ausnahme der rückenmarknahen Analgesie – ein **Nichtopioidanalgetikum** (Tabelle

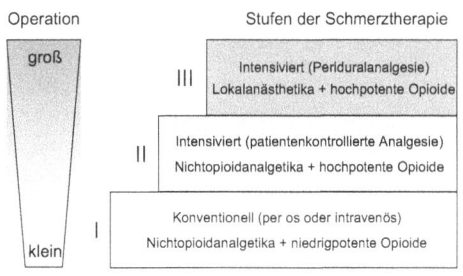

◘ Abb. 4.1. Stufenschema zur Schmerztherapie

4.1). Wichtig ist hierbei, dass die Gabe der Medikamente nach einem fixen Schema dauerhaft erfolgt.

Bei unzureichender Schmerzkontrolle oder erwartet höherem Analgesiebedarf werden **Opioide** kombiniert (Abb. 4.1). Bedarfsgemäß wird zwischen einem niedrig- und einem hochpotenten Opioid ausgewählt (Tabelle 4.2). Auch wenn Tramadol und Morphin am häufigsten angewandt werden, sind prinzipiell alle anderen verfügbaren Opioide geeignet.

> **Wichtig**
>
> Bei der postoperativen Behandlung von Thorakotomieschmerzen wird man sich zunächst immer für starke Opioide entscheiden.

In Einzelfällen kann auch der Einsatz von sogenannten **Koanalgetika** sinnvoll sein. Koanalgetika sind Pharmaka, deren ursprüngliche Indikation nicht die Schmerztherapie ist. Spezielle Schmerzarten können damit gezielt therapiert werden (z.B. mit Myotonolytika, trizyklischen Antidepressiva oder Antikonvulsiva). Insbesondere postoperative Neuralgien der Interkostalnerven sind oft nicht ausreichend opioidsensibel.

4.2.2 Patientenkontrollierte intravenöse Analgesie

Methodenvergleich. Bei der konventionellen Schmerztherapie werden Analgetika bedarfsbedingt durch Schwestern oder Ärzte verabreicht. Meist wird eine subkutane oder intramuskuläre Applikationsart gewählt. Nach mittelgroßen und großen chirurgischen Eingriffen mit einem erhöhten Analgetikabedarf hat sich inzwischen die patientenkontrollierte intravenöse Analgesie (PCIA) etabliert. Die PCIA ermöglicht eine Bedarfsadaptierung der Analgetikagabe und verbessert damit die Qualität der Schmerzkontrolle. Zeitverzögerungen sowie Über- und Unterdosierungen bedingt durch organisatorische Zwänge des Stationsalltags und therapeutische Unsicherheiten des Stationspersonals werden auf diese Weise verhindert bzw. minimiert.

◘ Tabelle 4.3. Einstellungsbeispiele einer Pumpe zur patientenkontrollierten intravenösen Analgesie (PCIA)

Medikament	Konzentration	Bolus	Basalinfusion	Sperrintervall
	[mg/ml]	[mg]		[min]
Morphin	1	1–2	Keine	10
Piritramid	1,5	1,5–3	Keine	10

Anwendung. Bei der PCIA kann der Patient durch Knopfdruck einen intravenösen Bolus abrufen [6].

Moderne Geräte sind programmierbar, so dass eine Überdosierung durch Einstellung von Grenzwerten, v.a. durch definierte Refraktärzeiten zwischen den abrufbaren Boli, praktisch ausgeschlossen wird (◘ Tabelle 4.3).

Effektivität. Wegen der programmierbaren Grenzwerte liegt die Inzidenz der Atemdepression bei der PCIA unter 0,4%, während sie bei konventioneller Schmerztherapie hingegen über 5% liegt.

Da bei einer Basalinfusion eines Opioids die Gefahr einer Kumulation und damit einer Atemdepression deutlich erhöht ist, darf eine solche Kombination aus Basalinfusion und Bolusapplikation nur bei einer Monitorüberwachung erfolgen. Trotzdem wird durch die PCIA eine bessere Analgesiequalität erzielt. Voraussetzung für ein Funktionieren dieser Analgesiemethode ist eine ausreichende präoperative Einweisung des Patienten in den Gebrauch der Pumpen. Wichtig ist insbesondere der Hinweis an den Patienten, vor absehbaren schmerzhaften Interventionen (Mobilisation, Waschen, Physiotherapie oder Atemtherapie) rechtzeitig Boli abzurufen. Aus diesem Grund ist eine Kooperationsbereitschaft des Patienten Voraussetzung für das Gelingen der PCIA. Wegen der großen Sicherheit bei gleichzeitig hoher Analgesiequalität

> **Wichtig**
>
> Kontraindiziert ist die PCIA bei drogenabhängigen Patienten, Schlafapnoesyndromen und mangelndem Verständnis (Demenz, unzureichende sprachliche Verständigung).

ist dieses Verfahren bei (mittel-)großen Operationen auch für den Einsatz auf Allgemeinstationen gut geeignet.

4.2.3 Periduralanalgesie

Die Periduralanalgesie ist neben der PCIA das zweitwichtigste Verfahren der intensivierten Schmerztherapie.

Sie ist immer dann indiziert, wenn bewegungs- bzw. belastungsabhängige Schmerzen im Vordergrund stehen wie nach Thorakotomie.

Platzierung des Katheters. Der Periduralkatheter (PDK) wird extradural in Höhe des für den Operationsbereich zuständigen Spinalsegments platziert.

Der Periduralraum ist ein mit Fett- und Bindegewebe sowie mit Venenplexi gefüllter Raum, der durch die Dura von Rückenmark und Liquor getrennt ist. In den Periduralraum werden Lokalanästhetika und Opioide injiziert, die zusammen einen synergistischen Effekt entfalten. Dabei macht man sich v.a. die spinalen Opioidrezeptoren und die segmentale Anordnung der Nervenwurzeln zunutze. Der Effekt der Lokalanästhetika kann durch die mit der somatischen Blockade einhergehende Aufhebung des Temperatur- und Tastempfindens im entsprechenden Dermatom objektiv überprüft werden. Typischerweise wird eine Ausdehnung der Blockade auf die Dermatome Th 4–10 angestrebt. Nach initialer Titration und Austestung kann eine Dauerinfusion mit einem Opioid-Lokalanästhetikum-Gemisch begonnen werden. Ziel ist ein Ruheschmerz von <4 NAS und ein Belastungsschmerz von <6 NAS, um einen kräftigen Hustenstoß zu ermöglichen.

Risiken. Das Risiko schwerwiegender Komplikationen ist als gering einzuschätzen und durch geeignete Kontrollen weitestgehend vermeidbar [3].

Bleibende neurologische Defizite, epidurale Abszesse oder Hämatome treten in der Größenordnung von <1:10.000 bis <1:100.000 auf. Problematisch ist dagegen ein passageres sensibles oder bei lumbaler Katheteranlage motorisches Defizit, das durch Dosis- und Laufratenanpassungen kor-

rigiert werden kann. Technische Komplikationen wie inhomogene Analgesie und Katheterdislokation bzw. -obstruktion sind abhängig von der Erfahrung mit dem Verfahren unterschiedlich häufig, jedoch nicht vollständig zu vermeiden. Zusammenfassend handelt es sich bei der periduralen Katheteranalgesie um ein zwar invasives, aber außerordentlich wirkungsvolles und sicheres Verfahren zur Schmerztherapie, das sich insbesondere bei großen thoraxchirurgischen Eingriffen anbietet.

4.2.4 Andere Regionalanästhesien

Abhängig von der Lokalisation der postoperativen Schmerzen können auch andere regionale Anästhesietechniken Verwendung finden.

Neben den bekannten Plexusanästhesien für Operationen an Arm, Schulter, Hüfte oder Bein werden bei Thoraxeingriffen vereinzelt Interkostalblockaden eingesetzt. Schmerzen nach Thorakotomie, die durch eine Irritation der Kostotransversalgelenke verursacht sind, können damit allerdings nicht kontrolliert werden. Für eine adjuvante Analgesie der ersten postoperativen Phase kann noch intraoperativ unter Sichtbedingungen (und damit ohne Pneumothoraxgefahr) eine serielle Interkostalblockade herbeigeführt werden. Auch die einfach durchzuführende Lokalanästhetikainfiltration während des Wundverschlusses kann helfen, die postoperative Schmerzkontrolle zu optimieren.

4.2.5 Organisation des Schmerzdienstes

In einer gemeinsamen Vereinbarung der Berufsverbände der Deutschen Chirurgen und Anästhesiologen sind die möglichen Organisationsformen der postoperativen Schmerztherapie dargelegt [2].

Sie reichen von einer lediglich konsiliarischen Tätigkeit des Anästhesiologen über einen Schmerzdienst, der für spezielle Analgesiemethoden zuständig ist, bis zu einer alleinigen Zuständigkeit der Anästhesiologen für die gesamte postoperative Schmerztherapie.

Grundsätzlich sollten für die Behandlung postoperativer Schmerzen und für die Beherrschung auftretender Komplikationen verbindliche Algorithmen aufgestellt werden. Dabei sollte sowohl die Zuständigkeit (Anordnungs- und Durchführungsverantwortlichkeit) als auch das Vorgehen bei evtl. auftretenden Komplikationen geregelt werden. Auch die Deutsche Gesellschaft zum Studium des Schmerzes (DGSS) hat Empfehlungen zur Akutschmerztherapie veröffentlicht (www.medizin.uni-koeln.de/projekte/dgss).

4.3 Wichtige Grundsätze für die Praxis

4.3.1 Präoperative Planung der Schmerztherapie

Um eine gute Kooperation mit dem Patienten zu erreichen, sollte das postoperative Analgesieverfahren in das Narkosevorgespräch und das operative Aufklärungsgespräch integriert werden.

4.3.2 Einsatz von Nichtopioid-analgetika und praktischer Vorschlag zur Schmerztherapie

Nur bei speziellen Kontraindikationen sollte auf die Verwendung von Nichtopioidanalgetika verzichtet werden. Folgendes Konzept kann als Grundlage für die Schmerztherapie bei Operationen verschiedener Größe dienen (❑ Tabelle 4.4).

4.3.3 Postoperative Dokumentation der Schmerzintensität

Grundsätzlich sollte der Schmerz anhand einer Schmerzskala (VAS, NAS: 0 = kein Schmerz, 10 = schlimmster vorstellbarer Schmerz) mehrfach täglich gemessen werden, und zwar sowohl in Ruhe als auch bei Belastung (Husten, Mobilisation).

Liegt die Schmerzintensität in Ruhe bei >3 und bei Belastung >5 NAS bzw. VAS, gilt die Analgesie als insuffizient. Erweist sich postoperativ ein Verfahren trotz adäquater Dosierung als nicht ausreichend, muss das Verfahren zugunsten eines wirksameren entsprechend dem Stufenschema gewechselt werden (Abb. 4.1). Die Dokumentation muss in die stationäre Routinedokumentation aufgenommen werden. Wünschenswert ist, neben der Schmerzintensität auch schmerzbedingte Funktionseinbußen (z.B. Schlafqualität und Mobilisationsfähigkeit) in die Dokumentation aufzunehmen sowie eine regelmäßige Qualitätskontrolle vorzunehmen.

4.3.4 Durchführung der Schmerztherapie

Bevor eine kontinuierliche Gabe erfolgt, sollte der Patient grundsätzlich durch Bolusgaben schmerz-

❑ **Tabelle 4.4.** Praktische Beispiele für postoperative Schmerztherapie

Operationsart	Prä- oder intraoperativ	Postoperativ
Klein bis mittelgroß (VATS)	Rofecoxib (50 mg) p.o. oder Parecoxib (40 mg) i.v. oder Diclofenac (75 mg) rektal Operationsende: Bupivacain 20 ml 0,5% in das Wundgebiet	Perfusor: 2 (–3) ml/h (auf 50 ml NaCl 0,9%: Tramadol 500 mg, Metamizol 5 g, Dihydrobenzperidol 2 mg)
Mittelgroß bis groß (Sternotomie bei retrosternaler Struma)	Metamizol (1–1,5 g) i.v. oder Parecoxib (40 mg) i.v.	PCIA (Bolus Morphin 1–1,5 mg, Sperrzeit: 10 min) plus Metamizol 5 g/Tag oder Parecoxib 80 mg/Tag
Groß (Thorakotomie)	Thorakaler Periduralkatheter (6 ml Bupivacain 0,5% alle 2 h)	Thorakaler Periduralkatheter (8 ml/h: Bupivacain 0,125% und Fentanyl 4 µg/ml)

arm titriert werden, um ein verzögertes Erreichen therapeutischer Serumkonzentrationen zu vermeiden.

Dies gilt sowohl für die intravenösen als auch für die neuraxialen Verfahren (PDK). Jeder erhöhte Analgetikabedarf sollte mit Bolusinjektionen und einer gleichzeitigen Erhöhung der Infusionsgeschwindigkeit behandelt werden.

4.3.5 Schmerztherapie und Erkennung postoperativer Komplikationen

Entgegen dem weit verbreitetem Vorurteil werden chirurgische Komplikationen durch eine Schmerztherapie nicht verschleiert, sondern kündigen sich frühzeitig durch eine Erhöhung des Analgesiebedarfes an.

4.3.6 Vorsicht bei der Verordnung von Begleitmedikationen

Insbesondere durch die zusätzliche Gabe von Benzodiazepinen oder eines zweiten Opioids parallel zur Schmerztherapie kann es zu unerwünschten Kumulations- und Additionseffekten kommen (stärkere Sedierung und Auftreten von Atemdepression).

Daher sollte jede Begleitmedikation nur nach sorgfältiger Indikationsstellung und in Rücksprache mit dem für die Schmerztherapie Verantwortlichen verordnet werden.

4.3.7 Umstellung der Schmerztherapie auf orale Medikation

Eine Umstellung auf orale Schmerztherapie sollte so früh wie möglich erfolgen, da ein orales Analgetikaschema weniger störanfällig und überwachungsintensiv ist.

In Abhängigkeit vom chirurgischen Eingriff können PCIA und Periduralanalgesie im Allgemeinen am 3.–6. Tag beendet werden. Wenn die orale Therapie über 12 Stunden ausreichend wirksam ist (NAS <4), kann der Periduralkatheter bzw. die PCIA-Pumpe endgültig entfernt werden. Alle

schwachen und starken Opioide, die retardiert zur Verfügung stehen, eignen sich für die Anschlusstherapie. Sie sollten immer mit Nichtopioidanalgetika kombiniert werden. Bei längerer Therapiedauer (>7 Tage) sollte zusätzlich ein Magenprotektivum (Misoprostol, Ranitidin) eingesetzt oder die Therapie auf Coxibe/Paracetamol oder Metamizol umgestellt werden.

Besteht auch nach längerer Zeit noch ein stabiler Opioidbedarf (z.B. opioidsensible Schmerzen bei Metastasierung eines Bronchialkarzinoms), empfiehlt sich ggf. auch die Umstellung auf transdermale Applikationssysteme von Opioiden (Fentanyl oder Buprenorphin). Diese Systeme sind einfach in der Handhabung und stellen gleichmäßige Plasmaspiegel sicher.

4.3.8 Perioperative Schmerztherapie und chronische Schmerzen nach Thorakotomie

Eine gute perioperative Schmerztherapie scheint auch vor dem Hintergrund sinnvoll, dass ein Jahr nach einer Thorakotomie noch 60% aller Patienten chronische Schmerzen angeben, davon 3–5% schwere behandlungsbedürftige Schmerzzustände [10]. Da in der Chronifizierung von Schmerzen Aktivierungsvorgänge durch persistierende Schmerzen in der Akutphase eine große Rolle spielen (vgl. 4.1.1), kann eine gute perioperative Analgesie auch zur Senkung der Inzidenz chronischer postoperativer Schmerzen beitragen [15].

Literatur

1. Beattie WS, Badner NH, Choi P (2001) Epidural analgesia reduces postoperative myocardial infarction: a meta-anlysis. Anesth Analg 93(4): 853–858
2. Berufsverband Deutscher Anästhesisten und Berufsverband der Deutscher Chirurgen (1993) Vereinbarung zur Organisation der postoperativen Schmerztherapie. Anästh Intensivmed 34: 28–32
3. Brodner G, Mertes N, Buerkle H et al. (2000) Acute pain management: analysis, implications and con-sequences after prospective experience with 6349 surgical patients. Eur J Anaesthesiol 17: 566–750
4. Brodner G, Pogatzki E, van Aken H et al. (1998) A multimodal approach to control postoperative pathophysio-

logy and rehabilitation in patients undergoing abdominb othoracic esophagectomy. Anesth Analg 86: 228–340

5. Immer FF, Immer-Bansi AS, Trachsel N et al. (2003) Pain treatment with a COX-2 inhibitor after coronary artery bypass operation: a randomized trial. Ann Thorac Surg 75: 490–495

6. Jage J (1997) Schmerz nach Operationen. Wissenschaftliche Verlagsgesellschaft, Stuttgart

7. Matot I, Oppenheim-Eden A Ratrot R et al. (2003) Preoperative cardiac events in elderly patients with hip fracture randomized to epidural or conventional analgesia. Anesthesiology 98: 156–163

8. Olaussen K, Magnusdottir H, Lurje L et al. (1997) Antiischemic and anti-anginal effects of thoracic epidural anesthesia versus those of conventional medical therapy in the treatment of severe refractory unstable angina pectoris. Circulation 96: 2178–2182

9. Park WY, Thompson JS and Lee KK (2001) Effect of epidural anesthesia and analgesia on perioperative outcome: a randomized, controlled Veterans Affairs cooperative study. Ann Surg 234: 560–569

10. Perttunen K, Tasmuth T, Kalso E (1999) Chronic pain after thoracic surgery: a follow-up study. Acta Anaesthesiol Scand 43: 563–567

11. Reuben SS, Bhopatkar S, Maciolek H et al. (2002) The preemptive analgesic effect of rofecoxib after ambulatory arthroscopic knee surgery. Anesth Analg 94: 55–59

12. Rigg JR, Jamrozik K, Myles PS et al. (2002) Epidural anaesthesia and analgesia and outcome of major surgery: a randomized trial (MASTER Anaesthesia Trial Study Group). Lancet 359: 1276–1282

13. Rodgers A, Waker N, Schug S et al. (2000) Reduction of postoperative mortality and morbidity with epidural or spinal anaesthesia: results from overview of randomized trials. BMJ 321(7275): 1493

14. Scott NB, Turfrey DJ, Ray DA et al. (2001) A prospective randomized study of the potential benefits of thoracic epidural anesthesia and analgesia in patients undergoing coronary artery bypass grafting. Anesth Analg 93: 528–535

15. Senturk M, Ozcan PE, Talu GK et al. (2002) The effects of three different analgesia techniques on long-term postthoracotomy pain. Anesth Analg 94: 11–15

Thoraxchirurgisches Instrumentarium und Nahtmaterial (inklusive MIC)

B. Mann

Die in diesem Kapitel vorgestellten Instrumente und Nahtmaterialien für die Thoraxchirurgie entsprechen dem aktuellen Standard in unserer Klinik.

Sie sind über viele Jahre durch die alltäglichen klinischen Erfahrungen entstanden und müssen auch bei kritischer regelmäßiger Überprüfung nur selten verändert werden. Die eingangs vorgestellte Lagerung zu thoraxchirurgischen Eingriffen ist eine wichtige Voraussetzung für einen optimalen Operationsablauf. Sie hat sich über viele Jahre bewährt und ist u.E. den vielen anderen praktizierten Lagerungsverfahren überlegen (Nervenläsion bzw. Plexusschaden). Die dargestellten Instrumente sind notwendige Voraussetzung, um thoraxchirurgische Operationen durchzuführen – mehr wird nicht benötigt; mit weniger sollte man sich nicht zufrieden geben. Die aufgeführten Fadennadelkombinationen und Klammernahtgeräte können selbstverständlich durch vergleichbare Produkte anderer Anbieter ersetzt werden und sind somit als Empfehlung und keinesfalls als geforderter Standard zu verstehen.

5.1   Lagerung

Die Anforderungen an die Lagerung zur lateralen Thorakotomie bzw. Thorakoskopie sind:
- freie Zugänglichkeit zur gesamten Thoraxhälfte inklusive Sternum und Wirbelsäule,
- keine Stauchung der Interkostalräume,
- maximale Stabilität des Patienten, auch bei Rotation des Operationstisches,
- Vermeidung von Lagerungsschäden, besonders von Plexusläsionen.

Diesen Anforderungen wird die in ◘ Abb. 5.1a gezeigte Seitenlagerung gerecht. Vielerorts werden die Patienten auf einem geraden Tisch seitlich gelagert und durch **Aufknicken** des Patienten in der Hüfte wird versucht, die Interkostalräume weit zu stellen. Dies gelingt nicht, solange die tischseitige Schulter nicht freigelagert ist, da sie die Interkostalräume staucht. Wir lagern den Patienten initial auf dem geraden Tisch auf die entsprechende Seite so, dass die kaudale Spitze der Skapula in

Höhe des Gelenkes des Tischkopfteils zu liegen kommt (Abb. 5.1 a). Auch bei normal großen Patienten wird dabei ein zusätzlich eingestecktes Fußteil notwendig (Abb. 5.1 a). Wir fixieren die Symphyse und das Kreuzbein mit zwei seitlichen gepolsterten Stützen. Anschließend wird das Fußteil des Tischs leicht deckenwärts gekippt und anschließend wird der gesamte Tisch soweit fußwärts gekippt, bis die Beine wieder horizontal stehen (◘ Abb. 5.1 b). Nun wird das Kopfteil weit bodenwärts gekippt, während der Kopf manuell gehalten wird. Es wird ein **Tablett** für den Kopf des Patienten eingesteckt und dieser auf einem Ring oder Kissen gelagert. So entsteht ausreichend Raum, um die tischseitige Schulter frei zu lagern (◘ Abb. 5.1 c). Dadurch wird eine Kompression des Plexus brachialis auch bei längeren Operationen vermieden. Der tischseitige Arm liegt auf einer normalen Armstütze; der deckenseitige Arm wird zur konventionellen Thorakotomie in einer tiefen Beinschale gelagert (Abb. 5.1 c). Diese stört den Radius der Instrumente bei videoassistierten Eingriffen. Daher wird bei diesen Operationen der deckenseitige Arm auf einer normalen schmalen Armschiene in entsprechender Position gelagert. Die Lagerung ist dann gelungen, wenn die Wirbelsäule des Patienten abschließend in einer nahezu geraden horizontalen Linie verläuft (Abb. 5.1 c).

Diese Lagerung zu thoraxchirurgischen Eingriffen erlaubt nach Abwaschen vom Sternum bis zur Wirbelsäule und von der Schulter bis zum Beckenkamm jeden gewünschten Zugang zum Thorax inklusive der Doppelthorakotomie.

5.2   Instrumentarium für konventionelle thoraxchirurgische Eingriffe

Wir verwenden ein thoraxchirurgisches Sieb für konventionelle Thorakotomien, das in ◘ Abb. 5.2 dargestellt ist.

Genannt werden hier nur spezifisch thoraxchirurgische Instrumente, die in der Viszeralchirurgie keine Anwendung finden. Zum Aufhalten der Thorakotomie wird ein Thoraxsperrer mit unterschiedlich langen Valven benutzt (◘ Abb. 5.3). Die lange Valve wird skapulaseitig eingesetzt, um ein Abrutschen

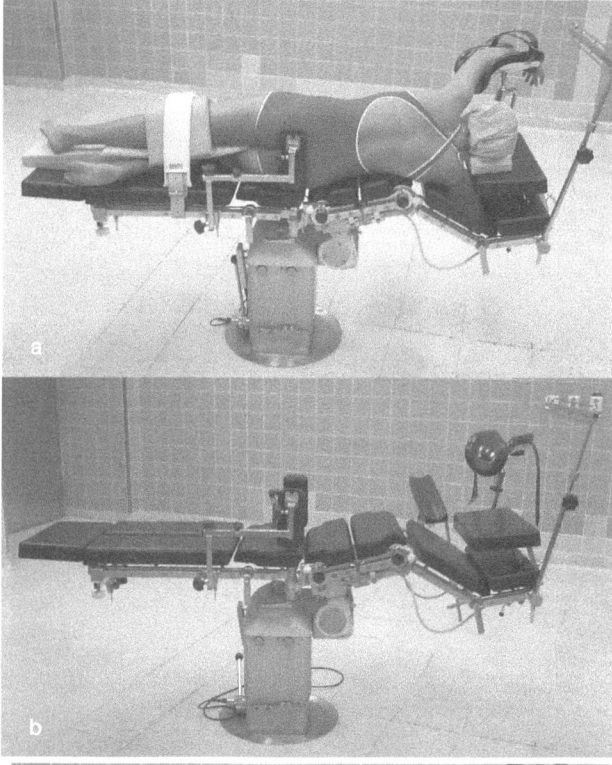

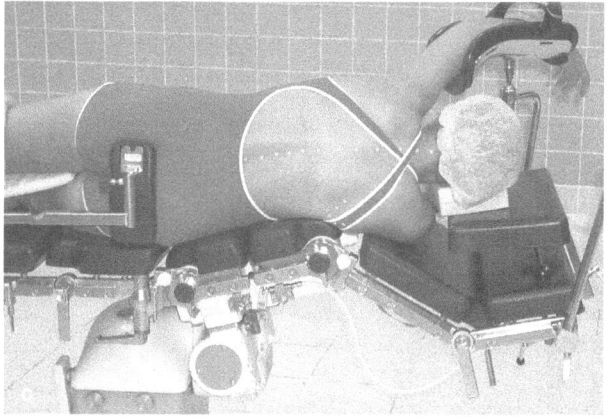

■ 5.1a-c. a Anatomiegerechte Rechtsseitenlagerung zur linksseitigen Thorakotomie mit Aussparung im Tisch für das Becken und Freilagerung der rechten Schulter. b Abschließende Positionierung des Operationstischs zur in a gezeigten Lagerung. c Die Skapulaspitze liegt in Höhe des kranialen Kippgelenks des Operationstischs. Bei regelrechter Lagerung bildet die Wirbelsäule eine nahezu gerade Horizontale

des Schulterblattes über den Sperrer zu vermeiden. Die Valven können entsprechend der zu operierenden Seite separat in den Sperrer eingesetzt werden.

Neben den Raspatorien zum Abschieben des Periostes am Oberrand der Rippe bei der Thorakotomie (■ Abb. 5.4) bewährt sich zum zirkulären Abschieben des Periostes bei der Rippenresektion je ein rechts- und linksgedrehtes Raspatorium nach Doyen (Abb. 5.4). Der Rippenretraktor nach Bailey (Abb. 5.4) erleichtert den Verschluss der Thorakotomie, den wir immer mit vier 2er Vicryl-Polyfilamenten durchführen.

Zum Absetzen von Rippen wird die Rippenschere nach Brunner verwendet (■ Abb. 5.5). Für die

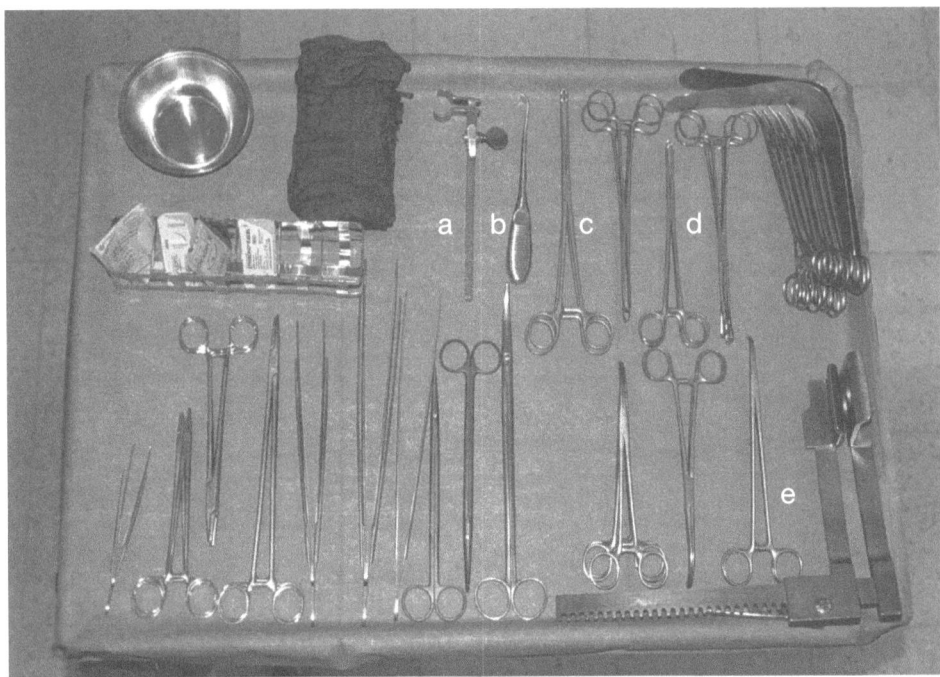

◨ Abb. 5.2a–e. Instrumentarium für die konventionelle Thoraktomie: a Rippenretraktor nach Bailey. b Raspatorium. c Ellis-Klemmen. d Duval-Klemmen. e Thoraxsperrer

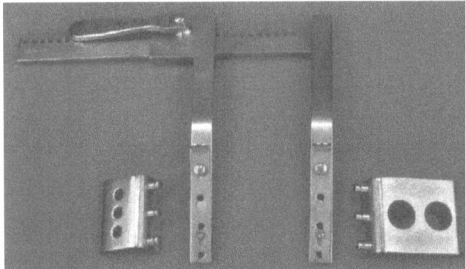

◨ Abb. 5.3. Thoraxsperrer für alle Formen der lateralen Thoraktomie mit unterschiedlich langen, separat einsetzbaren Valven

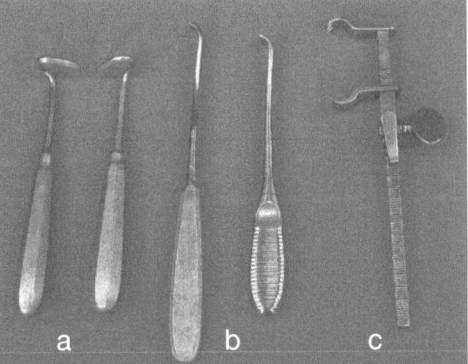

◨ Abb. 5.4a-c. a Raspatorium nach Doyen zum zirkulären Abschieben des Periostes bei der Rippenresektion. b Raspatorium zum Abschieben des Periostes am Oberrand der Rippe bei der Thorakotomie. c Rippenretraktor nach Bailey zum Verschluss der Thorakotomie

quere Durchtrennung des Sternums halten wir eine noch kräftigere Sternumschere vor (Abb. 5.5).

Die Lungenspatel werden in unserer Klinik kaum benutzt, da sie traumatischer sind als ein gezieltes Anklemmen und Weghalten des Lungenparenchyms mit einer Duval-Klemme (Abb. 5.2). Bei der Lymphadenektomie werden die Lymphknoten mit Ellis-Klemmen gefasst. Diese werden darü-

ber hinaus zum Anklemmen des Herzbeutels bei der Eröffnung des Perikards verwendet. Wir benutzen atraumatische DeBakey-Pinzetten und Präpa-

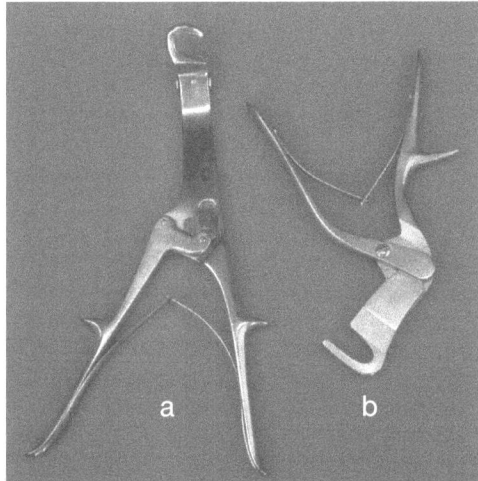

◘ **Abb.5.5a,b. a** Rippenschere nach Brunner. **b** Sternumschere

rierscheren in entsprechender Länge. Zum Durchtrennen der Lungengefäße gibt es eine spitze Schere, die nur zu diesem Zweck eingesetzt wird.

5.3 Instrumentarium für minimal-invasive thoraxchirurgische Eingriffe

Das Sieb für die videoassistierten Thoraxeingriffe ist in ◘ Abb. 5.6 dargestellt. Es werden eine Koagulationskugel bzw. ein -spatel benötigt.

Nur mit langen, S-förmigen Instrumenten (Scheren, Overholt-Klemmen und Fasszangen) ist das minimal-invasive Arbeiten im Thorax möglich. Wir verwenden ausschließlich stumpfe Trokare und Hülsen. Die Arbeitstrokare haben einen Durchmesser von 12 mm. Generell verwenden wir für den kranialen Arbeitszugang keine Trokare. Manchmal muss dieser Zugang im Sinne einer Minithorakotomie über mehrere Zentimeter erweitert werden, z.B. um eine manuelle Übernähung

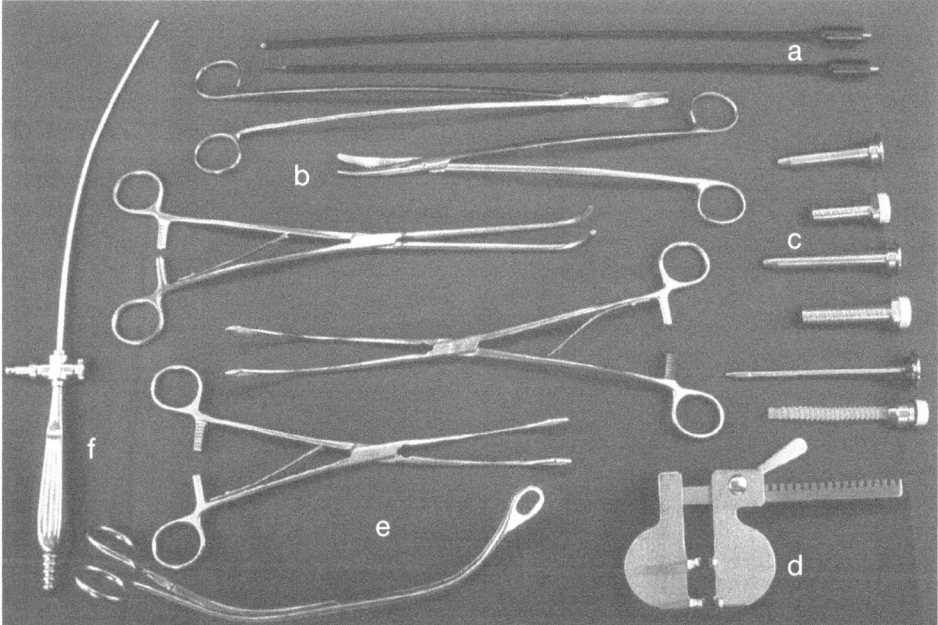

Abb. 5.6a–f. Instrumentarium für die videoassistierte Thoraxchirurgie: **a** Koagulationsspatel bzw. -kugel. **b** S-förmige Scheren, Overholt-Klemmen und Fasszangen. **c** Stumpfe Trokare und Hülsen, 12 mm. **d** Sperrer nach Guidicelli. **e** Gebogene Fasszange. **f** Ventilsauger

unter direkter Sicht durchzuführen. Für diese Situationen ist der Sperrer nach Guidicelli sehr hilfreich und garantiert eine überraschend gute Übersicht auch bei kleinsten Inzisionen. Für die Pleurektomie wird neben der S-förmigen Fasszange zusätzlich eine gebogene Fasszange benötigt, um die dem Operateur zugewandten Pleuraanteile fassen zu können. Ein spezieller Metallsauger mit Ventil gehört ebenfalls zur notwendigen Ausrüstung für videoassistierte Thoraxchirurgie.

5.4 Nahtmaterialien für konventionelle thoraxchirurgische Eingriffe

Lungenparenchym. Lungenparenchymbrücken werden bei Lappenresektionen mit einem entsprechend großen GIA-Klammerschneidegerät abgesetzt und müssen nicht zusätzlich übernäht werden. Offene Keilresektionen, bei denen häufig ein breiter Saum Lungenparenchym mit den darin befindlichen Bronchien und Gefäßen abgesetzt werden muss, führen wir im Gegensatz dazu mit TA-Klammergeräten durch. Sie sind durch die zweireihige Klammernahtreihe in der Regel ebenfalls primär dicht. Dabei verwenden wir je nach Stärke des zu durchtrennenden Parenchyms blaue oder grüne Magazine. Kommt es bei der Präparation zu einem Einriss des Lungenparenchyms, z.B. im Rahmen einer Dekortikation, so wird dieser manuell übernäht. Wir favorisieren 4/0-Vicrylfäden mit der MH-Nadel. Diese Nadel-Faden-Kombination kann allerdings nur als Sonderanforderung von Ethicon geliefert werden. Im Standardprogramm bietet die Firma 3/0-Vicryl mit der MH-Nadel, die alternativ verwendet werden kann.

Bronchusverschluss. Standard in unserer Klinik ist der Bronchusverschluss mittels Klammernahtreihe. Für Lappenbronchien wird das TA-30-Klammernahtgerät mit dem blauen Magazin verwendet; für Hauptbronchien bei der Pneumonektomie das grüne Magazin. Alternativ kann jeder Bronchus mit der Hand verschlossen werden. Dazu sollten 4/0-PDS-Fäden mit der scharfen V7-Nadel angewandt werden, die als einfache Einzelknopfnaht angelegt werden.

Pulmonalarterien. Den Hauptstamm der Pulmonalarterie bei der Pneumonektomie setzen wir ebenfalls mit einem TA-Klammernahtgerät TA 30 unter Verwendung des weißen Magazins ab. Die Segmentarterien werden mit Durchstichligaturen versorgt. Je nach Größe der Gefäße kommt dabei Prolene der Stärke 3/0 oder 4/0 zum Einsatz. Die Nadel ist in allen Fällen eine SH-Nadel.

Lungenvenen. Die Ober- und Unterlappenvenen werden in der Regel manuell mit einer Ethibond-0-SH-Faden-Nadel-Kombination im Sinne einer Durchstichligatur versorgt. Bei der Versorgung der rechten Oberlappenvene im Rahmen einer Oberlappenresektion rechts kann dieser in den anderen Fällen bewusst gewählte kräftige Faden zu einer Einengung der unmittelbar anliegenden Mittellappenvene führen. Daher verwenden wir in diesem Fall die feinere Prolene-3/0-SH-Naht. Wird aus Radikalitätsgründen ein Anteil des linken Vorhofs mit reseziert, so wird dieser wiederum mit einem Klammernahtgerät TA 55 abgesetzt. Dabei wird das blaue Magazin verwendet.

5.5 Nahtmaterialien für minimalinvasive thoraxchirurgische Eingriffe

Bei der videoassistierten Keilresektion von Rundherden unklarer Dignität verwenden wir zur Durchtrennung des Lungenparenchyms einen 30-mm-Endo-GIA.

Dieses Gerät wird auch für die Resektion von bullatragenden Segmenten im Apex bei der operativen Versorgung des Spontanpneumothorax eingesetzt. Diese dreireihige Klammernahtreihe ist in der Regel ebenfalls primär dicht und muss nicht übernäht werden. Muss das Lungenparenchym wegen Einrissen übernäht werden, so werden dieselben Nähte wie in der offenen Thoraxchirurgie (s. oben) verwendet. Alle Keilresektate, die im Rahmen der Abklärung von Rundherden unklarer Dignität abgesetzt werden, entfernen wir unter dem Schutz eines »endobags« aus der Thoraxhöhle, um potentielle Tumorzelldisseminationen im Bereich der Thoraxwand zu vermeiden.

Zugangswege zum Thorax und spezielle Nahttechniken (Bronchus, Pulmonalarterie), Tipps und Tricks

P. Schneider

Das Ziel eines operativen Zugangs ist die optimale Exposition der darunter liegenden Organe.

Das ist in der Thoraxchirurgie von besonderer Bedeutung, da durch den überwiegend knöchernen Thorax beliebige Erweiterungen nicht ohne weiteres möglich sind. Die inadäquate Exposition der zu operierenden Organe führt unweigerlich zu verlängerten Operationszeiten, schlechter Versorgung der Hilusstrukturen mit der Gefahr einer Massenblutung oder einer inkompletten onkologischen Resektion.

Beim Bronchialkarzinom steht die radikale Resektion des Tumors im Vordergrund.

Die Voraussetzung dazu ist die kompromisslose Freilegung des Lungenhilus, des Mediastinums und der Brustwand. Der klassische Zugang ist die posterolaterale Thorakotomie, die allen Forderungen entspricht und alle intraoperativen Optionen offen lässt. Muskelschonende Zugänge dürfen in keiner Weise die onkologische Radikalität einschränken, zumal kein funktioneller Vorteil gegenüber der posterolateralen Inzision erwiesen ist. Mediane Zugänge sind in der Chirurgie des Mediastinums und besonders in der Metastasenchirurgie indiziert. Die Versorgung der Hilusstrukturen ist kompromisslos, da intraoperative Komplikationen wie Blutung oder postoperative Insuffizienzen oft fatal verlaufen.

6.1 Laterale Zugänge

6.1.1 Posterolaterale Thorakotomie

Indikation. Die posterolaterale Thorakotomie ist der klassische einseitige thorakale Zugang. Dieser Zugang ist zur kompletten Exploration eines Hemithorax geeignet. Daher können nahezu alle Operationen an der Lunge, am Ösophagus, am Mediastinum, an der deszendierenden Aorta und am Zwerchfell durchgeführt werden. Auch Eingriffe an der Trachealbifurkation, am Perikard und an den zentralen Pulmonalgefäßen werden von diesem Zugang aus am leichtesten durchführbar sein. Das dorsale Mediastinum mit den wichtigen Strukturen wie Ösophagus und den gesamten

Lymphbahnen ist für die onkologische Chirurgie von zentraler Bedeutung. Diese Region wird durch den posterolateralen Zugang in optimaler Weise dargestellt.

Lagerung. Die Lagerung erfolgt in klassischer Seitenlagerung (s. Abb. 5.1). Bei der Seitenlagerung ist darauf zu achten, dass die Abstützung des Patienten am Becken erfolgt, dorsal am Os sacrum und ventral am Os pubis. Der Oberkörper wird so fixiert, dass der oben liegende Arm auf einer breiten Armstütze zu liegen kommt. Durch die stabile Fixierung am Becken kann der Tisch je nach Bedarf nach ventral oder nach dorsal gekippt werden. Der Patient bleibt dabei stabil fixiert.

> **Wichtig**
>
> Der Kopfteil des Operationstisches wird so geknickt, dass die unten liegende Schulter abgesenkt wird. Durch dieses Manöver ist die unten liegende Schulter frei, so dass keine Plexusläsionen zu erwarten sind. Die Wirbelsäule ist dabei gerade. Besonders am zervikodorsalen Übergang ist auf Abknickungen zu achten.

Zugang allgemein. Der Operateur steht am Rücken des Patienten. Bei der klassischen posterolateralen Thorakotomie beginnt die Hautinzision ventral am vorderen Rand des M. latissimus dorsi, die Schnittführung erfolgt dann S-förmig unterhalb der Spitze der Skapula und verlängert sich nach dorsal parallel zum vertebralen Rand der Skapula, der immer getastet werden kann. Nach Durchtrennung des subkutanen Fettgewebes mit Kauter kommt der M. latissimus dorsi zur Darstellung. Dieser wird in seiner kompletten Breite elektrisch durchtrennt, wobei die kräftigen Muskelgefäße einzeln koaguliert werden müssen. Nach dorsal muss meistens der M. trapezius über mehrere Zentimeter inzidiert werden. Die darunter liegende Schicht des M. serratus anterior kommt jetzt zur Darstellung. Dieser kann normalerweise geschont werden. Am hinteren dorsalen Rand des M. serratus im muskelfreien Dreieck wird die Faszie des M. serratus inzidiert und der Muskel wird nach ventral mit einem Roux-Haken gehalten. Nach dorsal wird die Faszie weiter gespalten und der M. rhomboideus major im kaudalen Bereich durchtrennt. Jetzt kann der Operateur unter die Skapula fassen und die Rippen abzählen.

Zugang bei Lungenresektion. Bei den Lungenresektionen empfiehlt sich immer der Zugang im 5. Interkostalraum. Zur Orientierung werden die Rippen abgezählt, indem man mit der flachen Hand unter die Skapula eingeht. Die 1. Rippe ist meistens nicht tastbar. Die oberste tastbare Rippe entspricht somit der 2. Rippe, die man zusätzlich durch die Insertion der Skalenusmuskulatur identifizieren kann.

Zugang zur Pleurahöhle. Den Zugang zur Pleurahöhle kann man auf verschiedene Weisen erreichen:
- Interkostal unter Durchtrennung der Interkostalmuskulatur,
- im Bett der 6. Rippe oder
- im Bett der resezierten 6. Rippe.

Die von einigen Autoren routinemäßig durchgeführte Resektion der 6. Rippe ist bei Standardresektionen u.E. nicht notwendig. Wir empfehlen den Zugang im Bett der 6. nichtresezierten Rippe. Hierzu wird das vordere Periostblatt der 6. Rippe auf voller Länge mit dem Kauter inzidiert. Das Periost mit der Interkostalmuskulatur des 5. Interkostalraums wird nach kranial mit dem Raspatorium abgeschoben. Hierdurch entsteht eine ausreichend große Lefze, bestehend aus Interkostalmuskulatur und Periost, mit der sich der Thorax später dicht verschließen lässt (◘ Abb. 6.1).

Zugang bei peripherer Tumorlage oder entzündlicher Erkrankung. Bei peripherer Tumorlage oder entzündlicher Erkrankung wird extrapleural vorgegangen und die Pleura parietalis in der Schicht zur Fascia endothoracica abgelöst, ohne sie dabei zu eröffnen.

Lässt der Tumor sich nicht extrapleural lösen, so muss die Resektion **en bloc** mit der Brustwand erfolgen, d.h. die infiltrierte Brustwand wird mit großem seitlichen Sicherheitsabstand mit dem anhängenden Lungenresektat entfernt. Man vermeidet dadurch eine Tumoreröffnung und Tumorzellverschleppung mit Erhöhung der Lokalrezidivrate und Verschlechterung der Langzeitprognose [2].

Zugang bei starrem Thorax. Bei starrem Thorax empfiehlt sich die paravertebrale Durchtrennung der 5. oder 6. Rippe, um die Inzidenz von Rippenfrakturen zu vermeiden.

Die routinemäßige Ligatur des interkostalen Gefäßnervenbündels ist nicht notwendig.

Der Zugang zu den thorakalen Organen wird gewonnen, indem man einen Rippensperrer einsetzt. Bei dem posterolateralen Zugang empfiehlt es sich, 2 unterschiedliche Valven zu benutzen. Nach kranial benutzen wir die breite Valve, weil hier die Skapula mit retrahiert werden muss, kaudal wird die schmale Valve eingesetzt.

Abschließende Schritte. Vor dem Verschluss der Thorakotomie werden 1 oder 2 Thoraxdrainagen eingelegt. Dabei sollen immer großkalibrige Drainagen, mindestens 28 Charr, verwendet werden. Es

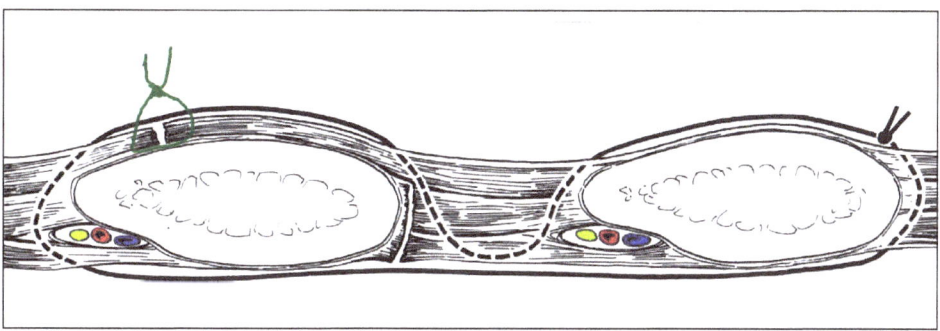

◘ Abb. 6.1. Perikostalnähte zum Thoraxwandverschluss. Das Interkostalgefäßnervenbündel wird nicht verletzt

erfolgt immer eine Drainageneinlage nach dorsal zur Ableitung von Wundsekret. Eine zusätzliche ventrale Drainage empfiehlt sich noch bei Vorliegen von kleinen Parenchymdefekten sowie bei größeren anatomischen Resektionen, um einen ventralen Pneumothorax zu vermeiden. Ein kontinuierlicher Sog von 15 cm Wassersäule führt zu einer raschen Ausdehnung der Lunge. Die Drainagen können in der Regel nach 2–6 Tagen gezogen werden. Nach Pneumonektomie ist eine basale Drainage ausreichend. Sie dient als Blutungskontrolle, daher wird kein Sog installiert. Nach 24 Stunden kann die Drainage gezogen werden.

Thorakotomieverschluss. Zum Thorakotomieverschluss werden 4 perikostale Nähte aus resorbierbarem Nahtmaterial der Stärke 2 verwendet. Bei der Fadenführung soll darauf geachtet werden, dass die bei der Thorakotomie entstandene Lefze, die aus Interkostalmuskulatur und Periost besteht, zur kulissenartigen Deckung der sechsten Rippe verwendet wird. Durch entsprechende Stichtechnik wird vermieden, dass das Interkostalgefäßnervenbündel verletzt wird (Abb. 6.1). Die Adaptation der Rippen wird dadurch erreicht, dass ein Rippenretraktor nach Bailey eingesetzt wird (Abb. 5.4 c). Als nächste Schicht wird dann wieder mit einer fortlaufenden Naht die interkostale Muskellefze an das Periost der 6. Rippe genäht. Anschließend wird schichtgerecht die Thoraxwand weiter verschlossen, indem zunächst die Faszie des M. serratus anterior mit einer fortlaufenden Naht readaptiert wird. Nach dorsal wird diese Naht fortgesetzt durch eine fortlaufende Naht des M. rhomboideus. Die nächste Muskelschicht bestehend aus dem M. latissimus dorsi wird ebenfalls mit einem fortlaufenden 2er Faden verschlossen. Nach dorsal wird der M. trapezius, sofern er eingeschnitten wurde, ebenfalls adaptiert. Es folgt eine Subkutannaht und eine Klammerung der Haut.

Erweiterungsmöglichkeiten. Der posterolaterale Zugang mit der Fixierung des Patienten am Becken erlaubt es, je nach Bedarf die beliebige Erweiterung des Zugangs ohne Umlagerung und ohne erneute Abdeckung vornehmen zu können.

Nach ventral kann der Schnitt bis zum Rippenbogen oder Sternum bei Durchtrennung des M.

serratus anterior erweitert werden. Nach dorsal und kranial kann der Zugang durch Erweiterung der Inzision parallel zur Wirbelsäule bis zum Nacken erweitert werden. Dies ist besonders wichtig für apikale Tumoren mit Brustwandinfiltration (z. B. Pancoast-Tumor). Bei breiten entzündlichen oder tumorösen Adhärenzen zum Zwerchfell oder bei Pleuropneumonektomien im Rahmen von Mesotheliomoperationen kann die Resektion durch eine zweite basale Thorakotomie (so genannte Doppelthorakotomie) erleichtert werden.

6.1.2 Anterolaterale Thorakotomie

Im Bemühen, die Invasivität des Zugangs zu reduzieren, insbesondere die Durchtrennung von großen Muskelmassen, werden die so genannten muskelschonenden Zugangswege propagiert.

Hierzu wird die anterolaterale Thorakotomie gezählt, bei der der M. latissimus dorsi geschont wird. Dafür muss allerdings der M. serratus anterior in Faserrichtung gespalten werden. Dieser Eingriff bietet einen genügend großen Zugang für kleine Eingriffe am Thorax (z. B. Emphysemchirurgie, Riesenbullaresektionen oder Erkrankungen in den ventralen Lungenanteilen oder des vorderen Mediastinums). Den muskelschonenden Zugängen wird in den ersten postoperativen Tagen zwar ein geringerer Schmerzmittelverbrauch zugeschrieben, letztendlich sind die Vorteile jedoch nicht bewiesen [3]. Ein entscheidender Nachteil der anterolateralen Thorakotomie ist der erschwerte Zugang zu den posterioren mediastinalen Strukturen. So kann bei präoperativ nicht erwarteter Tumorausdehnung die Erweiterung des Eingriffs z. B. an der Trachea problematisch sein. Daher sollte dieser Zugang eher einfacheren Resektion oder benignen Erkrankungen vorbehalten bleiben. Komplexe onkologische Resektionen und erweitere Eingriffe sollten über eine posterolaterale Thorakotomie vorgenommen werden [5]. Eigene Erfahrungen zeigen ebenfalls, dass die Einschränkungen der Bewegung des Schultergürtels für den Patienten nicht relevant sind. Störend ist die postoperative Interkostalneuralgie mit chronischen Schmerzen im Ausstrahlungsgebiet der lädierten Interkostalnerven. Diese treten jedoch unabhängig von Zugang und Anästhesieverfahren in 15–40% der Thorakotomien auf [4].

Die Inzision der anterolateralen Thorakotomie beginnt parasternal, verläuft S-förmig nach dorsal und endet am anterioren Rand des M. latissimus dorsi bzw. vor dem Angulus inferior scapulae. Bei Frauen kann die Inzision aus kosmetischen Gründen in die submammäre Falte gelegt werden. Die Muskulatur des M. pectoralis major und des M. serratus anterior wird in Faserrichtung auseinander gedrängt. Auf eine vollständige Durchtrennung, insbesondere des M. latissimus dorsi, wird in den meisten Fällen verzichtet. Durch den schrägen Verlauf der Rippen wird hier im 4. Interkostalraum eingegangen. Der Thoraxwandverschluss geschieht in gleicher Weise wie bei der posterolateralen Thorakotomie.

6.1.3 Videoassistierter Zugang

Der Patient liegt in strikter Seitenlagerung und wird prinzipiell so gelagert und so abgewaschen, dass jederzeit eine Thorakotomie durchgeführt werden kann.

Zur Lagerung und zum Vorgehen wird auf das Kap. 16 verwiesen.

6.2 Mediane Zugänge

Die medianen Zugangswege zum Thorax werden in der Chirurgie des vorderen Mediastinums und der Trachea sowie in der simultanen bilateralen Lungenchirurgie eingesetzt.

Im Wesentlichen werden die mediane Sternotomie und die transversale Thorakotomie zur Resektion und die parasternale Mediastinotomie in der Diagnostik eingesetzt.

6.2.1 Mediane Sternotomie

Indikation. Die Indikation zur medianen Sternotomie wird in erster Linie zur Resektion von Mediastinaltumoren im vorderen Mediastinum (z.B. Thymome), in der Metastasenchirurgie, insbesondere bei beidseitigen Metastasen und oberfläch-

lich in den ventralen Parenchymanteilen gelegenen Metastasen und in der Emphysemchirurgie (beidseitige Lungenvolumenreduktion) gestellt.

Retrosternale Strumen können nach zervikaler Freilegung durch eine partielle Sternotomie in Extremfällen besser freigelegt werden.

Lagerung. Der Patient wird in Rückenlage mit beiden Armen anlagert auf dem Operationstisch gelagert. Der Operateur und der 2. Assistent stehen rechts vom Patienten, der 1. Assistent steht links vom Patienten.

Zugang. Die Hautinzision erfolgt vom Jugulum bis zum Xiphoid. Nach Durchtrennung des Periostes mit dem Kauter wird dann kranial am Oberrand des Manubriums sterni der retrosternale Raum präpariert. Hierbei muss das Lig. interclaviculare durchtrennt werden. Es ist besonders darauf zu achten, dass man bei der Durchtrennung dieses Ligamentes die dorsal verlaufende V. brachiocephalica sinistra nicht verletzt. Nach der Durchtrennung des Lig. interclaviculare kann man mit dem Finger die retrosternale Fläche tasten. So weit der Finger reicht, wird diese Fläche von dem adhärenten mediastinalen Fett befreit. Am Processus xiphoideus wird die Linea alba über wenige Zentimeter inzidiert und auch hier wird dann digital die hintere Fläche des Sternums getastet. Eine weitere Befreiung der dorsalen Sternumfläche ist nicht notwendig. Das Sternum wird dann am bequemsten mit der oszillierenden Säge in der Mittellinie durchtrennt. Wir führen die Sternotomie von kranial nach kaudal durch. Nach Durchtrennung von verbleibenden querverlaufenden Bandverbindungen mit der Schere in Höhe des Jugulums ist dann der Zugang zum Mediastinum möglich. Eine subtile elektrische Blutstillung von kleinen periostalen Blutungen ist notwendig. Dann wird das Sternumsperrer eingesetzt und schrittweise der Brustkorb gespreizt.

Verschluss. Zum Verschluss des Sternums benutzen wir durchgreifende Stahldrähte. Die Verwendung von Knochenwachs ist in der Thoraxchirurgie nicht notwendig. Diffuse Blutungen aus dem Knochenmark werden durch die adaptierenden Drahtcerclagen gestillt. Die 2 ersten Nähte werden in das Manubrium sterni gelegt. Eine retrosternale Drainage im Sinne einer Thoraxdrainage mit kontinuierlichem Sog von 15 cm Wassersäule empfiehlt sich immer. Sie wird über eine gesonderte Inzision im Oberbauch ausgeleitet. Alternativ zu den Drahtcerclagen wird auch resorbierbares Nahtmaterial diskutiert. Experimentelle und klinische Erfahrung zeigt jedoch, dass resorbierbares Nahtmaterial eher zum Einreißen und zum Durchschneiden neigt, so dass wir auch die Drahtcerclagen empfehlen [1]. Nach der Torsion des Drahtes müssen die Drahtenden gekürzt und in den Weichteilen versenkt werden, um spätere Arrosionen der Haut zu vermeiden. Prinzipiell werden Drahtcerclagen bei Beschwerdefreiheit nicht entfernt. Nach den Cerclagen erfolgt die fortlaufende Naht des Periostes und eine Subkutannaht.

6.2.2 Transversale Thorakotomie

Indikation. Die Indikation ergibt sich bei beidseitigen thorakalen Eingriffen, insbesondere bei beidseitigen metastasenchirurgischen Eingriffen sowie ausgedehnten Mediastinaltumoren.

Der Vorteil dieses Zugangs im Vergleich zur medianen Sternotomie liegt darin, dass durch die quere Inzision der Zugang zu beiden Lungenhili leichter ist. Dafür gestaltet sich der Zugang zu den supraaortalen Ästen und zu den großen Venen, insbesondere der V. cava superior, schwieriger.

Lagerung. Der Patient wird mit beiden Armen ausgelagert in Rückenlage auf dem Operationstisch gelagert. Die Auslagerung der Arme ist notwendig, um die Inzision möglichst weit nach dorsal führen zu können. Der Operateur und der 2. Assistent stehen rechts vom Patienten, der 1. Assistent steht links vom Patienten.

Zugang. Es handelt sich um die Kombination von zwei anterolateralen Thorakotomien, die in der Medianlinie mittels querer Sternotomie vereinigt werden. Die Hautinzision erfolgt querverlaufend in beiden submammären Falten. Nachdem die beiden anterolateralen Thorakotomien angelegt wurden erfolgt die Inzision des Periostes des Sternums. Das Sternum wird mit dem Meißel durch-

trennt. Dieser Zugang fordert immer die Durchtrennung der V. und A. mammaria interna beidseitig. Vor der Durchtrennung des Sternums soll daher das Gefäßbündel aufgesucht und mit kräftigen Durchstichligaturen ligiert werden. Dann wird auf beiden Seiten ein Thoraxsperrer eingesetzt und vorsichtig schrittweise aufgedreht. Zum Verschluss werden wie bei der anterolateralen Thorakotomie Interkostalnähte gelegt. Das Sternum wird mit 2 Drahtcerclagen adaptiert.

6.3 Nahttechniken

6.3.1 Versorgung von Parenchym-brücken

Bei anatomischen Lungenresektionen ist es meistens notwendig, Parenchymbrücken im Bereich des Interlobiums zu durchtrennen.

Zur sicheren Durchtrennung von Parenchymbrücken wird gefordert, die Pulmonalarterie im interlobären Verlauf mit den Abgängen der entsprechenden Segmentarterien komplett darzustellen. Erst nachdem die Pulmonalarterie vollständig dargestellt ist, kann man eventuell an abweichender Stelle liegende oder zusätzliche Segmentarterien identifizieren. So vermeidet man, bei der Durchtrennung der Parenchymbrücken Blutungen hervorzurufen.

Zunächst wird die Parenchymbrücke zwischen Segment VI und dorsalem Oberlappensegment (Segment II) durchtrennt. Dies geschieht am schnellsten mit der Nahtmaschine GIA 50 bzw. GIA 90, je nach Länge der Parenchymbrücke. Weil das Lungenparenchym im Bereich des Interlobärspalts meist sehr dünn ist, lässt sich die GIA-Maschine meistens problemlos setzen. Nur bei Blutungen im Nahtbereich werden diese gezielt umstochen (z.B. Vicryl 3/0). Eine systematische Übernähung der Resektionlinie ist nicht erforderlich.

Alternativ dazu kann natürlich die Durchtrennung und die anschließende Parenchymnaht von Hand erfolgen. Wir empfehlen dann, das Parenchym auf einer Klemme zu durchtrennen, um den Austritt von Luft und Blut zu vermeiden. Nach der Durchtrennung wird unterhalb der Klemme eine fortlaufende Matratzennaht angelegt, die Klemme

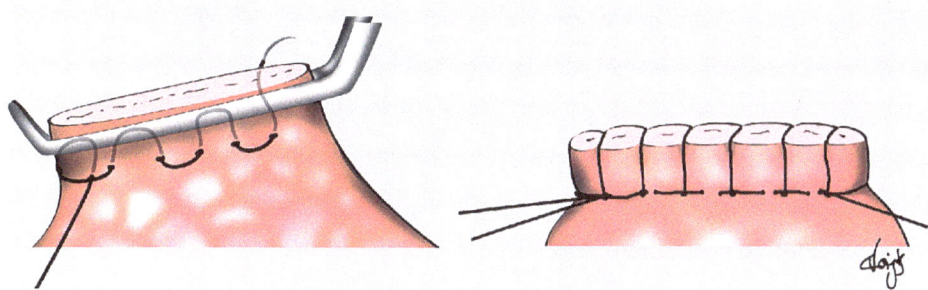

◘ Abb. 6.2. Versorgung der Parenchymbrücke von Hand mit einer fortlaufenden Naht (z.B. 3/0 resorbierbar)

entfernt und die Naht rückläufig überwendlich zum Ausgangspunkt zurückgeführt (◘ Abb. 6.2).

6.3.2 Versorgung von Parenchymeinrissen

Stumpfe Thoraxtraumen können zu Kontusionen des Lungenparenchyms mit Einblutungen aber auch zu Lungenparenchymeinrissen führen.

Besonders durch die Thoraxkontusion hervorgerufene Rippenfrakturen können das Lungenparenchym aufschlitzen. Dabei kommt es immer zu einem Hämatopneumothorax.

Bei tiefen Einrissen kann das gleichzeitig zu ausgeprägten Hämoptysen kommen, so dass eine notfallmäßige Bronchoskopie indiziert ist. Hier lässt sich die Blutungsquelle lokalisieren und endobronchiales Blut absaugen. Bei massiver Blutung kann mit Hilfe eines Fogarty-Katheters eine temporäre Blutstillung durch Blockung des entsprechendes Segmentes oder Lappenbronchus erreicht werden. Dann sollte die Thorakotomie möglichst bald angestrebt werden, insofern dies die Begleitverletzungen zulassen. Mit dem Anästhesisten sollte die Doppellumenintubation abgesprochen werden. Sollte der Patient jedoch kreislauf- oder respiratorisch instabil sein, so kann der Eingriff auch unter normaler Intubation durchgeführt werden.

Der Zugang erfolgt am besten über eine standardmäßige posterolaterale Thorakotomie, die auch hier die beste Übersicht über den gesamten Hemithorax bringt. Die Tiefe des Parenchymeinrisses muss genauestens abgeschätzt werden.

Oberflächliche Parenchymeinrisse (2–3 cm tief) lassen sich mit einer fortlaufenden Parenchymnaht mit resorbierbarem Nahtmaterial (Vicryl 3/0 oder 4/0) mit der großen MH-Nadel versorgen. Bei dieser Versorgung des Lungenparenchymdefektes ist besonders darauf zu achten, dass die Nadel die gesamte Dicke des Parenchyms erfasst, insbesondere den Grund des Lungeneinrisses, damit es hier nicht zu Pneumatozelen oder Hämatomen kommt. Mit fortlaufender durchgreifender Nahttechnik wird das Lungenparenchym zart adaptiert (s. Kap. 9).

Liegt eine tiefere Parenchymverletzung mit Einriss von Subsegmentbronchen vor, so werden diese mit Durchstichligaturen z.B. mit PDS 4/0, V7, umstochen. Auch Lungengefäßblutungen sollen umstochen werden (z.B. Prolene 4/0, SH). Anschließend erfolgt die adaptierende Parenchymnaht wie oben beschrieben.

Liegen jedoch tiefere Parenchymeinrisse mit Eröffnung von Lappenbronchien vor, so muss im Einzelfall abgewogen werden, ob die anatomische Resektion in diesem Falle nicht von Vorteil ist. Langwierige Rekonstruktionen im Sinne von Bronchoplastiken sind im Notfall beim traumatisierten Patienten zu vermeiden und nur von thoraxchirurgisch erfahrenen Operateuren vorzunehmen.

6.3.3 Versorgung der Pulmonalarterie

Lappen- und Segmentarterien. Zur Lobektomie muss die Pulmonalarterie im Interlobium in ihrer vollen Länge präpariert werden. Dazu wird die Gefäßscheide mit der Pinzette angehoben und mit der Präparierschere eröffnet. Dann ist es möglich, das Gefäß mit der Präparierschere weiter freizulegen. Die in der Gefäßscheide vorhandenen Lymphknoten müssen zur sauberen Darstellung der Arterie immer mitentfernt werden. Vor übermäßigem Spreizen dieser Region wird gewarnt, da durch das Spreizmanöver Segmentarterienabgänge abgeschert werden können. Ist der Segmentarterienabgang präpariert und auf eine Länge von etwa 0,4–0,8 cm dargestellt, so kann die Durchstichligatur erfolgen. Dazu empfehlen wir je nach Kaliber, eine monofile Gefäßnaht (z.B. Prolene 3/0 bzw. 4/0) zu verwenden.

Zuerst wird mit der Overholt-Klemme der Arterienast umfahren und dann das nadelfreie Ende des Fadens durchgezogen. Tangential am Arterienstamm wird der erste Knoten gesetzt und mit 2 gegenläufigen Knoten gesichert. Dann erfolgt der doppelte Durchstich der Segmentarterie. Die Segmentarterie wird noch einmal mit dem gleichen Faden umfahren, so dass eine sichere Versorgung der Arterie gewährleistet ist (■ Abb. 6.3). Nach peripher setzen wir eine Péan-Klemme. Die schmale Arterienbrücke zwischen Ligatur und Péan-Klemme wird dann mit einer feinen spitzen Schere durchtrennt. Nach peripher hin wird eine Ligatur gesetzt. Ein Abrutschen der zentralen Ligatur führt immer zur katastrophalen Blutung, die dann schwer zu beherrschen ist. Deshalb werden alle Pulmonalarterien immer mit Durchstichligaturen versorgt.

Versorgung des Pulmonalarterienhauptstammes. Zur Absetzung des Pulmonalarterienhauptstammes bei der Pneumonektomie ist eine besondere Nahttechnik erforderlich. Die besonderen Eigenschaften dieses Gefäßes (Niederdrucksystem, extrem zarte und leicht zerreißbare Gefäßwand) erfordert eine besondere Präparationstechnik, die schrittweise erlernt werden muss. Unvorsichtiges Präparieren, Ziehen oder Verletzung der Pulmonalarterie führt zur katastrophalen Massenblutung, die oft fatal verläuft. Aus diesem Grunde ist eine sorgfältige schrittweise Präparation des Pulmonalarterienhauptstammes, sei es intra-, sei es extraperikardial, notwendig. Die linke Pulmonalarterie präpariert sich am besten, wenn man zunächst von dorsal den Hilus angeht und die Pleura mediastinalis von kaudal nach kranial spaltet. Der N. vagus lässt sich am Aortenbogen darstellen, kleine vagale pulmonale Äste können durchtrennt werden. Dann wird der Hilus weiter zirkulär am Oberrand und dann später nach ventral umschnitten. Die Pulmonalarterie sitzt breit dem Hauptbronchus auf, so dass die Schicht zwischen Hauptbronchus und Pulmonalarterie am besten von dorsal präpariert wird. Ventral liegt die Pulmonalarterie der Oberlappenvene an, so dass auch hier die Schicht zwischen Pulmonalarterie und Oberlappenvene sorgfältig präpariert werden muss. Liegt ein Steg von etwa 1,5–2 cm vor, kann die Pulmonalarterie abgesetzt werden. Hierzu empfehlen wir die Nahtmaschine (Gefäßstapler TA 30 weiß), die eine 3-fache Klammernahtreihe besitzt.

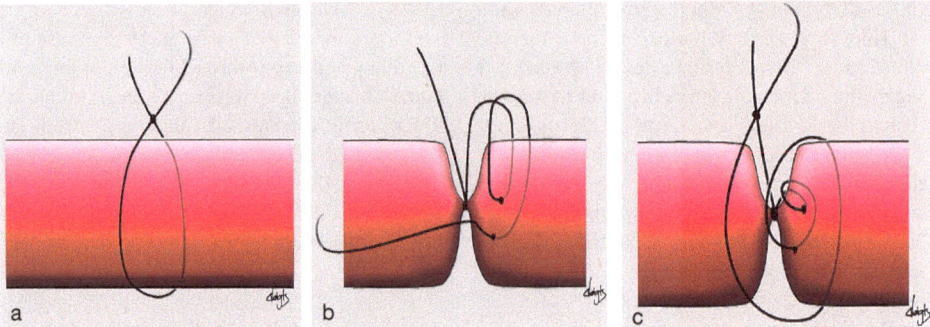

■ **Abb. 6.3a–c.** Duchstichligatur eines Pulmonalarterienastes; **a** mit der Overholt-Klemme wird der Arterienast umfahren und dann das nadelfreie Ende des Fadens durchgezogen. Der erste Knoten wird gesetzt und mit 2 gegenläufigen Knoten gesichert; **b** dann erfolgt der doppelte Durchstich der Segmentarterie; **c** die Segmentarterie wird noch einmal mit dem gleichen Faden voll umfahren, so dass eine sichere Versorgung der Arterie gewährleistet ist

Der Gefäßstapler wird soweit wie möglich zentral bis zum Lig. botalli gesetzt. Der distale Anteil der Pulmonalarterie wird dann mit einer Durchstichligatur gesichert.

Die Präparation auf der rechten Seite ist schwieriger, da die Pulmonalarterie von der Oberlappenvene teilweise bedeckt ist. Diese muss nach Inzision der Pleura von der Arterie abpräpariert werden. Die Pulmonalarterie ist von einem Pannus lymphatischen Fettgewebes überzogen. Zur Darstellung der Arterienvorderwand wird dieses Fett abpräpariert. Ist die Vorderfläche präpariert, so wird die Rückseite vorsichtig mit dem Zeigefinger und einer stumpfen Klemme unterfahren. Dieser Präparationsschritt ist besonders gefährlich. Einrisse der Pulmonalarterie führen an dieser Stelle zu kaum beherrschbaren Massenblutungen. Ist ein Steg von 1,5–2 cm präpariert, erfolgt die Absetzung in gleicher Weise wie oben beschrieben.

Auf die intraperikardial erweiterten Eingriffe wird nicht eingegangen, da sie den Rahmen dieses Buches überschreiten.

6.3.4 Versorgung der Lungenvene

Segmentvene. Entsprechend dem Vorgehen bei der Versorgung der Pulmonalarterien empfehlen wir bei der Durchtrennung von Segmentvenen (z.B. anatomische Segment-VI-Resektion, anatomische Lingularesektion) die Versorgung wie bei der Lungenarterie. Wir verwenden Prolene 4/0 mit der SH-Nadel.

Lappenvene. Die Lobärvenen werden extraperikardial auf Höhe des Perikards mit Overholt-Klemmen umfahren und dann versorgt. Dazu kann eine Durchstichligatur mit Ethibond 0 und SH-Nadel verwendet werden. Dabei wird die gleiche Technik wie bei der Segmentarterienligatur benutzt. Alternativ kann auch das Gefäßklammermagazin TA 30 weiß benutzt werden.

Intraperikardiale Resektionen mit Vorhofanteilen werden mit der Nahtmaschine TA 55 blau durchgeführt.

6.3.5 Versorgung des Bronchus

Zur Versorgung des Bronchusstumpfes werden in der Literatur zahlreiche Methoden aufgeführt.

Von diesen zahlreichen, z.T. sehr aufwändigen Verschlussmanövern werden hier 2 gängige und einfach anzuwendende Methoden dargestellt.

Maschineller Verschluss. Am häufigsten erfolgt der Bronchusverschluss mittels Linearklammernahtmaschine (TA 30 blau beim Lappenbronchus, TA 30 grün beim Hauptbronchus; ◘ Abb. 6.4). Diese Technik ist am Hauptbronchus in aller Regel problemlos durchzuführen. Bei der Klammernahtmaschine wird daher darauf geachtet, dass die

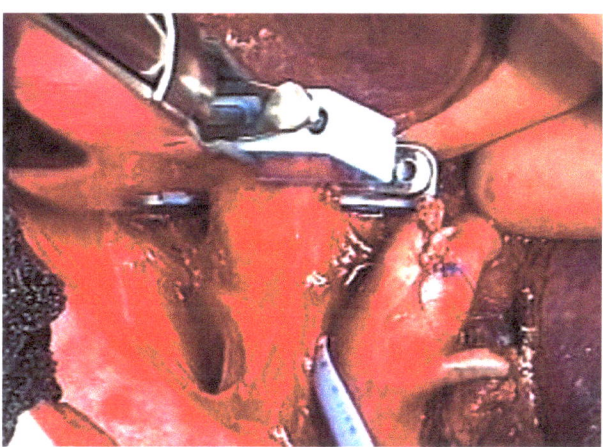

◘ **Abb. 6.4.** Absetzung des linken Unterlappenbronchus mit dem Linearstapler TA 30, blaues Magazin

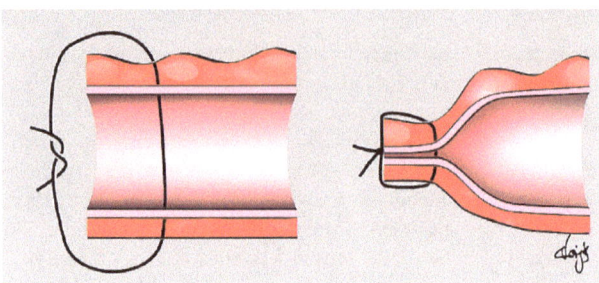

◘ Abb. 6.5. Bronchusverschluss von Hand: Durchgreifende Nähte perikartilaginär und Pars membranacea durchstechend (z.B. PDS 4/0)

Gegendruckplatte parallel zur Pars membranacea verläuft, so dass sich die Pars membranacea beim Schließen der Nahtmaschine gegen die Knorpelspange legt.

Links unter dem Aortenbogen kann die Resektion des linken Hauptbronchus problematisch werden. Deshalb sollte alternativ immer eine Handnahtmethode beherrscht werden. Unabhängig von der Methode muss immer darauf geachtet werden, dass ein kurzer Hauptbronchusstumpf (weniger als 1 cm) zurückbleibt. Andernfalls kann es durch Ansammlung von Sekret zu Superinfektionen mit nachfolgender Stumpfinsuffizienz kommen. Prinzipiell wird bei jeder Nahttechnik die elastische Pars membranacea an die Pars cartilaginea fixiert.

Manuelle Nahttechnik. Die manuelle Naht erfolgt mit PDS 3/0 und V7-Nadel am Hauptbronchus und 4/0 am Lappenbronchus. Wir führen prinzipiell den Verschluss des Bronchusstumpfes mit Einzelknopfnähten durch. Dabei wird mindestens eine Knorpelspange umstochen und zur Pars membranacea 0,7–0,9 cm Gewebe gefasst. Der Fadenabstand beträgt 2–3 mm. Durch Vorlegen der Fäden lässt sich die Distanz zwischen den Einzelknopfnähten gut abschätzen, so dass keine Spannung entsteht (◘ Abb. 6.5). Die Überprüfung der Dichtigkeit des Bronchusstumpfes empfiehlt sich durch leichte Überdruckbeatmung (bis 30 cm H_2O) und Gabe von warmer physiologischer Kochsalzlösung in den Hemithorax. Einzelne Luftaustritte können dann mit feinen Umstechungen (z.B. 4/0 PDS) versorgt werden.

6.3.6 Faktoren der Bronchusheilung

Die Wundheilung am Bronchus ist problematisch, da es sich um bradytrophes Gewebe handelt.

Die gefürchtete Bronchusstumpfinsuffizienz führt zu einer erheblichen Morbidität und auch Letalität (bis zu 50%), so dass besondere Sorgfalt hier angewendet werden muss. Verschiedene Faktoren, die vom Chirurgen zu beeinflussen sind, sollten bei der Versorgung des Bronchusstumpfes beachtet werden:

- Bei onkologischen Resektionen muss der Bronchusstumpf tumorfrei sein, ggf. muss bei makroskopischem Verdacht eine Schnellschnittuntersuchung der bronchialen Absetzungsebene erfolgen.
- Die Durchblutung muss möglichst erhalten bleiben, daher darf der Bronchusstumpf nicht zu stark denudiert werden und es darf keine Koagulation peribronchial erfolgen.

◘ Tabelle 6.1. Faktoren der Bronchusheilung und technische Maßnahmen

Tumorfreiheit	Intraoperativer Schnellschnitt
Durchblutung	Cave: nicht denudieren, keine Koagulation
Kurzer Bronchusstumpf	0,5–1 cm evtl. intraoperative Bronchoskopie
Nahtmaterial	Maschinennaht (TA) oder monofil resorbierbarer Faden (PDS)
Abdeckung	Besonders rechter Hauptbronchus mit gut durchblutetem Gewebe
Postoperativer Sekretverhalt	Auf Bronchialtoilette achten: Schmerzfreiheit, bronchoskopische Absaugung

- Der Bronchusstumpf muss kurz sein (max. 1 cm), daher empfiehlt sich bei komplizierter Versorgung eine intraoperative Broncho-skopie.
- Das verwendete Nahtmaterial ist resorbierbar, monofil.
- Die Abdeckung des Bronchusstumpfes soll die Bronchusstumpfinsuffizienzrate senken. Besonders auf der rechten Seite empfiehlt es sich daher, den Hauptbronchus mit einem gut durchbluteten Muskellappen (Interkostallappen, Serratus-anterior-Lappen, Zwerchfelllappen, etc.) zu decken. Lappenbronchien und Segmentbronchien bedürfen meistens keiner besonderen Abdeckung. Einheitliche Empfehlungen liegen jedoch nicht vor.
- Der postoperative Sekretverhalt führt zu Infektionen im Bereich des Bronchusstumpfes mit nachfolgender Insuffizienz. Es empfiehlt sich daher, besonders auf die Bronchialtoilette postoperativ zu achten, dazu ist eine relative Schmerzfreiheit notwendig. Bronchoskopisch

gezieltes Absaugen kann im Einzelfall indiziert sein (s. ◧ Tabelle 6.1).

Literatur

1. Casha AR, Gauci M, Yang L, Saleh M, Kay PH, Cooper GJ (2001) Fatigue testing median sternotomy closures. Eur J Cardiothorac Surg 19(3): 249–253
2. Downey RJ, Martini N, Rusch VW, Bains MS, Korst RJ, Ginsberg RJ (1999) Extent of chest wall invasion and survival in patients with lung cancer. Ann Thorac Surg 68(1): 188–193
3. Hazelrigg SR, Landreneau RJ, Boley TM et al. (1991) The effect of muscle-sparing versus standard posterolateral thoracotomy on pulmonary function, muscle strength, and postoperative pain. J Thorac Cardiovasc Surg 101(3): 394–400; discussion 400–401
4. Hu JS, Lui PW, Wang H et al. (2000) Thoracic epidural analgesia with morphine does not prevent postthoracotomy pain syndrome: a survey of 159 patients. Acta Anaesthesiol Sin 38(4): 195–200
5. Korst RJ, Ginsberg RJ (2001) Appropriate surgical treatment of resectable non-small-cell lung cancer. World J Surg 25: 184–188

Thoraxdrainage: Technik, Tipps und Tricks

K. Lehmann

Das Anlegen einer Thoraxdrainage ist eine alltägliche chirurgische Arbeitstechnik.

Thoraxdrainagen werden nicht nur in der Thoraxchirurgie, sondern auch in der prä- und postoperativen allgemeinchirurgischen Versorgung verwendet und stellen eine häufige konsiliarische Anforderung an den diensthabenden Chirurgen dar. Neben elektiven Indikationen werden Thoraxdrainagen oft auch in dringlichen Situationen oder Notfallsituationen verwendet. Es existiert eine Anzahl von empfohlenen Techniken zur Anlage dieser Drainagen sowie eine Anzahl von verwendeten Drainagesystemen und -materialien. Dabei gilt die Anlage einer Thoraxdrainage nach wie vor als **Anfängereingriff** und wird häufig jüngeren Kollegen ohne entsprechende Supervision überlassen. Mangelhafte Technik und nicht optimal gewähltes Instrumentarium können jedoch zu schweren Komplikationen führen.

◘ Abbildung 7.1 stellt den Röntgen-Thoraxbefund eines Patienten nach ventraler Anlage einer Thoraxdrainage dar. Gut erkennbar ist der steile Verlauf des intrathorakal gelegenen Drainageanteils in Richtung Mediastinum.

Dieser Patient musste operativ revidiert werden. Videothorakoskopisch zeigte sich, dass die Drainage von ventral durch den Interkostalraum in den Thorax eintrat und einen Verlauf durch die linke Lunge bis in das hintere Mediastinum nahm (◘ Abb. 7.2 a, b).

◘ Abbildung 7.3 zeigt den Befund eines weiteren Patienten nach Thoraxdrainagenanlage. Hier stellt sich ebenfalls eine schwere Komplikation dar, nämlich die Positionierung der Drainage im rechten Leberlappen. Dieser Patient musste ebenfalls operativ revidiert werden.

Peters hat bei 33 Patienten die Ergebnisse nach Thoraxdrainagenanlage im Notfalldienst untersucht (s. ◘ Tabelle 7.1). Hierbei zeigte sich in nur 40% der Fälle eine korrekte Lage. 20% der Drainagen waren zumindest korrekturbedürftig, bei über einem Drittel der Patienten lag eine Fehllage und somit eine nicht funktionierende Drainage bzw. die Möglichkeit einer schweren Komplikation vor. Es mussten 6% der Patienten operativ revidiert werden.

Die häufige Verwendung von Thoraxdrainagen und die erheblichen Komplikationsmöglichkeiten bei der Anlage unterstreichen die Notwendigkeit, eine einfache, schnelle und vor allem sichere Standardtechnik zu beherrschen. Wir beschreiben im Folgenden eine Technik, die mit Standardinstrumentarium durchgeführt werden kann. Sie bietet eine hohe Sicherheit für den Patienten, insbesondere im Hinblick auf Organperforationen und extrathorakale Anlagen. Die Beschreibung der Technik bezieht sich auf den elektiven Eingriff im Krankenhaus, kann jedoch modifiziert auch problemlos auf Notfallsituationen innerhalb oder außerhalb des Krankenhauses übertragen werden.

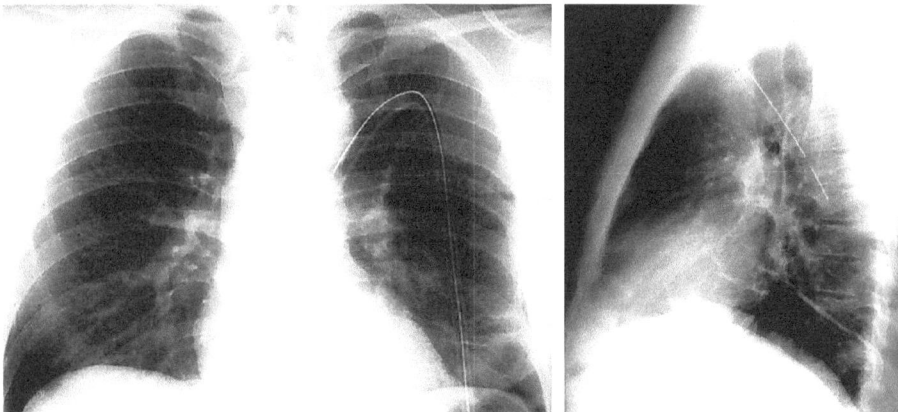

◘ **Abb. 7.1.** Röntgenthoraxaufnahmen nach Fehlanlage einer Thoraxdrainage

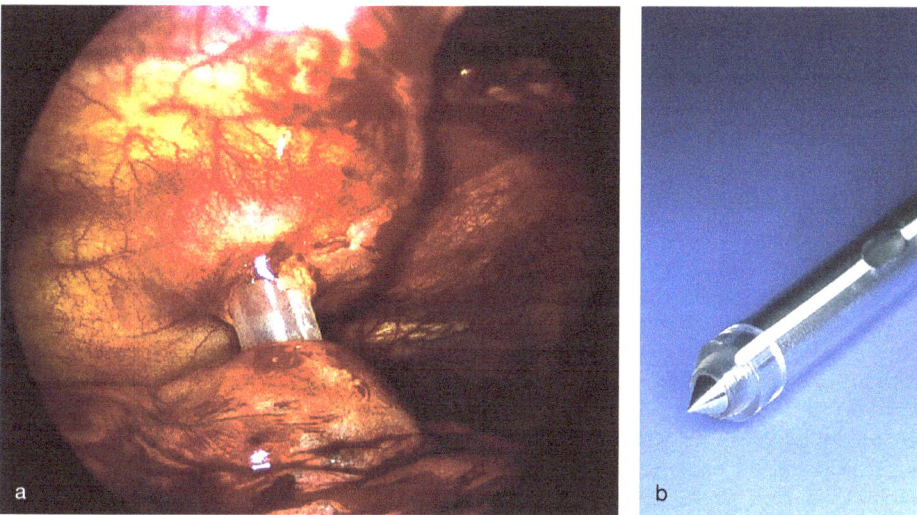

❏ **Abb. 7.2a, b.** Fehllage einer Thoraxdrainage – intraoperativer Befund. **a** Fehllage der Drainage mit Verlauf durch das Lungenparenchym. **b** Bei diesem Patienten wurde eine Trokardrainage verwendet

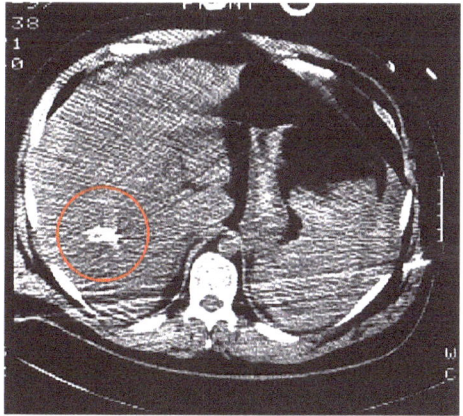

❏ **Abb. 7.3.** Fehllage der Thoraxdrainage im Leberparenchym

❏ **Tabelle 7.1.** Ergebnisse nach Thoraxdrainagenanlage im Notfalldienst [1]

Lage der Thoraxdrainage bei 33 Unfallpatienten		
	n	%
Korrekt	13	39,4
Korrekturbedürftig	7	21,2
Fehllage	11	33,3
Operative Revision erforderlich	2	6,1
Davon: Fehllagen, bzw. Revison erforderlich	n	%
Subkutan	3	23,0
Intrapulmonal	9	69,2
Mediastinal	1	7,8

7.1 Technik der Thoraxdrainage

7.1.1 Schaffen einer geeigneten Arbeitsumgebung

Sofern die Dringlichkeit der Drainagenanlage es zulässt, sollte eine standardisierte Arbeitsumgebung geschaffen werden.

Lagerung. Zur Drainagenanlage sollte ein Operationssaal oder ein Operationsvorraum gewählt werden, da hier die geeigneten Möglichkeiten zur Lagerung und zum Monitoring vorhanden sind. Der Patient wird in Rückenlage auf einem Operationstisch gelagert, der Arm auf der Operationsseite wird eleviert, um einen guten Zugang zum lateralen Thorax zu erhalten.

Assistenz. Nach Möglichkeit sollte ein Anästhesist hinzugezogen werden, der die Analgosedierung und das Monitoring leiten kann. Wenn dies nicht möglich ist, muss zumindest ein Assistent hinzugezogen werden, der auf Anweisung des Operateurs Medikamente verabreichen und Instrumente anreichen kann.

Medikation. Der Patient ist häufig aufgrund der zugrunde liegenden Situation (zum Beispiel Dyspnoe bei Pneumothorax) in einer ausgeprägten Stresssituation. Zudem ist die Lokalanästhesie im Bereich der Pleura zum Teil nicht effektiv genug. Es ist daher empfehlenswert, für eine ausreichende Analgosedierung zu sorgen. Zudem wird hiermit der Hustenreiz bei Anlage der Drainage abgeschwächt, was bei kräftigen Patienten auch für Operateur vorteilhaft ist (Finger im Interkostalraum!). Wir empfehlen diesbezüglich die Kombination eines Benzodiazepins (z.B. Midazolam) mit einem Opiat (z.B. Pethidin). Für die örtliche Betäubung wird ein übliches Lokalanästhetikum benutzt.

Instrumentarium. Für die Anlage einer Thoraxdrainage sollte ein spezielles Sieb vorhanden sein, das alle notwendigen Instrumente enthält. Im Folgenden sind die wichtigsten Instrumente und Materialien aufgezählt:
- Skalpell,
- Schere zur Präparation im Interkostalraum,
- Kornzange,
- Nadelhalter,
- chirurgische Pinzette,
- Nahtmaterial (z.B. Ethibond 2 mit MH-Nadel),
- Thoraxdrainage (siehe 7.2)
- Drainagesystem (siehe 7.3)

Monitoring. Überwacht werden Blutdruck, Sauerstoffsättigung und ggf. EKG.

Asepsis. Es ist für eine strenge Asepsis unter üblichen Operationsbedingungen inklusive steriler Kleidung und Mundschutz des Operateurs zu sorgen.

7.1.2 Zugangswege

Der Standardzugang ist der thorakolaterale Zugang mit dem Ziel, die Drainage über den Recessus costodiaphragmalis einzuführen.

Viele Techniken orientieren sich dabei an der Abzählung der Interkostalräume. Dies ist jedoch häufig, insbesondere bei adipösen Patienten, ausgesprochen unzuverlässig, weshalb wir hier eine bewährte Methode vorziehen, mit der der Recessus sicher gefunden wird.

Der spätere Zugangsweg sollte noch vor Abdecken des Patienten markiert werden, da die Orientierung später erschwert ist. Die Markierung erfolgt an der Kreuzungsstelle zwischen mittlerer Axillarlinie und der Linie, die vom Processus xiphoideus nach dorsal verlängert die mittlere Axillarlinie im 90° Winkel trifft (◘ Abb. 7.4 a, b). An dieser Stelle erstreckt sich der Recessus costodiaphragmalis weit nach kaudal und kann sicher aufgesucht werden. Es ist darauf zu achten, dass die mittlere Axillarlinie eingehalten wird, da ein Verschieben nach ventral oder dorsal außerhalb des Recessus costodiaphragmalis liegen kann. Als Inzisionsstelle wird der unter der Markierung gelegene Interkostalraum gewählt.

Dieser Zugangsweg kann für alle Indikationen einer Thoraxdrainage gewählt werden. Ausnahmen ergeben sich lediglich für 2 weitere Indikationen: ein apikaler Pneumothorax bei bereits liegen-

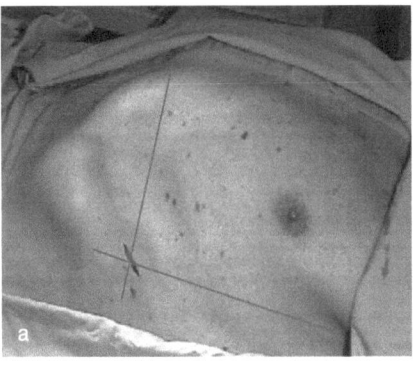
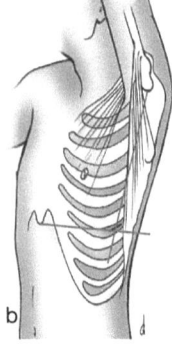

◘ **Abb. 7.4a, b.** Zugangsweg – Kreuzungsstelle zwischen mittlerer Axillarlinie und Xiphoidlinie. **a** Darstellung am Patienten, **b** Schemazeichnung

der lateraler Thoraxdrainage sowie das Vorliegen eines ausgedehnten Gewebeemphysems. Beide können über einen ventralen Zugang (so genannter Monaldi-Zugang) gut entlastet werden. Wenn ein ventraler Zugang gewählt wird, empfiehlt sich der 2. Interkostalraum in der Medioklavikularlinie. Das weitere Vorgehen erfolgt analog der Technik beim lateralen Zugang.

7.1.3 Standardtechnik

Präoperatives Vorgehen. Vor der jeder Thoraxdrainagenanlage ist eine Röntgenaufnahme des Thorax in 2 Ebenen obligat. Hiermit können die Ausdehnung eines Ergusses oder eines Pneumothorax sowie besondere anatomische Gegebenheiten wie z.B. ein ausgeprägter Zwerchfellhochstand beurteilt werden. Nach korrekter Lagerung und Anschluss der Monitoringsysteme wird der Patient

analgosediert. Der gewählte Zugangsweg wird markiert, das Operationsgebiet wird steril abgewaschen und abgedeckt. Der Operateur führt eine chirurgische Händedesinfektion durch und kleidet sich steril an. Zunächst wird die Haut und Subkutis des Zugangsgebiet mit einem Lokalanästhetikum infiltriert. Anschließend wird ähnlich der Technik einer Pleurapunktion der Interkostalraum infiltriert und insbesondere die Pleura parietalis ausreichend anästhesiert. Mit dem Wechsel von Aspiration und Injektion kann ggf. schon Pleuraflüssigkeit bzw. Luft bei einem Pneumothorax aspiriert werden. Die nicht erfolgreiche Aspiration ist jedoch kein Abbruchkriterium für die Anlage der Thoraxdrainage.

Operativer Eingriff. Nach der Lokalanästhesie wird eine Inzision über etwa 3–4 cm Länge angelegt. Diese wird über dem Oberrand der unteren Rippe des entsprechenden Interkostalraumes ange-

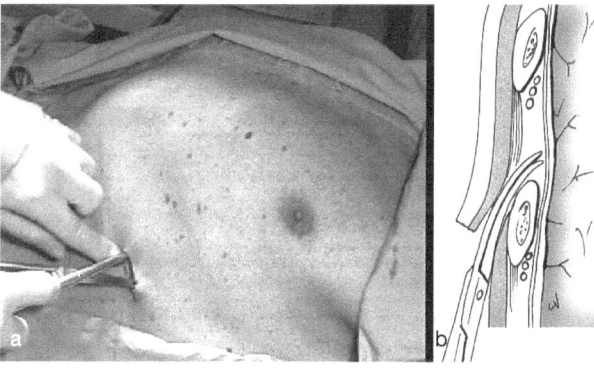

◻ **Abb. 7.5a, b.** Stumpfes Vorgehen durch Spreizen mit der Schere im Interkostalraum. **a** Vorgehen am Patienten, **b** Schemazeichnung

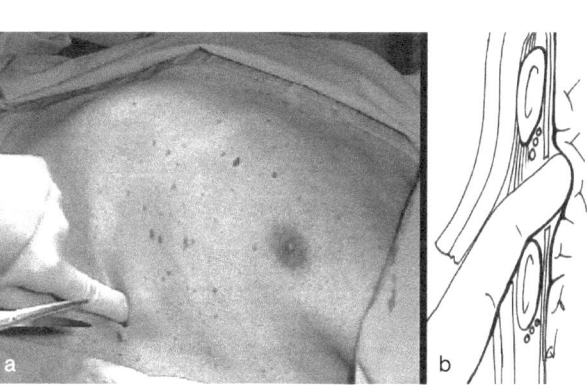

◻ **Abb. 7.6a, b.** Stumpfes Durchstoßen der Pleura mit dem Finger. **a** Vorgehen am Patienten, **b** Schemazeichnung

bracht. Anschließend wird die Muskulatur im Interkostalraum stumpf mit der Schere auseinander gespreizt. Hierbei wird streng am Oberrand der Rippe vorgegangen, um das am Unterrand verlaufende Gefäßnervenbündel nicht zu verletzen. Das weitere Vorgehen erfolgt jeweils als Wechsel von digitaler Palpation und Spreizen mit der Schere (◘ Abb. 7.5 a, b). Mit dem Finger wird kontrolliert, wie tief bereits in den Interkostalraum eingegangen wurde und ob sich bereits die darunter liegende Pleura tasten lässt. Ist dies nicht der Fall, so wird vorsichtig weiter mit der Schere gespreizt. Nach Erreichen einer entsprechenden Tiefe wird versucht, die Pleura stumpf mit dem Finger zu durchstoßen (◘ Abb. 7.6 a, b). Das stumpfe Vorgehen ist besonders wichtig, da mit dieser Technik eine Verletzung der Lunge sicher vermieden werden kann. Falls der Inzisionspunkt zu tief ausgewählt sein sollte (z.B. bei nicht entdecktem Zwerchfellhochstand), werden auch bei einem intraabdominellen Eingehen keine Organe verletzt.

Nach Durchstoßen der Pleura wird die Pleurahöhle mit dem Finger zirkulär ausgetastet (◘ Abb. 7.7). Hierbei sollte Kontakt zur Lunge hergestellt werden, die sich anhand ihrer Konsistenz und der Atembewegung sicher identifizieren lässt. Somit ist eine sichere Lage in der Pleurahöhle gegeben. Sollte sich dieser Kontakt nicht herstellen lassen, ist von einer eventuellen intraabdominellen Lage auszugehen und der Eingriff abzubrechen.

Einführung der Drainage. Die Bülau-Drainage wird mit der Kornzange gefasst. Es sollte darauf geachtet werden, dass etwa 3–4 mm der Drainagenspitze über die Kornzange hinausragen, so dass

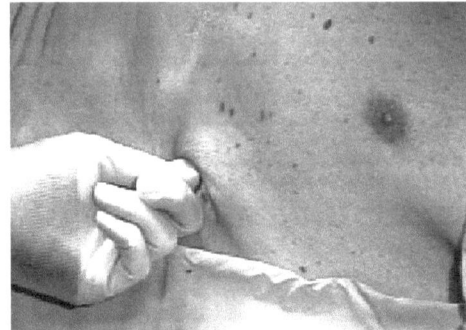

◘ **Abb. 7.7.** Palpation des Pleuraraumes

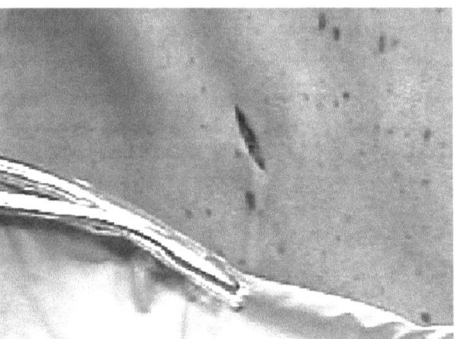

◘ **Abb. 7.8.** Korrekte Positionierung der Thoraxdrainage in der Kornzange

mit der weichen Kunststoffspitze die Lunge nicht verletzt werden kann (◘ Abb. 7.8). Anschließend wird die Drainage mit der Kornzange in die Pleurahöhle eingeführt. Die Zielrichtung liegt hierbei dorsokranial entlang der Thoraxwand, so dass die Drainage entlang der dorsalen Thorxwand nach apikal verläuft (◘ Abb. 7.9 a, b). Die Drainage wird

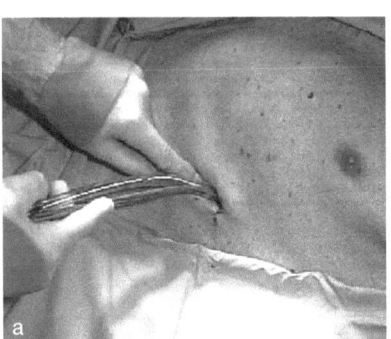
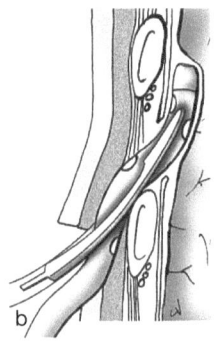

◘ **Abb. 7.9a, b.** Einführen der Drainage nach dorsokranial. **a** Vorgehen am Patienten, **b** Schemazeichnung

auf eine Länge von etwa 24 cm vorgeschoben. Sollte sich hierbei ein federnder Widerstand ergeben, muss je nach bereits eingeführter Länge der Drainage eine Lagekorrektur erfolgen. Ist die Drainage erst über wenige Zentimeter eingeführt, liegt die Spitze wahrscheinlich im Interlobärspalt. Die Drainage sollte zurückgezogen und mit geringer Lageänderung neu eingeführt werden. Liegt die Drainage bereits mehr als 20 cm intrathorakal, ist davon auszugehen, dass die Spitze den Apex der Pleurahöhle berührt. Die Drainage sollte dann um etwa 2 cm zurückgezogen werden. Die korrekte Lage der Thoraxdrainage sollte ebenfalls digital kontrolliert werden. Mit dem Finger lässt sich feststellen, ob die Drainage korrekt nach dorsokranial läuft oder ob sie an der Ventralseite des Thorax oder aber entlang des Zwerchfelles nach mediastinal verläuft.

Fixierung der Drainage. Nach Lagekontrolle wird die Drainage fixiert. Zunächst wird eine U-Naht um die Drainage angelegt. Es wird ein Knoten vorgelegt, der restliche Faden wird kreuzend um die Drainage geschlungen und anschließend verknotet (□ Abb. 7.10 a, b). Es ist darauf zu achten, dass die U-Naht angezogen wird, damit die Drainageneinstichstelle abgedichtet wird. Die Wickelungen um die Drainage müssen fest sitzen, damit die Drainage durch die Naht fixiert wird und nicht aus der Pleurahöhle hinaus rutschen kann. Das restliche Wundgebiet wird mit einfachen überlaufenden Nähten verschlossen. Durch die Fixierung der Drainage mittels U-Naht ist ein sicherer luftdichter Verschluss gegeben, so dass es nicht erforderlich ist, bei der Anlage eine Tunnelierung vorzunehmen. Ebenso kann die U-Naht nach Entfernen der Drainage über den vorgelegten Knoten verschlossen werden, so dass abschließend kein Dachziegelverband erforderlich ist.

Verbindung mit dem Drainagesystem. Die Drainage wird nun mit dem vorbereiteten Drainagesystem verbunden. Sollte in Notfallsituationen kein Drainagesystem vorhanden sein, so kann die Drainage mit einem üblichen Sekretauffangbeutel verbunden werden. Dieser sorgt dafür, dass zum einen Flüssigkeit oder Luft aus dem Thorax entweichen kann und zum anderen keine Luft in den Thorax eingesaugt werden kann. Der Auffangbeutel muss mit einem Loch versehen sein, um ein Entweichen von Luft zu ermöglichen. Keinesfalls sollte die Drainage abgeklemmt werden, da ansonsten die Gefahr der Entwicklung eines Spannungspneumothorax besteht. Dieser kann nicht nur bei einem bereits bekannten Pneumothorax, sondern auch durch akzidentielle Verletzung des Lungenparenchyms bei Drainagenanlage entstehen. Nach Anlage eines sterilen Verbandes wird eine Röntgenkontrolle des Thorax angefertigt, um die korrekte Lage der Drainage zu kontrollieren.

7.1.4 Tipps zur Drainagenanlage

Beatmeter Patient. Beim beatmeten Patienten kollabiert die Lunge nicht nach Eröffnung des Pleuraraumes. Der Versuch, die Drainage während laufender Beatmung vorzuschieben, kann zu einer Verletzung des Lungenparenchyms führen. Die Beatmung sollte sowohl beim Eingehen in

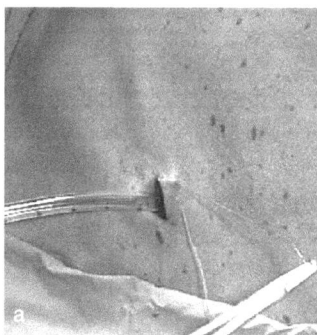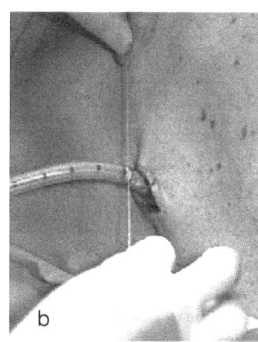

□ Abb. 7.10a, b. Fixieren der Drainage und Abdichten des Zugangsweges mittels U-Naht. a Fadenführung, b Verknotung

den Pleuraraum als auch beim Vorschieben der Drainage kurz ausgesetzt werden.

Eingang in den Pleuraraum kann nicht gefunden werden. Kann mit dem palpierenden Finger kein Kontakt zur Lunge hergestellt werden, besteht die Möglichkeit einer extrapleuralen Lage. Es sollte überprüft werden, ob der Zugang ggf. zu tief gewählt wurde. Wir empfehlen in diesem Fall, die Drainagenanlage 2 Interkostalräume höher erneut zu versuchen.

Pleurale Verwachsungen. Nach bereits stattgefundenen thorakalen Operationen oder entzündlichen Vorgängen liegen häufig Verwachsungen von Lunge mit der Pleura parietalis vor.

Indiesem Falle sollte versucht werden, diese Verwachsungen vorsichtig mit dem Finger zu lösen. Gelingt dies nicht in ausreichender Weise, ist die Anlage einer Thoraxdrainage nicht möglich.

7.1.5 Erkennen von Fisteln

Bevor die Indikation zur Entfernung der Drainage gestellt wird, sollte sicher ausgeschlossen sein, dass eine bronchopleurale Fistel vorliegt.

Dies lässt sich mittels zweier einfacher Tests feststellen.

1. Der von der Drainage zum Drainagesystem führende Schlauch hängt U-förmig nach unten. Am Boden der Schlaufe sammelt sich meist etwas Pleuraflüssigkeit. Es liegt keine Fistel vor, wenn sich diese Flüssigkeit atemsynchron lediglich etwas nach proximal oder distal bewegt. Eine Fistel lässt sich daran erkennen, dass permanent Luft aus der Pleurahöhle in das Drainagesystem gesaugt wird und somit dauerhaft Luftblasen durch die stehende Flüssigkeit hindurch gesaugt werden.
2. Sollte sich keine Flüssigkeit in der Drainage befinden, kann das Vorliegen einer Fistel auch direkt am Drainagesystem erkannt werden. Die verwendeten Systeme unterscheiden sich in ihrer Bauart, in der Regel mündet jedoch der vom Patienten kommende Schlauch in einem Wasserschloss. Kurz nach Anlage der Drainage wird Luft aus der Thoraxhöhle gesaugt, so dass

aus dem im Wasserschloss befindlichen Ende des Schlauches Luftblasen aufsteigen. Diese Luftblasen sollten versiegen, wenn die Luft vollständig aus der Thoraxhöhle gesaugt wurde. Steigen dauerhaft oder im weiteren Verlauf erneut Luftblasen auf, so liegt eine bronchopleurale Fistel vor.

7.1.6 Temporäres Diskonnektieren von der Drainage

Häufig ist es notwendig, dass der Patient zeitweise vom Drainagesystem diskonnektiert wird, zum Beispiel zur Mobilisation außerhalb des Zimmers oder zum Anfertigen einer Röntgenaufnahme.

Bei richtiger Technik kann die Drainage gefahrlos für 30–45 Minuten diskonnektiert werden, sofern nicht eine größere bronchopleurale Fistel vorliegt.

Zur Diskonnexion sollte das Drainagesystem am Wandanschluss herausgezogen werden. Das System selbst bleibt an der Thoraxdrainage angeschlossen und der Patient bewegt sich mit dem System. Durch das im System vorhandene Wasserschloss wird verhindert, dass Außenluft in den Thoraxraum gelangen kann. Sollte eine bronchopleurale Fistel vorliegen, kann Luft aus der Thoraxhöhle durch das Wasserschloss nach außen entweichen, die Gefahr eines Spannungspneumothorax besteht nicht. Aus den genannten Gründen sollte eine Drainage niemals direkt ohne Zwischenschaltung eines Drainagesystems abgeklemmt werden.

7.1.7 Entfernung der Drainage

Zunächst wird die Fixierung der Drainage am zuletzt angelegten Knoten gelöst, die übrig bleibenden Fadenenden werden zum Verschluss der U-Naht benutzt.

Während des Entfernens der Drainage sollte ein intrapleuraler Überdruck erzeugt werden. Hierzu kann der Patient z.B. aufgefordert werden, einen Sekretableitebeutel aufzublasen. Während dieses Manövers wird die Drainage von einem Assistenten gezogen und die bei Anlage vorgelegte

U-Naht wird festgezogen und verknotet. So wird ein sicherer luftdichter Verschluss des Pleuraraumes erreicht, die früher übliche Anlage eines Dachziegelverbandes entfällt.

7.2 Thoraxdrainagen

Material. Wir empfehlen die Verwendung von PVC-Drainagen (▢ Abb. 7.11). Aus Silikon gefertigte Drainagen sind u.E. zu weich und lassen sich schlecht in den Thorax einführen.

Größe. Standardmäßig wird eine 28-Charr-Drainage verwendet, der Größenbereich reicht von 24–32 Charriere. Es sollten nicht zu dünne Drainagen verwendet werden, da diese leicht verschließen oder abknicken.

Perforationen. Die verwendeten Drainagen sollten Perforationen sowohl apikal als auch seitlich aufweisen, da hiermit eine Okklusion vermieden wird.

Ausführungen von Thoraxdrainagen. Wir empfehlen die hier beschriebene Technik der Verwendung von PVC-Drainagen, die mittels einer Kornzange eingeführt werden. Wir empfehlen ausdrücklich, Trokardrainagen nicht zu verwenden. Diese Drainagen sind mit einer hohen Verletzungsgefahr beim Eingehen in den Pleuraraum verbunden (s. auch Abb. 7.2 a, b). Bei einer akzidentiellen intraabdominellen Lage besteht die Gefahr der Verletzung von Leber oder Milz. Ebenso gleiten diese Drainagen leicht am Oberrand der Rippe ab und nehmen dann einen subkutanen Verlauf. Ebenso wenig empfehlen wir die Verwendung von Drainagen wie dem Pleuracathsystem. Diese sind sehr dünnlumig und verschließen sich schnell, so dass die Drainage meist bereits nach kurzer Zeit nicht mehr verwendet werden kann. Zudem sind diese Systeme ummantelt, so dass keine Durchgängigkeitskontrolle möglich ist.

7.3 Drainagesysteme

Es wird eine Vielzahl von Drainagesystemen kommerziell angeboten.

Diese reichen von einfachen 2-Flaschen-Systemen über 3-Flaschen-Systeme bis hin zu in einer Kunststoffbox integrierten Systemen. Diese Systeme unterscheiden sich vor allem in ihrem Beschaffungspreis, erfüllen jedoch alle 2 wesentliche Funktionen: Zum einen erzeugen sie einen Unterdruck, um Luft bzw. Flüssigkeit aus der Pleurahöhle abzusaugen. Zum anderen verhindern sie über einen Wasserschlossmechanismus ein Zurückgelangen von Luft in die Thoraxhöhle. Wir empfehlen die Verwendung eines einfachen 2-Flaschen-Systems, das verschiedene Vorteile bietet und kostengünstig zu erwerben ist (▢ Abb. 7.12). Das System besteht aus einer Sekretauffangflasche und einer zweiten Flasche, die den Wasserschlossme

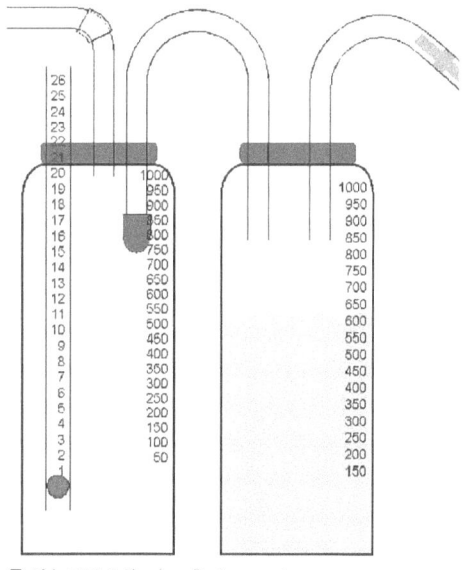

▢ **Abb. 7.12.** 2-Flaschen-Drainagesystem

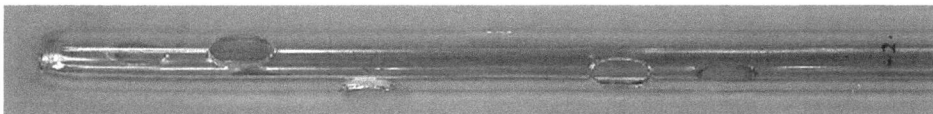

▢ **Abb. 7.11.** Empfohlene Thoraxdrainage: PVC, 24–28 Charriere

chanismus herstellt. Über eine in dieser Flasche angebrachte Drucksäule kann der erzeugte Unterdruck variabel eingestellt werden. Das System wird an eine krankenhausübliche Vakuumleitung angeschlossen. Durch die einfache Ausführung ist das System leicht verständlich und kann auch vom Pflegepersonal auf nichtthoraxchirurgischen Stationen gut bedient werden. Durch die transparente Ausführung können Fehlerquellen (z.B. nicht korrekter Wasserstand) leicht erkannt und beseitigt werden.

Literatur

1. Peters S, Wolter D, Schultz JH (1996) Gefahren und Risiken der am Unfallort gelegten Thoraxdrainagen. Unfallchirurg 99(12): 953–957

Tracheostomie: Technik, Tipps und Tricks

J. Metzner

Die Tracheostomie gehört zu einer der ältesten überlieferten chirurgischen Prozeduren überhaupt.

Bereits auf ägyptischen Bildtafeln 3600 v.Chr. finden sich entsprechende Abbildungen [11]. Schriftlich ist der Eingriff erstmals im Hindu-Buch Rigveda erwähnt, welches etwa um 2000 v.Chr. verfasst wurde [12]. Während die Tracheostomie damals vor allem als Notfalleingriff bei drohendem Ersticken angewendet wurde, ist sie heute ein fester Bestandteil und eine der häufigsten Interventionen der modernen Intensivmedizin.

Das Indikationsspektrum beinhaltet neben Notfällen vor allem elektive Indikationen. Erstere wurden im Rahmen des Airway-Managements immer mehr durch zahlreiche Varianten der oropharyngealen und nasopharyngealen Intubation sowie die Notfallkoniotomie abgelöst. Bei einer Langzeitbeatmung hingegen ist eine Tracheostomie infolge eines prolongierten Weanings (>10 Tage) oder mehreren erfolglosen Weaningversuchen angezeigt. Der optimale Zeitpunkt zur Vermeidung von laryngealen Schäden kann gegenwärtig nicht eindeutig definiert werden, eine frühelektive Tracheotomie am 3.–5. Tag nach Beatmungsbeginn scheint aber die translaryngealen Intubationsfolgeschäden reduzieren zu können [6, 7, 9]. Durch eine Tracheostomie kann das Weaning vorzeitig eingeleitet werden. Die alveoläre Ventilation ist durch die anatomische Totraumreduktion verbessert und darüber hinaus ist der Atemwegswiderstand durch die kürzeren Trachealkanülen mit größerem Innendurchmesser reduziert. Insgesamt ist die pflegerische Versorgung durch eine verbesserte Mundpflege und Sekretabsaugung erleichtert.

8.1   Anlage eines plastischen Tracheostomas

Zahlreiche unterschiedliche Techniken der Anlage eines Tracheostomas sind in der Vergangenheit beschrieben worden.

Dabei unterscheiden sich sowohl die Zugangswege als auch die Formen der Tracheotomie. Wir bevorzugen die plastische Tracheostomie mit mukokutaner Anastomose zwischen Tracheal-

schleimhaut und Haut. Dadurch entsteht ein epithelialisiertes Tracheostoma und die Rate perioperativer Komplikationen (u.a. Emphysem, Mediastinitis, Wundheilungsstörung) sowie die Rate postoperativer Trachealstenosen wird vermindert. Darüber hinaus ist das kosmetische Ergebnis verbessert und der postoperative Kanülenwechsel deutlich erleichtert.

8.1.1   Lagerung

Im Operationssaal wird der Patient in Rückenlage mit Dorsalextension des Kopfes gelagert.

Ein Polster kann unterstützend unter die Schulterpartie gelegt werden. Um die Trachea nach kranial zu verlagern, beugen wir die Hüftgelenke mäßig um etwa 30°. Nach Hautdesinfektion und Abdecken des Operationssitus mit sterilen Tüchern erfolgt die Orientierung über die Lage des Ringknorpels und des Jugulums.

8.1.2   Technik

Ein Querfinger oberhalb des Jugulums führen wir einen nach oben bogenförmig auslaufenden etwa 3 cm langen Hautschnitt durch (s. ◘ Abb. 8.1).

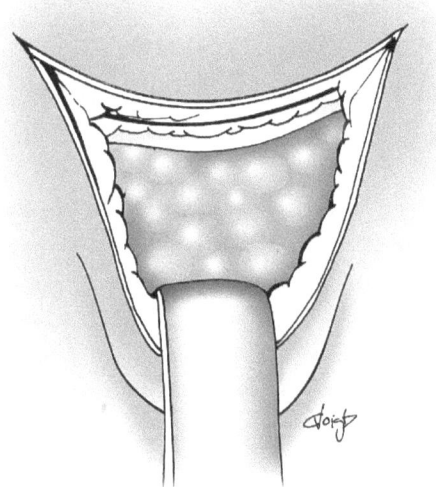

◘ **Abb. 8.1.** Situs nach bogenförmigen Hautschnitt und Präparation der Subkutis und Linea alba colli

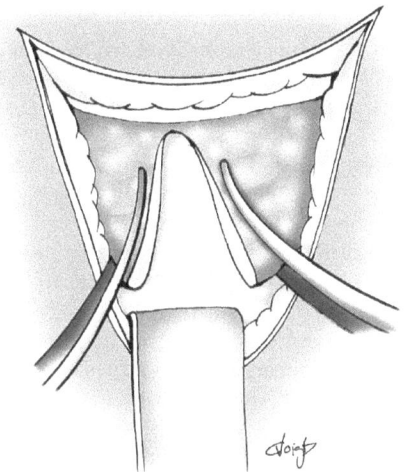

◘ **Abb. 8.2.** Durchtrennung des Schilddrüsenisthmus mit Durchstichligaturen zur Darstellung der Tracheavorderfläche

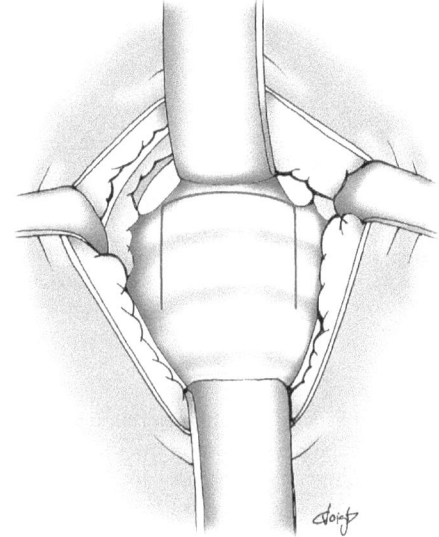

◘ **Abb. 8.3.** Schnittführung zur Herstellung des kaudal gestielten Tracheallappens

Nach Durchtrennen der Subkutis und des Platysmas wird ein Wundspreizer eingesetzt. Die Linea alba colli wird aufgesucht und in Längsrichtung eröffnet. Dabei wird die gerade Halsmuskulatur stumpf auseinander präpariert. Solange man streng in der Mittellinie präpariert kommt es selten zu Blutungen.

Nun stellen wir die Tracheavorderfläche dar, wobei kranial der Ringknorpel als Leitstruktur identifiziert werden muss. Gegebenenfalls muss der Schilddrüsenisthmus nach Durchstichligatur durchtrennt werden (s. ◘ Abb. 8.2). Die obere Trachea wird in der vorderen Zirkumferenz freipräpariert, so dass die 1.–4. Knorpelspange zur Darstellung kommen. Mittels Einsetzen von Langenbeck-Haken wird der Situs durch den Assistenten dargestellt.

Der Anästhesist wird vor Eröffnung der Trachea gebeten, den orotrachealen Tubus so weit wie möglich vorzuschieben. Dadurch wird das Risiko einer Cuffverletzung minimiert, welche den Eingriff aufgrund der Beatmungsprobleme stets unnötig hektisch und für den Patienten risikoreich gestaltet. Nun wird durch eine umgekehrt U-förmige Inzision der Tracheavorderwand ein kaudal gestielter rechtwinkligen Tracheallappen gebildet. Wir inzidieren zwischen der 1. und 2. Spange quer und durchtrennen die 2. und 3. Spange nach kaudal (s. ◘ Abb. 8.3).

Um die mukokutane Plastik herzustellen, wird kaudal die Tracheallefze durch 3 vorgelegte, von innen extrakartilaginär nach außen kutan gestochene Einzelknopffäden fixiert. Ebenso werden kranial 3 mukokutane Einzelknopfnähte vorgelegt. Alle

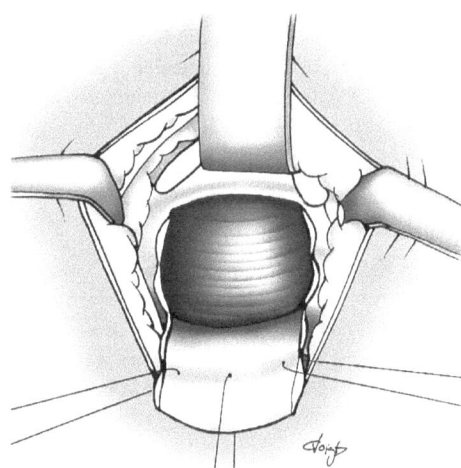

◘ **Abb. 8.4.** Umklappen und Fixieren des Tracheallappens durch extrakartilaginär-kutan gestochene Einzelknopfnähte

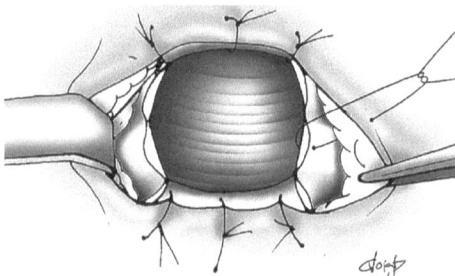

Abb. 8.5. Abschließend transkartilaginär-kutan gestochene Einzelknopfnähte lateral nach Vollendung der kranialen und kaudalen mukokutanen Anastomose

vorgelegte Fäden (monofil, resorbierbar, Stärke 4/0) werden nun spannungsfrei geknüpft, wobei darauf zu achten ist, dass kaudal die Tracheallefze nach ventral geschlagen und kranial der bogenförmige Hautlappen in den Wundkanal eingeschlagen wird. Abschließend wird das Stoma lateral durch je eine transkartilaginär-kutan gestochene Naht vollendet (s. ◘ Abb. 8.4). Beide lateralen Wundränder werden durch Einzelknopfnähte adaptiert.

Vor der Umintubation wird die Trachea nochmals abgesaugt, Blutkoagel sind vollständig zu entfernen. Die Funktionstüchtigkeit der Trachealkanüle und des Cuffs wird überprüft. Nach Oxygenierung durch den Anästhesisten erfolgt nun die Umintubation. Die Trachealkanüle muss dabei der Anatomie folgend im Bogen eingeführt werden, ein Abknicken der lateralen Knorpelränder und eine Verletzung der Tracheahinterwand ist unbedingt zu verhindern. Die Trachealkanüle wird geblockt und je nach Modell fixiert. Das Hautnahtmaterial muss nicht entfernt werden.

8.2   Komplikationen

Komplikationen treten nach technisch korrekter Durchführung und Nachsorge selten auf.

In der Literatur wird eine Rate von schweren Komplikationen von 5% angegeben, die Mortalität beträgt 2% [5, 7, 8].

8.2.1 Blutung

Intra- und perioperative Blutungen treten in der Regel selten auf (5%), wenn man sich bei der Präparation der Linea alba colli in der Mittellinie hält.

Stets muss man sich aber vor Augen führen, dass in 6% der Fälle eine A. thyroidea ima aus dem Aortenbogen oder dem Truncus brachiocephalicus median die Schilddrüse versorgt. Vor Eröffnung der Trachea ist in jedem Fall eine sorgfältige Blutstillung erforderlich. Treten intratracheale Blutungen auf, muss vor Versorgung derselben durch einen geblockten Tubus verhindert werden, dass sich durch Blutaspiration ein Bronchusausgusskoagel bildet. Bei sekundären Ventilationsproblemen muss ggf. intermittierend eine Bronchoskopie durchgeführt werden. Verzögerte Arrosionsblutungen werden mit einer Häufigkeit von 1% angegeben und treten innerhalb der ersten 4 Wochen nach Tracheostomaanlage auf. Ursache sind Arrosionen der Tracheavorderwand durch Kanülen- oder Cuffdruck. Dabei kann es auch zu Arrosionsblutungen aus dem Truncus brachiocephalicus kommen, die in 50% der Fälle letal verlaufen.

8.2.2 Weichteilemphysem

Ein Weichteilemphysem, welches durch Austritt von ventilierter Luft aus der Tracheotomie und Eintritt in das lockere Bindegewebe des Halses und des oberen Mediastinums entsteht, ist in den seltensten Fällen behandlungsbedürftig.

Das in der Literatur angegebene Auftreten in 5% der Eingriffe ist bei korrekter Anlage eines plastischen Tracheostomas nahezu ausgeschlossen. Es muss ggf. die Trachealkanüle gewechselt werden.

8.2.3 Dislokation, Fehlplatzierung und Dekanülierung

Eine Dislokation oder postoperative Dekanülierung der Trachealkanüle ist ein potenziell lebensbedrohlicher Zustand, da beim beatmeten Patienten die rasche Sicherung der Atemwege be- werkstelligt werden muss.

Die Neueinlage ist bei einem plastischen Tracheostoma häufig möglich, bei anderen Techniken der Tracheotomie muss dagegen in der Regel notfallmäßig oropharyngeal intubiert werden.

8.2.4 Wundinfektion

Zwar wird das Tracheostoma rasch mit nosokomialen Keimen besiedelt, jedoch treten relativ selten Stomainfektionen auf.

Je nach Gesamtstatus des Patienten müssen lokale Wundinfekte chirurgisch debridiert werden.

8.2.5 Trachealstenose

Trachealstenosen nach Tracheostomaanlage sind Spätkomplikationen, die in der Regel 4–6 Wochen nach Dekanülierung auftreten.

Die Angaben über die Häufigkeit und Relevanz variieren je nach Studie, die sich aufgrund der verschiedenen Tracheotomieverfahren und Nachuntersuchungsmodalitäten nicht vergleichen lassen. Es ist in etwa von einer Rate relevanter Trachealstenosen in Höhe von 8% auszugehen. Diese treten entweder auf Höhe der Tracheotomie oder im Bereich des Cuffs auf. Es ist bekannt, dass ein zu hoher Cuffdruck und eine zu kleine Trachealkanüle die Entwicklung einer Stenose begünstigen. Durch die heute verwendeten Niederdruckmanschetten kann der Cuffdruck engmaschig kontrolliert und gesteuert werden. Stenosen im Bereich der Tracheotomie treten bei einem plastischen Tracheostoma wie wir es durchführen seltener als bei anderen Tracheotomietechniken auf. Dennoch muss beim Einführen des Trachealtubus und bei jedem Wechsel ein Abknicken der Knorpelränder nach endoluminal vermieden werden, da es sonst an diesen Stellen zu einer Stenose kommt.

8.2.6 Ösophagotracheale Fistel

Frühpostoperativ auftretende Fisteln sind in der Regel auf eine ungenügende Operationstechnik

zurückzuführen und scheinen daher vermeidbar.

Spätpostoperativ auftretende Fisteln entstehen durch Tracheawandarrosion und Nekrose, die auf Kanülenbewegung und zu hohen Cuffdruck zurückzuführen ist. Daher ist eine adäquate Versorgung des Tracheostomapatienten auf der Intensivstation und später erforderlich.

8.3 Perkutane Tracheostomie

Seit 10–15 Jahren bieten neue Verfahren eine Alternative zur konventionellen chirurgischen Tracheostomie, bei denen basierend auf einer initialen perkutanen Punktion der Trachea der Punktionskanal so weit dilatiert wird, bis eine Trachealkanüle eingesetzt werden kann.

Im Verlauf der Zeit wurden dabei verschiedene Dilatationsmanöver entwickelt. Ciaglia et al. beschrieben erstmals 1985 die Technik der so genannten perkutanen Dilatationstracheostomie (PDT), bei der nach Punktion über einen Seldinger-Draht an Durchmesser zunehmende Kunststoffdilatatoren verwendet werden, bis die Trachealkanüle eingeführt werden kann [1]. Griggs entwickelte 1990 die Technik der perkutanen Dissektionstracheostomie, bei der mit einer speziellen Spreizpinzette der Tracheostomakanal aufgeweitet wird [4]. Im angloamerikanischen Raum wird diese Methode auch »guide wire dilating forceps methode« (GWDF) genannt. Fantoni schließlich stellte 1997 das Verfahren der translaryngealen Durchzugstracheostomie vor (TLT; [2]). Dabei wird unter tracheoskopischer Kontrolle und während Ventilation über einen Spezialtubus die Trachea wie gewohnt von außen nach innen punktiert und ein Führungsdraht eingebracht, über den dann aber translaryngeal eine konische Spezialtrachealkanüle von innen nach außen durchgezogen wird.

8.4 Methodenvergleich

All diesen Methoden der perkutanen Tracheostomie ist gemeinsam, dass sie bettseitig auf der Intensivstation auch vom Nichtchirurgen angewendet werden können und in zunehmendem Maße auch tatsächlich angewendet werden [15].

Zur Beurteilung dieser neuen Methoden im Vergleich zur konventionellen chirurgischen Tracheostomie hinsichtlich der Sicherheit und Kosteneffektivität mangelt es bisher an prospektiv randomisierten Studien. Alle vergangenen Untersuchungen zur konventionellen Tracheostomie sind retrospektive Studien ohne klare Definition der Patientenselektionskriterien [3, 14, 16]. Studien zur perkutanen Tracheostomie bringen immer wieder die größere Kosteneffektivität und geringere Komplikationsrate an, beziehen sich dabei aber auf Vergleiche mit nichtrandomisierten Studien zur Standardtracheostomie [10,13]. Die meisten vergleichenden Studien zwischen perkutaner und Standardtechnik weisen nur geringe Patientenzahlen auf, sind zum Teil nichtrandomisiert oder beachten Einflussfaktoren wie Operationstechnik und Erfahrung des Operationsteams nicht.

Eine von Massick et al. 2001 veröffentlichte prospektiv randomisierte Studie zeigt [8], dass bei streng definierten Patientenselektionskriterien sowohl die perkutane Tracheostomie als auch Standardtracheostomie bettseitig durchgeführt werden können. Alle anderen Patienten profitierten von der Durchführung einer konventionellen Tracheostomie im Operationssaal. Beide Methoden weisen eine geringe perioperative Komplikationsrate auf, eine höhere postoperative Komplikationsrate zeigte sich aber für die perkutane Dilatationstracheostomie (16% versus 2%, p<0,05). Die Komplikationen entsprechen bei der perkutanen Methode in etwa den oben genannten Komplikationen. Zusätzlich kann es aber zu Trachealspangenbrüchen und Fehlplatzierungen des Führungsdrahtes oder Tubus mit paratrachealen und Trachearückwandverletzungen kommen, die dann offen-chirurgisch revidiert werden müssen. Potentiell lebensgefährlich ist die zu jedem postoperativen Zeitpunkt mögliche akzidentielle Dekanülierung, die gerade bei Patienten im schlechten Allgemeinzustand zu einem Verlust der Atemwegskontrolle (»cannot ventilate, cannot intubate«) führen kann. Von Befürwortern der perkutanen Tracheostomie werden daher folgende Kontraindikationen für diese Methodik definiert:

- Notfallsituation,
- Patienten unter 18 Jahre,
- Nichtbeherrschung der konventionellen Tracheotomietechnik bzw. fehlende Kapazität zur notfallmäßigen chirurgischen Tracheostomie,
- nichtkorrigierbare Gerinnungsstörungen,
- Patienten mit Zustand nach Hirnschädigung und anzunehmender längerer Rehabilitationsphase,
- Patienten mit disloziertem Tracheaverlauf, mit Struma, mit schlecht zu identifizierenden anatomischen Verhältnissen,
- schwierig oder nicht translaryngeal zu intubierende Patienten,
- Patienten mit schweren Gasaustauschstörungen (manifestes ARDS),
- Trachealtumoren,
- frische Trachealnaht, frische Bronchusnaht,
- Notwendigkeit der seitengetrennten Beatmung sowie
- vorbestehende Tracheomalazie.

Kostenanalysen zeigen, dass die konventionelle chirurgische Tracheostomie, wenn sie bettseitig durchgeführt wird, günstiger als die perkutane Dilatationstracheostomie ist [8]. Höhere Kosten entstehen erst durch Durchführung der Prozedur im Operationssaal.

Zur Inzidenz von Spätkomplikationen i.S. von Trachealstenosen kann mangels randomisierter Studien keine verlässliche Aussage gemacht werden.

Aufgrund der höheren Patientensicherheit und übersichtlichen und stets gewährleisteten Atemwegskontrolle bevorzugen wir die plastische Tracheostomie als Standardmethode bei gegebener Indikation zur Tracheostomie. Bei korrekt durchgeführter Technik und adäquater Nachsorge können die Komplikationen minimiert werden. Die Indikationen für die perkutanen Alternativen sollten unserer Ansicht nach streng gestellt werden. In jedem Fall sollte derjenige, der diese neuen Methoden anwendet, die chirurgische Standardtracheostomie beherrschen, um jederzeit auf dieses sichere Verfahren zurückgreifen zu können.

8.5 Verschluss des plastischen Tracheostomas

Zum Verschluss des plastischen Tracheostomas ist ein zweiter operativer Eingriff notwendig.

Dabei wird der Stomarand großzügig umschnitten. Das subkutane Fettgewebe wird vorsichtig mobilisiert. Die Hautlappen werden im Sinne eines Kipplappens invertiert (s. ◘ Abb. 8.6) und mit Einzelknopfnähten zur Deckung des Stomas geknüpft (monofil, resorbierbar, Stärke 4/0). Die Trachealfensterränder dürfen in keinem Fall mit gefasst werden, um eine Trachealeinengung zu verhindern. Es sollte versucht werden, die gerade Halsmuskulatur zu mobilisieren und zur zusätzlichen Defektdeckung zu gewinnen. Abschließend werden die lateralen Kutislappen mobilisiert und die Wundfläche wird spannungsfrei epithelialisiert. Verschiebelappenplastiken sind in der Regel nicht notwendig. Das Hautnahtmaterial entfernen wir nach 6 Tagen.

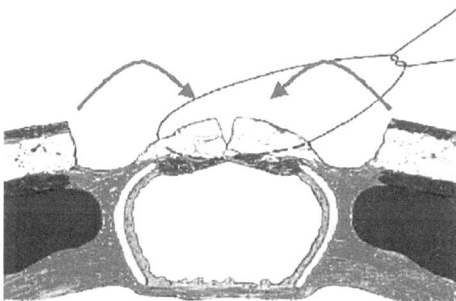

◘ **Abb. 8.6.** Verschluss des Tracheostomas durch Invertieren des mobilisierten Tracheostomaränder

Literatur

1. Ciaglia P (1985) Elective percutaneous dilational tracheostomy – a new simple bedside procedure. Chest 87: 715–719
2. Fantoni A (1997) A non-derivative, non-surgical tracheostomy – the translaryngeal method. Intensive Care Med 23: 386–389
3. Futran ND (1993) The safety and efficacy of bedside tracheostomy. Otolaryngol Head Neck Surg 114: 707–711
4. Griggs WM (1990) A simple percutaneous tracheostomy technique. Surg Gynecol Obstet 170: 543–545
5. Heffner JE (1986) Tracheostomy in the intensive care unit Part I, II. Chest 90: 269–274, 430–436
6. Heffner JE (1998) Timing tracheotomy – calendar watching or individualization of care? Chest 114: 361–363
7. Marsh HM (1989) Timing of tracheotomy in critically ill patient. Chest 96: 190–192
8. Massick DD (2001) Bedside Tracheostomy in the ICU: a prospective randomized trial comparing open surgical tracheostomy with endoscopically guided percutaneous dilational tracheotomy. Laryngoscope 111: 494–500
9. Maziak DE (1998) The timing of tracheotomy – a systematic review. Chest 114: 605–609
10. McHenry CR (1997) Percutaneous tracheotomy – a cost effective alternative to standard surgical tracheostomy. Am Surg 63: 646–652
11. Pahor AL (1992) Ear, nose and throat in Ancient Egypt. J Laryngol Otol 106(9): 773–779
12. Stock CR (1987) What is past is prologue – A short history of the development of the tracheostomy. Ear Nose Throat J 66(4): 166–169
13. Toursarkissian B (1994) Percutaneous dilatational tracheotomy – report of 141 cases. Ann Thorac Surg 57: 862–867
14. Upadhyay A (1996) Elective bedside tracheostomy in the intensive care unit. J Am Coll Surg 183: 51–55
15. Walz MK (2002) Tracheostomy, indications, methods, risks. Anaesthesist 51(2): 123–133
16. Wang SJ (1999) Open bedside tracheostomy in the intensive care unit. Laryngoscope 109: 891–893

Teil III   Thorakale Notfälle

Operationsindikation und Strategie beim stumpfen und penetrierenden Trauma

A. J. Kroesen

Das Thoraxtrauma ist eine der wichtigsten Teilverletzungen des polytraumatisierten Patienten.

Bei 45% aller Mehrfachverletzten beobachtet man ein Thoraxtrauma. Diese Thoraxverletzungen führen in 31% der Fälle zu einer beatmungspflichtigen respiratorischen Insuffizienz. In weiteren 20% erleiden die Verletzten ein Kreislaufversagen.

Insgesamt müssen 10–15% der Patienten letztendlich wegen des Thoraxtraumas operiert werden und von diesen wiederum 15–30% über eine offene Thorakotomie. Diese Daten unterstreichen die Wichtigkeit des korrekten Managements des Thoraxtraumas beim Polytrauma. Diese Übersicht kann nicht auf alle Aspekte des Thoraxtraumas im Detail eingehen, jedoch sollen die für den Allgemeinchirurgen wichtigen und machbaren Punkte hervorgehoben werden. Insbesondere auf die kardiochirurgischen Aspekte soll nicht im Detail eingegangen werden, da diese spezialisierten Zentren vorbehalten sein sollten und insgesamt eher eine untergeordnete Rolle spielen.

Penetrierende und stumpfe Thoraxverletzungen können zu mannigfaltigen intrathorakalen Verletzungen führen.

Lässt sich eine **kritische** Verletzung diagnostizieren, so muss diese sofort über eine Thoraxdrainagenanlage oder im Einzelfall auch eine Notthorakotomie versorgt werden. Im weiteren Verlauf muss die Diagnostik auf dringlich zu behandelnde Verletzungsmuster ausgedehnt werden. Je nach Verletzungsart kann sich dann eine intensivmedizinische Behandlung oder eine weitere definitive Versorgung anschließen. ◘ Abbildung 9.1 fasst diesen Algorithmus noch einmal übersichtlich zusammen.

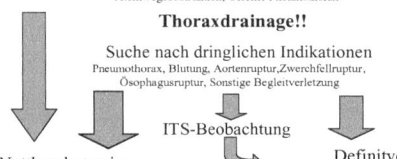

Thoraxtrauma

Ausschluß Kritische Verletzung
Spannungspneumothorax, Intrathorakale Blutung, Herztamponade
Atemwegsobstruktion, Offener Pneumothorax

Thoraxdrainage!!

Suche nach dringlichen Indikationen
Pneumothorax, Blutung, Aortenruptur, Zwerchfellruptur,
Ösophagusruptur, Sonstige Begleitverletzung

ITS-Beobachtung

Notthorakotomie   Definitve
                                Versorgung

◘ **Abb. 9.1.** Behandlungsalgorithmus des stumpfen und penetrierenden Thoraxtraumas

9.1   Einteilung der Thoraxtraumata

Orientiert an der Praxisrelevanz dieses Beitrages sollen die Thoraxtraumata in solche mit Indikation zur sofortigen Operation und solche mit aufgeschobener Dringlichkeit unterteilt werden.

Zu den Thoraxtraumata mit Indikation zur sofortigen operativen Intervention gehören:
- massiver Hämatothorax,
- offener Pneumothorax,
- Spannungspneumothorax,
- Herzbeuteltamponade und
- Aortenruptur.

Zu den Thoraxtraumata, die mit aufgeschobener Dringlichkeit behandelt werden können, gehören:
- instabiler Thorax,
- Lungenkontusion,
- Tracheal- bzw. Bronchusruptur,
- Zwerchfellverletzung und
- Ösophagusverletzung.

Im Weiteren sollen die Krankheitsbilder in geordneter Folge nach der angeführten Einteilung abgehandelt werden.

9.2   Hämatothorax

Im Falle eines massiven Hämatothorax mit einer Blutmenge von mehr als 1,5 l sowie bei persistierender starker Blutung kann dieses Krankheitsbild zum Kreislaufschock und zu akuter Verblutungsgefahr führen.

Ein undrainierter Hämatothorax kann sich im schlimmsten Fall sogar zu einem dem Spannungspneumothorax entsprechenden Spannungshämatothorax entwickeln. Solche massiven Hämatothoraces sind aber insgesamt eher selten und zumeist Folge von penetrierenden Traumen und treten nur gelegentlich nach stumpfer Gewalteinwirkung auf. Neben Verletzungen der großen Gefäße der systemischen und pulmonalen Zirkulation können massive Blutungen durch Einrisse der Interkostalarterien oder auch der A. mammaria interna entstehen. Aber auch Parenchymverletzungen der Lunge können zu schwereren interventionspflichtigen Blutungen führen.

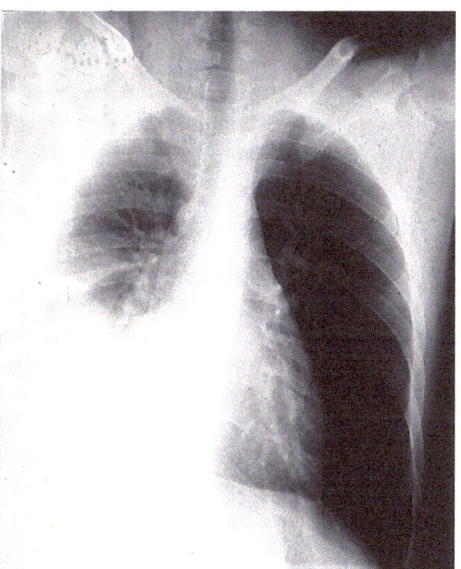

■ **Abb. 9.2.** Radiologisches Beispiel im a.-p.-Strahlengang eines massiven Hämatothorax. Die rechte Thoraxhälfte ist durch den Hämatothorax partiell verschattet

9.2.1 Diagnostik

Die klinische Diagnose lässt sich über ein abgeschwächtes Atemgeräusch, eine deutliche Schalldämpfung bei Perkussion sowie eine zunehmende respiratorische Verschlechterung stellen.

Bestätigen lässt sich die Diagnose letztendlich über das charakteristische a.-p.-Röntgenbild des Thorax mit einer Verschattung der betroffenen Seite (■ Abb. 9.2).

9.2.2 Therapie

Bei der klassischen Befundkonstellation:
- Thoraxtrauma,
- abgeschwächtes Atemgeräusch,
- zunehmende respiratorische Verschlechterung und
- typischem Röntgenbefund des Thorax

ist zunächst immer die Indikation zur Anlage einer Thoraxdrainage gegeben.

Diese wird gelegt wie im Kap. 7 angegeben. Der weitere Therapiealgorithmus entscheidet sich nach der Blutungsintensität. Nach der gängigen Literatur hat sich als Entscheidungshilfe zur Thorakotomieindikationsstellung beim Hämatothorax durchgesetzt:
- initialer Blutverlust von mehr als 1.500 ml,
- Blutverlust über die Thoraxdrainage von mehr als 400 ml/h über einen Zeitraum von 2 Stunden oder
- Blutverlust über die Thoraxdrainage von 200 ml/h über einen Zeitraum von 5 Stunden.

9.2.3 Operative Therapie

Die operative Therapie im Notfall sollte über eine laterale Thorakotomie erfolgen.

Der Zugang erlaubt eine adäquate Exploration der Thoraxhöhle. Sie kann auch bei instabiler kardiorespiratorischer Situation ohne Doppellumenintubation durchgeführt werden. Die häufigsten Ursachen für den Hämatothorax sind Einrisse der Interkostalarterien. Diese werden gezielt umstochen, am besten mit einer Perikostalnaht (z.B. Vicryl CT-1-Nadel), welche die gesamte Rippe umfasst. Eine weitere Ursache ist der Einriss von Lungenparenchym. Aus diesen Einrissen entstehen

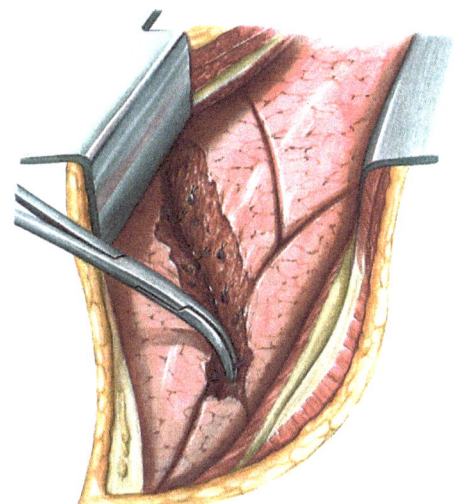

■ **Abb. 9.3.** Schematische Darstellung einer Parenchymnaht. Die Versorgung erfolgt über gezielte Ligatur der verletzten Gefäße mit 3/0-, 4/0-Polyglactin-Nähten. (Aus: [8])

leicht relevante Blutungen. Diese Verletzungen werden wie in ◘ Abb. 9.3 durch gezielte Durchstichligaturen (z.B. Prolene 4/0 SH-Nadel) der verletzten Gefäße sowie durchgreifende Parenchymnähte (z.B. Vicryl 4/0 MH-Nadel) versorgt. Bronchusnähte erfolgen durch 4/0-PDS-Nähte (V7-Nadel) in Einzelknopftechnik.

Eine Indikation zur Thorakoskopie besteht sekundär nur dann, wenn nach einer Zeit von 5 bis 6 Tagen nach dem ursprünglichen Trauma immer noch Blut in der Pleurahöhle nachweisbar ist bzw. wenn ausgeprägte Koagel bestehen, die über die einliegenden Bülau-Drainagen nicht drainiert werden. Die Thorakoskopie wird durchgeführt wie im entsprechenden Kapitel angegeben. In einzelnen Fällen lässt sich über eine thorakoskopische Spülung das Blut nicht ausreichend mobilisieren. Dann muss zusätzlich thorakotomiert werden, um alle Koagel suffizient zu entfernen.

9.3   Offener Pneumothorax

Ein offener Pneumothorax besteht dann, wenn die Verbindung zwischen Pleuraraum und Außenwelt weit offen ist und eine normale mechanische Atemarbeit der Lunge nicht mehr möglich ist.

Bei dieser Konstellation strömt die Luft bei jedem Atemzug entsprechend dem geringeren Widerstand durch die offene Wunde und eine effektive Ventilation ist stark gestört. Es resultiert eine Hypoxie.

9.3.1 Therapie

Bei dieser Verletzung (eine Variante in Form einer Pfählungsverletzung ist auf ◘ Abb. 9.4 zu sehen) besteht die Indikation zur primären Intubation.

Im Rahmen der weiteren operativen Behandlung sollte über eine Thorakotomie die Wunde revidiert werden. Eventuell gleichzeitig bestehende Blutungen sollten gestillt und die äußere Wunde debridiert und verschlossen werden. Zusätzlich muss über einen weiteren gesonderten Zugang eine Thoraxdrainage erfolgen.

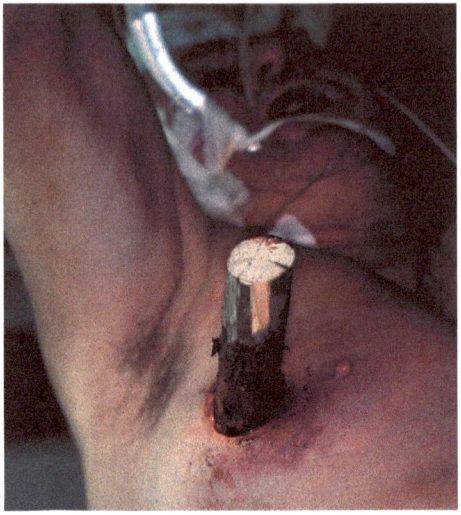

◘ **Abb. 9.4.** Penetrierendes Thoraxtrauma eines Waldarbeiters, der in einen Holzpflock hineingestürzt war. Operative Versorgung über Thorakotomie, Entfernung des Pfahls und Thoraxdrainage

9.4   Spannungspneumothorax

Ein Spannungspneumothorax kann bei den starken Kräften eines Thoraxtraumas leicht entstehen.

Es handelt sich beim Spannungspneumothorax um eine akut lebensbedrohliche Störung, die innerhalb von Minuten zum Tode führen kann, besonders bei beatmeten Patienten. Er entwickelt sich, wenn ein Ventilmechanismus zum Einstrom von Luft aus einer Verletzung der Lunge oder der großen Atemwege oder von außen in den Pleuraspalt führt, ohne dass ein Abstrom möglich ist. Dies führt nach einem Kollaps der Lunge und durch die konsekutive Druckzunahme letztendlich zu einer Verlagerung des Mediastinums zur Gegenseite. Über eine Verminderung des venösen Rückstroms zum Herzen und Abfall des Herzminutenvolumens kommt es zum Blutdruckabfall und Herzstillstand.

9.4.1 Diagnostik

Der Spannungspneumothorax sollte in erster Linie eine klinische Diagnose und wegen der Dringlichkeit der Behandlung in der Regel keine radiologische Diagnose darstellen.

Die wichtigsten klinischen Zeichen sind:

- ein einseitiges Atemgeräusch,
- einseitiger Zwerchfelltiefstand,
- fehlende Atemexkursion auf der betroffenen Seite,
- Gewebeemphysem,
- Stauung der Halsvenen,
- steigender Beatmungsdruck im Falle eine künstlichen Beatmung,
- ggf. Atemnot, Zyanose, Abfall der Sauerstoffsättigung und Tachykardie.

Bei einer solchen Befundkonstellation mit einer entsprechenden Anamnese (Trauma, Subklaviapunktion, etc.) sollte sofort auch ohne eine zusätzliche Röntgendiagnostik eine Dekompression erreicht werden.

9.4.2 Therapie

Bei einem Spannungpneumothorax sollte schnellstmöglich eine Entlastung geschaffen werden.

Lege artis geschieht dies durch eine über eine Minithorakotomie angelegte Thoraxdrainage. Ist dies aus logistischen Gründen nicht möglich, kann dies im Ausnahmefall auch über eine Nadeldekompression geschehen, die dann aber möglichst rasch durch eine regelhafte Thoraxdrainage ergänzt bzw. ersetzt werden muss.

9.5 Aortenruptur

Die Aortenruptur ist eine der häufigsten Ursachen für den sofortigen Unfalltod.

Es verlaufen 90% der Aortenrupturen noch am Unfallort tödlich. Ein Überleben ist nur möglich, wenn die Adventitia noch intakt ist. Typische klinische Zeichen für die Aortenruptur gibt es nicht. Wegweisend sind charakteristische Veränderungen auf dem Initialröntgen des Thorax (»apical cap sign«, Mediastinalverbreiterung, Pleuraerguss links, unscharfer Aortenknopf, Fraktur 1. bzw. 2. Rippe, Trachealverlagerung nach rechts, Verlage-

rung der Magensonde nach rechts), die dann so schnell wie möglich über ein Spiral-CT abgeklärt werden sollten. Eine transösophageale Echokardiographie hat eine hohe Sensitivität und Spezifität, ist jedoch bei Halswirbelsäulenfrakturen kontraindiziert.

Die operative Versorgung erfolgt über Thorakotomie. Da gerade die aszendierende Aorta schwer zu versorgen ist, muss dies kardiochirurgischen Zentren mit Einsatz eines extrakorporalen Kreislaufs vorbehalten bleiben.

9.6 Instabiler Thorax

Der instabile Thorax manifestiert sich in der Regel durch eine Rippenserienfraktur.

Mit zunehmender Anzahl der frakturierten Rippen steigt der Grad der Thoraxwandinstabilität und der damit einhergehenden respiratorischen Beeinträchtigung. Man unterscheidet einen lateralen und einen vorderen Typ der Rippenserienfraktur.

Der instabile Thorax stellt die schwerste Verletzungsform der knöchernen Thoraxwand dar. Dies ist dadurch bedingt, dass durch Rippenbruchstücke ein Teil der Thoraxwand aus dem Verbund herausgelöst wird. So kann es bei einer Inspirationsanstrengung nicht der übrigen Thoraxwand in seiner Expansionsbewegung folgen, sondern bewegt sich durch seinen negativen intrapleuralen Druck in die entgegengesetzte Richtung nach innen. Es kommt zu einer Steigerung der Atemarbeit bei gleichzeitiger Minderbelüftung der unter dem Defekt liegenden Lungenanteile. Entscheidend für die eingeschränkte pulmonale Funktion ist aber die nahezu regelhaft vorliegende gleichzeitige Kontusion der Lunge.

9.6.1 Diagnostik

Klinisch erkennbare Symptome sind eine beim spontan atmenden Patienten auftretende paradoxe Atmung.

Es besteht eine erhebliche Druckschmerzhaftigkeit. Außerdem sind bei gezielter Palpation Krepitationen und Instabilitäten tastbar.

In der a.-p.-Röntgendiagnostik sowie in der ergänzend durchzuführenden schrägen Projektion in Hartstrahltechnik (so genannter knöcherner Hemithorax) sind die Frakturen in der Regel gut zu erkennen. Lediglich anteriore Frakturen im kostosternalen Knorpelbereich entziehen sich der Röntgendiagnostik. Dies muss vor allem bei der Einschätzung eines instabilen Thorax berücksichtigt werden.

9.6.2 Therapie

Die Therapie des instabilen Thorax ist in erster Linie die Therapie der mit dieser Verletzung einhergehenden Lungenkontusion (s. unten). Dies sollte von einer maximalen analgetischen Therapie begleitet werden.

Eine Indikation zur osteosynthetischen Versorgung der Rippenfrakturen besteht nicht. Durch eine lang dauernde Beatmungstherapie bis zur Konsolidierung der Frakturen werden bessere Ergebnisse erzielt.

9.7 Lungenkontusion

Die Lungenkontusion ist als wichtigste Entität des Thoraxtraumas anzusehen. Zu nahezu jedem Trauma gehört eine gleichzeitig bestehende Kontusion. Die Lungenkontusion wird häufig in der Anfangsphase nach dem Trauma in seiner Ernsthaftigkeit unterschätzt. Die Ursachen der Lungenkontusion sind Stürze aus großen Höhen, Hochgeschwindigkeitstraumen und auch Verletzungen durch Geschosse.

Histopathologisch handelt es sich um Herde mit intraalveolärer Extravasation von Blut, begleitet von einem perifokalem Ödem. Daneben können Einrisse größerer Lungengefäße zu intrapulmonalen Hämatomen führen. Die im traumatisierten Gewebe initiierte Entzündungs- und immunomodulatorische Reaktion kann über das perifokale Umfeld hinaus zu einer systemischen Reaktion führen. Diese wiederum kann zu einer Lungenschädigung und Veränderungen wie beim ARDS auch in primär unverletzten Bereichen führen, insbesondere auch auf der Gegenseite.

9.7.1 Diagnostik

Die initiale klinische Diagnose der Lungenkontusion ist unsicher, lediglich große Lungenkontusionen sind kurz nach dem Trauma auf der a.-p.-Thoraxröntgenaufnahme als diffuse Dichtezunahme zu erkennen.

Die höchste Sensitivität und Spezifität hat die Computertomographie des Thorax. Mit diesem Verfahren lassen sich doppelt so viele Lungenkontusionen erkennen wie mit der konventionellen Thoraxröntgenaufnahme. Lediglich die Differentialdiagnose zwischen Minderbelüftung und Kontusion kann hier Schwierigkeiten bereiten.

Bronchoskopische Zeichen der Lungenkontusion sind:

- intrabronchiale kleine Blutungen oder Blutreste, die nicht Folge einer Aspiration sind,
- flächige teils konfluierende Schleimhautunterblutungen und
- regionalisierte Ödembildung im Bereich der Segmentbronchien,

wobei die Bronchoskopie nicht zur initialen Routinediagnostik gehört, sondern eher für die weitere intensivmedizinische Diagnostik eine Rolle spielt.

9.7.2 Therapie

Die intensivmedizinische Therapie eines Patienten mit Lungenkontusion kann bei weniger schweren Fällen auch ohne Intubation mittels einer qualitativ hochwertigen nichtinvasiven Beatmungstherapie über CPAP erfolgen.

Liegen jedoch eine akute respiratorische Insuffizienz, eine beiderseitige Lungenkontusion, weitere operationsbedürftige Zusatzverletzungen, eine behandlungsbedürftige Kreislaufinsuffizienz, ein Schädelhirntrauma, Verletzungen, die eine Immobilisierung notwendig machen oder pulmonale Vorerkrankungen vor, so ist die Indikation zur Intubation großzügig zu stellen.

9.8 Tracheal- bzw. Bronchus-ruptur

Das Kardinalsymptom bei einer Tracheal- und Bronchusruptur ist in der Regel ein ausgedehntes Mediastinal- und Gewebeemphysem.

Weitere Symptome sind Hämoptysen, Spannungspneumothorax, peribronchiale Luft oder ein tiefes zervikales Emphysem. Dieses Verletzungsmuster weist mit 30% eine hohe Letalität auf. Von der Lokalisation her findet man 80% dieser Verletzungen etwa 2,5 cm distal der Carina. Die Trachealverletzungen findet man hingegen knapp oberhalb der Carina. Diese Verletzung führt häufig schon am Unfallort zum Tode.

9.8.1 Diagnostik

Bei klinischem Verdacht auf eine Tracheal- oder Bronchusruptur anhand der aufgezählten klinischen und radiologischen Charakteristika müssen zur Diagnosesicherung innerhalb der ersten Stunde nach Hospitalisierung eine Bronchoskopie sowie wegen der häufig gleichzeitig bestehenden Ösophagusruptur auch eine Ösophagoskopie erfolgen.

Wird die Diagnose gesichert, steht damit immer gleichzeitig die Indikation zur Operation.

9.8.2 Therapie

Die Therapie besteht hierbei in einer Tracheal- oder Bronchusnaht bzw. Parenchymnaht über eine Thorakotomie.

Der Zugangsweg richtet sich hierbei nach der Lokalisation des Defektes im Bronchialbaum. Die unterschiedlichen Zugangswege können ◘ Abbildung 9.5 entnommen werden:

= Verletzungen des oberen Trachealdrittels werden über einen zervikalen Zugang,
= Verletzungen des mittleren Trachealdrittels über eine Sternotomie,
= Verletzungen des distalen Trachealdrittels, des proximalen linken Hauptbronchus und des rechtsseitigen Bronchialbaums über eine rechtsseitige posterolaterale Thorakotomie und
= Verletzungen des linksseitigen Bronchialbaums werden über eine linksseitige posterolaterale Thorakotomie angegangen.

Die Naht selbst erfolgt durch eine Einzelknopf 3/0 oder 4/0 monofile PDS-Naht mit V7-Nadel.

9.9 Ösophagusruptur

Die meisten Ösophagusrupturen werden durch penetrierende Verletzungen verursacht, sehr selten kann es auch nach stumpfer Gewalteinwirkung zu Längsrupturen kommen.

Klinisch imponieren Ösophagusrupturen durch Pneumothorax und Pneumomediastinum. Die Diagnose wird durch Ösophagusgastrographinschluck, CT mit oralem Kontrastmittel oder Ösophagoskopie gesichert.

Die operative Rekonstruktion durch direkte Naht wird durch Drainage und kalkulierte Antibiose unterstützt. Bei verzögerter Diagnosestellung kann es auch notwendig werden, den Öso-

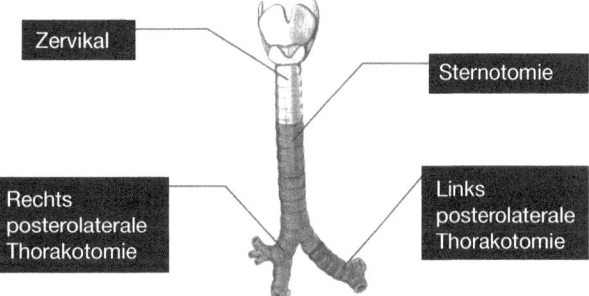

◘ **Abb. 9.5.** Zugangsart in Abhängigkeit von der Lokalisation der Tracheal- bzw. Bronchusverletzung. (Aus: [8])

Zervikal

Sternotomie

Rechts posterolaterale Thorakotomie

Links posterolaterale Thorakotomie

phagus über eine zervikale Schleimfistel mit sekundärer Rekonstruktion auszuschalten.

9.10 Zwerchfellruptur

Im Rahmen des stumpfen Bauchtraumas kann es leicht zu großen radiären Einrissen des Zwerchfells mit einer konsekutiven Herniation von Abdominalorganen in den Thoraxraum kommen. Bei einer umschriebenen Perforation nach einem penetrierenden Trauma kann es bis zu Jahren dauern, bis sich eine Zwerchfellhernie entwickelt.

Zwerchfellrupturen entwickeln sich zu 65–80% auf der linken Seite und sind leicht diagnostizierbar, da sich Darm oder auch eine einliegende Magensonde gut in den Thoraxraum hinein projizieren. Die Leber übt für das rechte Zwerchfell eine gewisse Schutzfunktion aus. In etwa 1% der Fälle kommt es zu beidseitigen Zwerchfellrupturen. Die Zwerchfellruptur ist in 37,6% mit einer Milzverletzung assoziiert. In 43,6% der Fälle wird die Diagnose präoperativ und in 41,3% erst intraoperativ oder bei einer Autopsie gestellt. Die Letalität beträgt 17%.

9.10.1 Diagnostik

Die Diagnose kann meistens schon über die Thoraxübersichtaufnahme gestellt werden (◻ Abb. 9.6).

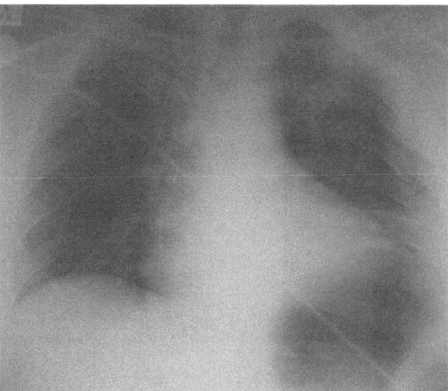

◻ **Abb. 9.6.** a.-p.-Thoraxröntgenaufnahme mit deutlich sichtbarer Zwerchfellruptur links nach Verkehrsunfall

In Einzelfällen kann ergänzend eine Computertomographie oder ein Gastrographinschluck zur Diagnosesicherung vorgenommen werden.

9.10.2 Therapie

Frische Zwerchfellrupturen sollten wegen der abdominellen Begleitverletzungen über eine Laparotomie mittels direkter Naht versorgt werden.

Hierbei muss streng darauf geachtet werden, dass der N. phrenicus nicht verletzt wird (◻ Abb. 9.7). Bei erst im Intervall erkannten Rupturen sollte die Operation über einen basalen thorakalen Zugang erfolgen, da es sehr schnell zu Verwachsungen von herniertem Bruchinhalt und der Lunge kommen kann, die sich thorakal besser lösen lassen.

Nur bei größeren und älteren Defekten >4 cm erfolgt die Versorgung mit einem nichtresorbierbaren Kunststoffnetz.

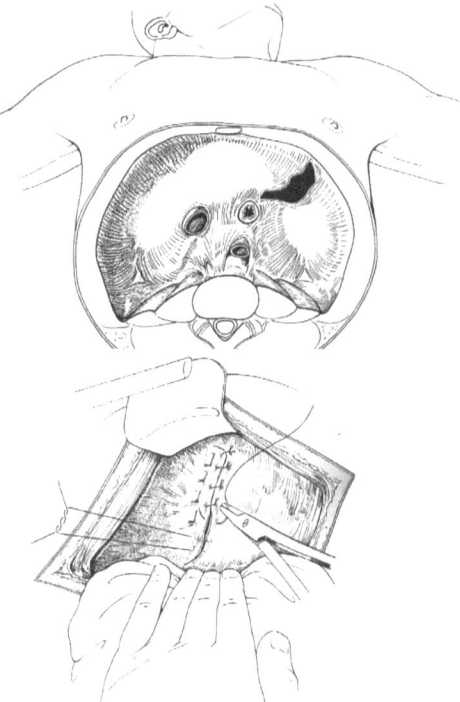

◻ **Abb. 9.7.** Transabdominelles Versorgungsprinzip einer frischen Zwerchfellruptur. Naht mit 2/0-Polyglactin

9.11 Herzverletzungen

Penetrierende Wunden des Herzens müssen in der Regel mit höchster Dringlichkeit über eine Thorakotomie durch eine Übernähung versorgt werden.

Der Behandlungserfolg hängt hierbei von der Größe der Verletzung und der Schnelligkeit der operativen Versorgung ab.

Die **Herzbeuteltamponade** tritt hingegen sowohl nach penetrierenden, als auch nach stumpfen Verletzungen auf.

Klassisch ist hier die Triade:
- erhöhter Venendruck,
- arterieller Blutdruckabfall und
- abgeschwächte Herztöne.

Ebenfalls klinisch wegweisend sind gestaute Halsvenen bei gleichzeitiger Hypotension nach Ausschluss eines Spannungspneumothorax. Letztendliche Sicherheit lässt sich über eine sofortige Ultraschalluntersuchung erzielen.

Die unverzügliche Perikardpunktion ist Therapie der Wahl, um eine sofortige Entlastung und Verhinderung des akuten Pumpversagens zu erreichen. Eine Dauerdrainage hat allerdings wenig Sinn, sondern hier ist eine Thorakotomie mit Perikardfensterung indiziert.

Die Punktion erfolgt linksseitig vom Xiphoid mit Zielrichtung auf die linke Skapulaspitze in einem Winkel von 45° zum Hautniveau. Für diese Punktion gibt es spezielle Sets, aber auch mit einem ZVK-Set lässt sich dies problemlos vornehmen.

Die Herzkontusion ist wegen des häufig schleichenden Verlaufs schwierig zu diagnostizieren. Prädisponierende Verletzungen sind Rippenserienfrakturen, Sternumfrakturen, Lenkradaufpralltrauma, Verschüttungen und generell Dezellerationstraumen. Diagnostizieren lässt sie sich über charakteristische EKG-Veränderungen (Blockbilder, T-Wellen und ST-Streckenveränderungen). Eine sensitive Zusatzuntersuchung ist die Echokardiographie. Die Therapie ist symptomatisch. Generell sollten Herzkontusionen über EKG-Monitor überwacht werden.

Literatur

1. Abolhoda A, Livingston DH, Donahoo JS, Allen K (1997) Diagnostic and therapeutic video assisted thoracic surgery (VATS) following chest trauma. Eur J Cardiothorac Surg 12(3): 356–360
2. Bourdereau JM, Mathe D, Voultoury JC (1985) Massive traumatic hemoptysis. Ann Fr Anesth Reanim 4(3): 308–309
3. Boyce KE, Edwards JG, Rajesh PB (1997) Video-assisted thoracoscopy in the evaluation of penetrating thoracic trauma. Ann R Coll Surg Engl 79(3): 233–234
4. Davies AL (1994) Video-assisted thoracic surgery: experience with 126 cases. Del Med J 66(3): 157–163
5. Dittmann M, Steenblock U, Kranzlin M, Wolff G (1982) Epidural analgesia or mechanical ventilation for multiple Rib fractures? Intensive Care Med 8(2): 89–92
6. Feliciano DV, Rozycki GS (1999) Advances in the diagnosis and treatment of thoracic trauma. Surg Clin North Am 79(6): 1417–1429
7. Graeber GM, Jones DR (1993) The role of thoracoscopy in thoracic trauma. Ann Thorac Surg 56(3): 646–648
8. Kremer K, Lierse W et al. (1991) Chirurgische Operationslehre Thorax. Thieme, Stuttgart New York
9. Kujath P (1983) Thoracic trauma – clinical aspects and therapy. Krankenpfl J 21: 17–18
10. Landreneau RJ, Keenan RJ, Hazelrigg SR, Mack MJ, Naunheim KS (1996) Thoracoscopy for empyema and hemothorax. Chest 109(1): 18–24
11. Mattox KL, Wall MJ, Jr. (1997) Newer diagnostic measures and emergency management. Chest Surg Clin N Am 7(2): 213–226
12. Samarrai AR (1990) Costosynthetic stabilization of massive chest wall instability. Int Surg 75(4): 231–233
13. Shapot IB, Lapshin VN (1980) Clinical evaluation of extramedullary osteosynthesis in multiple rib fractures in conjunction with severe mechanical trauma and accompanying shock. Vestn Khir Im I I Grek 124(6): 95–97
14. Sosa JL, Puente I, Lemasters L, Ginzburg E, Sleeman D, McKenney M, Martin L (1994) Videothoracoscopy in trauma: early experience. J Laparoendosc Surg 4(5): 295–300
15. Torelli L, Zoccali G, Dalla ZF, Casarin M, Lieta E (1991) Thoracic trauma. Minerva Anestesiol 57(12): 1427–1430
16. Walz M, Muhr G (1990) Sonographic diagnosis in blunt thoracic trauma. Unfallchirurg 93(8): 359–363
17. Waydhas C (2000) Thoracic trauma. Unfallchirurg 103(10): 871–889
18. Webb WR (1974) Thoracic trauma. Surg Clin North Am 54(5): 1179–1192
19. Wilson RF, Murray C, Antonenko DR (1977) Nonpenetrating thoracic injuries. Surg Clin North Am 57(1): 17–36
20. Wong MS, Tsoi EK, Henderson VJ, Hirvela ER, Forest CT, Smith RS, Fry WR, Organ CH, Jr. (1996) Videothoracoscopy an effective method for evaluating and managing thoracic trauma patients. Surg Endosc 10(2): 118–121
21. Yim AP, Ho JK, Chung SS, Low JM, So HY, Lai CK, Chan HS (1994) One hundred and sixty-three consecutive video thoracoscopic procedures: the Hong Kong experience. Aust N Z J Surg 64(10): 671–675

Stadienadaptierte chirurgische Therapie des Pleuraempyems

U. Pohlen

Bei kompliziertem Verlauf einer Pneumonie sollte man stets an ein Pleuraempyem denken, denn sie gilt heute als häufigste Ätiologie eines Pleuraempyems.

Das Pleuraempyem wird in 3 Stadien unterteilt, die eine differenzierte Therapie erfordern. Stadium I (exsudative Phase) behandelt man mit einer geschlossener Thoraxdrainage (28 Charr). In Stadium II (fibrinös-purulente Phase) nimmt man eine Spülbehandlung über 2 Drainagen vor. Die Einlage erfolgt je nach Lokalisation, Kammerung und Schrumpfung des knöchernen Thorax mittels geschlossener Thorakotomie, VATS mit Debridement oder subperiostaler Rippenresektion. Stadium III (chronisches Pleuraempyem) erfordert Dekortikation, Thorakoplastik und Empyemfensterung mit oder ohne Plombierung.

10.1 Geschichte und Epidemiologie

Die Problematik des Pleuraempyems und die Therapieansätze sind seit dem Altertum bekannt.

Schon damals wusste Hippokrates (460–377 v.Chr.) mittels körperlicher Untersuchungen die Diagnose zu stellen und das Leiden durch Inzision, Spülung und Drainagen teilweise zu kurieren. Bis 1944 war das Pleuraempyem eng mit der Tuberkulose verbunden. Mit der Entdeckung des Streptomyzins durch Waksman, Bugie und Schatz wurde die chirurgische Therapie des tuberkulösen Pleuraempyems durch die Antibiotikaära verdrängt. Domagk stellte 1946 mit der Gruppe der Thiosemikarbazone erstmals synthetische Tuberkulosehemmstoffe her. Damit war die Therapie der Tuberkulose und seiner Folgeerkrankungen (spezifisches Pleuraempyem) der Chirurgie genommen. Fortan wurde das Mycobacterium tuberculosis antimikrobiell therapiert.

Das Pleuraempyem aus heutiger Sicht ist überwiegend als eine Komplikation bronchopulmonaler Infektionen zu sehen. Eine Pneumonie, die zu einem parapneumonischen Exsudat führt, ist mit etwa 5–56% die häufigste Ursache des Pleuraempyems [4]. In den USA erkranken jährlich 1,2 Millionen Menschen an einer Pneumonie. Von diesen entwickeln 5% ein Empyem [11]. Die Letalität des Pleuraempyems beträgt je nach untersuchter Serie 2–46% und steigt mit zunehmendem Alter, Begleiterkrankungen und fortgeschrittenem Pleuraempyemstadium [4, 6, 15].

Das chirurgische Therapieprinzip ist im Prinzip gleich geblieben. Im Vordergrund steht heute wie damals die Ableitung des Eiters mittels Drainage und intermittierender Spülung. Verändert hat sich die Diagnostik und die stadienadaptierte differenzierte chirurgische Therapie.

10.2 Pathophysiologie des Pleuraempyems

Unter einem Empyem versteht man die Eiteransammlung in einer natürlichen Körperhöhle.

Dementsprechend ist ein Pleuraempyem eine Eiteransammlung in der Pleurahöhle. Hiervon ist der Lungenabszess zu unterscheiden, bei dem es sich um eine Eiteransammlung im Lungenparenchym handelt. Per continuitatem (Ruptur infizierter Lungenareale), lymphogen oder hämatogen (selten) kann es sekundär zu einer Infektion der Pleurahöhle kommen.

Ursachen hierfür sind:
- peripneumonisch (etwa 50%),
- Pneumothorax,
- Perforation eines Lungenabszesses mit bronchopleuraler Fistel,
- Lungeninfarkt,
- Tbc,
- Bronchiektasen,
- Tumorobstruktion,
- Durchwanderung oder Perforation eines subphrenischen Abszesses oder
- Trauma mit Sepsis.

Pathomorphologisch werden in Anlehnung an die American Thoracic Society drei Stadien unterschieden [2]:
- **Stadium I** mit der exsudativen Phase,
- **Stadium II** mit der fibrinös-purulenten Phase und
- **Stadium III** mit Vernarbung bzw. Verschwartung; Synonym: chronisches Pleuraempyem.

Während der **exsudativen Phase** (0–96 h) kommt es zu einem Einwandern von Erregern in den Pleuraspalt (◘ Abb. 10.1). Noch hat keine Entzündungsreaktion stattgefunden, dementsprechend flüssig ist das Sekret. Laborchemisch sind die Glukosekonzentration und der pH-Wert im Normbereich. Die Konzentration von LDH ist erhöht. Die Lunge kann noch gut expandieren. Im weiteren Verlauf kommt es zu einem fließenden Übergang in die **fibrinös-purulente** Phase (96 Stunden bis 14 Tage) mit Einwanderung von Makrophagen und neutrophilen Granulozyten. Hierunter kommt es zu einem Anstieg der Leukozyten und der LDH-Konzentration im Pleuraspalt mit Zunahme der Viskosität (trüber, rahmiger Eiter). Durch die Stoffwechselprozesse sinkt der Glukosegehalt und der pH-Wert verschiebt sich in den sauren Bereich. Die Expansionsfähigkeit der Lunge reduziert sich (Abb. 10.1).

Wird nicht interveniert, so kommt es zum chronischen Empyem (4–6 Wochen). Fibroblasten wandern ein und es folgt die Ausbildung von kollagenen Strängen und einer Verdickung der Pleura visceralis (Pleuraschwarte). Hierdurch wird die Lunge gefesselt – sie wird in ihrer Expansionsfähigkeit deutlich reduziert und kann nur noch eingeschränkt am Gasaustausch teilnehmen (»captured lung«).

Weitere Komplikationen, die sich einstellen können, sind respiratorische Insuffizienz, Sepsis mit Multiorgandysfunktion (MODS) und Multiorganversagen sowie metastatische Abszesse (Hirn, Milz).

10.3 Chirurgische Therapieverfahren und stadienadaptierte Therapie

10.3.1 Stadium I: Exsudative Phase

In 5–50% aller Pneumonien kommt es zu einem Pleuraerguss [12, 13].

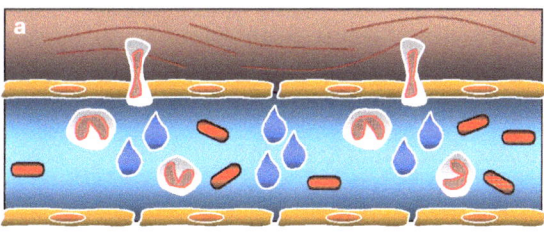

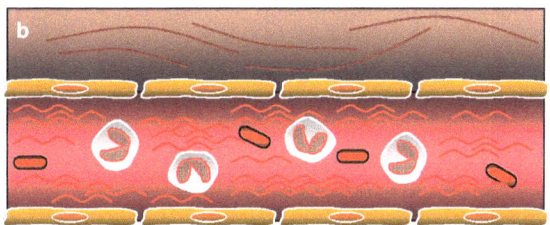

◘ **Abb. 10.1a–c.** **a** Exsudative Phase mit Einwanderung der Erreger. **b** Fibrinös-purulente Phase mit Leukozyten und Makrophagen. **c** Chronisches Empyem mit Organisation der Entzündung durch Fibroblasten und Ausbildung von Kollagen (Vernarbung und Verschwartung)

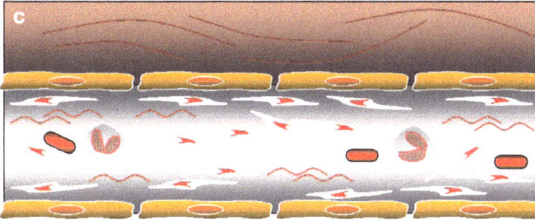

Ist dieser Pleuraerguss bakteriell besiedelt, so spricht man nach amerikanischem Sprachgebrauch von »complicated parapneumonic effusion«.

Die Aggressivität und die Anzahl der Erreger sind dafür verantwortlich, ob es im Weiteren zu dem klinischen Bild eines Pleuraempyems kommt. Der zeitliche Ablauf nach Pneumonie ist variabel. So kann die Pneumonie nie ganz ausgeheilt oder auch nach Wochen noch durch einen plötzlichen Fieberanstieg mit einem teilweise septischen Krankheitsbild imponieren. Wichtig ist dass in diesem frühen Stadium das Krankheitsbild richtig gedeutet wird und die sofortige Therapie einsetzt.

Im Vordergrund steht die vollständige Empyemdrainage mit Wiederausdehnung der Lunge. Dadurch wird vermieden, dass im weiteren Verlauf eine Fesselung der Lunge auftritt, die aufwendige operative Korrekturen erforderlich macht. Die Einlage der Thoraxdrainage wurde bereits im Kap. 7 abgehandelt. Eine 28-Charr-Drainage wird nach dorsokranial eingebracht. In der exsudativen Phase ist diese Drainageeinlage meistens ausreichend. Anhand des abgelaufenen Exsudatvolumens und der Röntgenaufnahme lässt sich meistens sicher sagen, ob die ganze Höhle erreicht wurde.

10.3.2 Stadium II: Fibrinös-purulenten Phase

Die Übergänge von der exsudativen zur fibrinös-purulenten Phase sind fließend.

Klinisch sind diese Phasen nicht zu trennen.

Zweifache Drainageneinlage. Kommt es bei der Drainageeinlage zum Austritt von purulentem Sekret, so wird sofort eine zweite Drainage etwas kaudaler eingelegt. Über die vorhandene Minithorakotomie wird digital nach kaudal der Rezessus palpiert und eine weitere Hautinzision in Richtung des palpierenden Fingers im Rezessus durchgeführt. Über diese Stichinzision wird von außen eine Overholt-Klemme in den Pleuraspalt eingeführt und eine weitere 28-Charr-Drainge von innen mit der Overholt-Klemme gefasst und nach außen gezogen. Diese 2. Drainage wird im hinteren Rezessus platziert. Beim Legen kann schon mit an-

gewärmter Kochsalzlösung gespült werden. Je nach Qualität des Exsudates erfolgt die Spülung bis zu 4-mal täglich über beide Drainagen, bis die Spülflüssigkeit klar ist. Hierfür werden beide Drainagen von der Saugvorrichtung diskonnektiert und beispielsweise in eine Nierenschale abgeleitet. Dieses Prozedere hat sich bei uns sehr bewährt und ist dem Einlegen von nur einer Thoraxdrainage vorzuziehen.

Videoassistierte Thorakoskopie. Viele Kliniken führen in diesem Stadium die VATS als minimalinvasiven Eingriff bei guten Ergebnissen mit einer Heilung von 95% durch [3,7,10]. Die Vorteile liegen darin, dass die ganze Pleurahöhle gespült werden kann und eventuelle Septierungen gelöst werden können. In unserer Klinik setzten wir die VATS ein, wenn nach Einlage der Spüldrainagen noch weitere septierte Empyemanteile vorhanden sind. Dabei ist es nützlich, vorher eine CT zur exakten Lokalisation der gekammerten Areale vorzunehmen (❑ Abb. 10.2). Wichtig hierbei ist wiederum die Einlage von 2 Thoraxdrainagen zur späteren Spülbehandlung.

Subperiostale Rippenresektion. Bei länger bestehenden Empyemen, die sich meistens in den dorsobasalen, paravertebralen Thoraxabschnitten entwickeln, hat sich die subperiostale Rippenre-

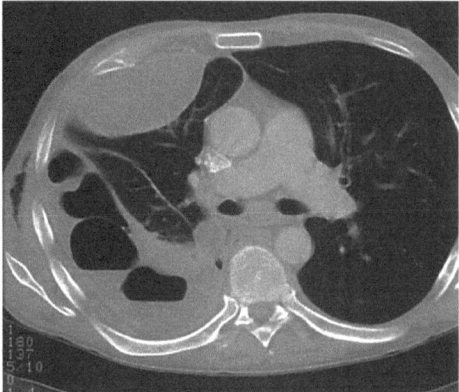

❑ **Abb. 10.2.** CT eines gekammerten Pleuraempyems in der fibrinös-purulenten Phase mit abgekapselten ventralen und dorsalen Abschnitten und Septen im dorsalen Anteil. Indikation zur VATS

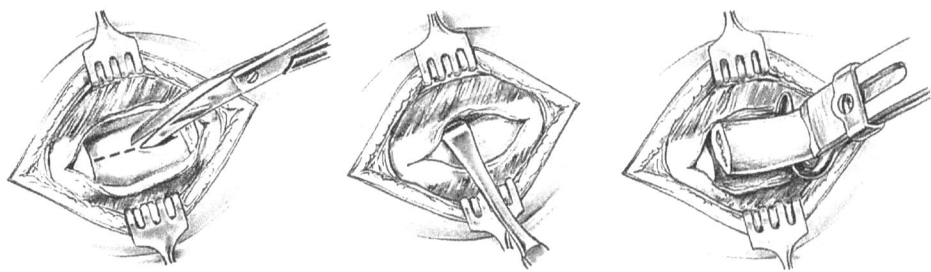

◨ **Abb. 10.3.** Subperiostale Rippenresektion. (Aus: [8])

sektion mit extravulnärer Ausleitung von zwei Thoraxdrainagen bewährt (◨ Abb. 10.3) – insbesondere bei dorsal abgeklebten Empyemen. Hier ist der videoassistierte Zugang schwierig, weil durch den langen Verlauf die Interkostalräume sehr geschrumpft sind und das Empyem sehr weit dorsal liegt. Dieses Verfahren wurde erstmals von Koenig 1898 [9] beschrieben und gestattet neben der Einlage von Thoraxdrainagen unter Sicht die Inspektion und mechanische Reinigung der Empyemhöhle. Der Eingriff ist technisch einfach, wenig zeitaufwendig und sehr wenig belastend für den Patienten. Des Weiteren bedarf dieser Eingriff keiner Doppellumenintubation und kann sogar in Lokalanästhesie durchgeführt werden. Hierbei bestimmt die Lokalisation (CT) den Zugang. Meistens ist in diesem Stadium das Empyem dorsal paravertebral gekammert. Der Hautschnitt orientiert sich am Rippenverlauf und ist 3–5 cm lang. Er liegt meistens paravertebral. Daher ist eine korrekte Seitenlagerung von zentraler Bedeutung. Nach Durchtrennung der Kutis und der Muskulatur in Faserrichtung wird direkt auf die Rippe auf Höhe der Empyemhöhle zupräpariert. Das Rippenperiost wird auf einer Strecke, die in etwa dem Hautschnitt entspricht, mit dem Diathermiegerät eröffnet und mit dem geraden Raspatorium Richtung Rippenunterrand und -oberrand abgeschoben. Mit dem gebogenen Raspatorium nach Doyen wird unter Schonung von Arterie, Vene und Nerv die Rippe umfahren und mit der Rippenschere nach Sauerbruch oder Brunner subperiostal reseziert. Nach Inzision mit dem Skalpell der bis zu 1 cm dicken Pleura fällt man dann direkt in die Empyemhöhle. Danach erfolgt die Ausräumung digital und mit dem Sauger mit ausgiebiger Spülung. Zwei 28-Charr-Thoraxdrainagen werden nach kranial und kaudal zur Spülbehandlung platziert und extravulnär nach ventral ausgeleitet. Das Funktionieren der Ringspülung wird auf dem Operationstisch überprüft. Die Minithorakotomie wird schichtweise verschlossen.

Fibrinolyse. Eine fibrinolytische Therapie mit Streptokinase oder Urokinase, wie in den Leitlinien der Deutschen Gesellschaft für Thoraxchirurgie vom April 2000 empfohlen, führen wir in unserer Klinik nicht durch. Diese sehr kostspielige Therapie wird auch in einer neueren Metanalyse sehr kritisch gesehen [5].

10.3.3 Stadium III: Chronisches Pleuraempyem

Nach 7–10 Tagen kommt es durch anhaltende Proliferation von Fibroblasten zur Organisationsphase mit zunehmender Fibrose der Pleurahöhle und Fixierung der Lunge.

Als **Schwarte** wird der zunehmende organisierte Fibrinniederschlag auf der Pleura visceralis bezeichnet. Wenn ein parapneumonisches Pleuraempyem länger als 4 Wochen besteht, muss es als chronisch gelten. Die Forderung nach einer Therapie des chronischen Pleuraempyems auf einer chirurgischen Station ist nach wie vor aufgrund der hohen Komplikationsrate und der rechtzeitigen Indikationsstellung des operativen Eingriffes sinnvoll. Leider ist es heute immer noch so, dass die Hälfte der Patienten mit chronischen Pleuraempyem im akuten Stadium inadäquat therapiert wurden [1].

Zur operativen Therapie stehen uns 4 Therapiestrategien zur Verfügung:

- Dekortikation,
- Thorakoplastik (z.B. nach Heller),
- Empyemfensterung mit oder ohne Plombierung und
- Plombierungsverfahren (Muskellappen, Omentum majus).

Auf die einzelnen Verfahren möchte ich im Einzelnen nicht näher eingehen, da es den Rahmen des

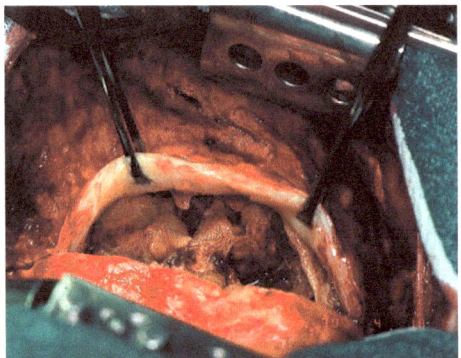

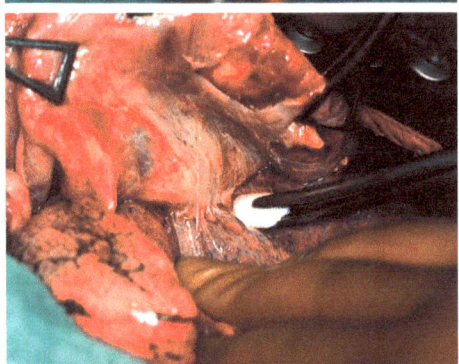

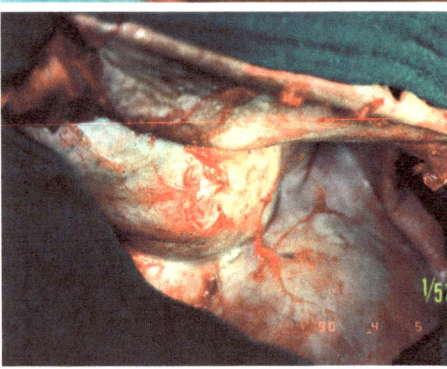

◘ Abb. 10.4. Dekortikation

Buches sprengen würde und dieses Krankheitsbild in thoraxchirurgischen Abteilungen behandelt werden soll.

Wichtig erscheint es mir, bei der Dekortikation darauf hinzuweisen, dass der operative Zeitpunkt keineswegs zu früh gewählt werden darf. Dies bedeutet, wir operieren wenn möglich jenseits der 6. Woche. Zu frühe Operationen zählen zu den schwierigsten und gefährlichsten thorakalen Eingriffen. Operiert werden nur Patienten mit dem klinischen Befund einer gefesselten Lunge mit restriktiver Ventilationsstörung oder chronisch rezidivierenden Entzündungsschüben. Das Prinzip der Dekortikation ist die **Entfesselung** der Lunge durch Entfernung der Pleuraschwarte (◘ Abb. 10.4; [14]). Die Operation ist nur dann erfolgreich, wenn die Lunge den gesamten Brustkorb ausfüllt und keine Resthöhle bestehen bleibt.

Bleiben Resthöhlen bestehen, so muss die Thorakoplastik in Erwägung gezogen werden. Bei der Thorakoplastik ist das Prinzip die Verkleinerung der Empyemhöhle. Dies wird bei der Thorakoplastik nach Heller (◘ Abb. 10.5) durch die Entfernung der Rippen erreicht, indem der Restweichteilmantel danach die Empyemhöhle ausfüllt. Ein ähnliches Prinzip besteht bei der Fensterung. Hier wird die Empyemhöhle nach Entfernung der Rippen entweder offen gelassen und granuliert langsam zu oder es wird vitales Gewebe in Form von Muskel oder Omentum majus eingeschlagen und der Defekt damit zur Ausheilung gebracht.

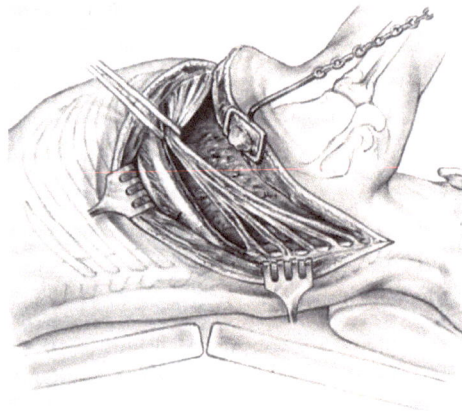

◘ Abb. 10.5. Thorakoplastik nach Heller. (Aus: [8])

Literatur

1. Ali I, Unruh H (1990) Management of empyema thoracis. Ann Thorac Surg 50: 355–359
2. Andrews NC, Parker EF, Shaw RR, Wilson NJ, Webb WR (1962) American Thoracic Society. Management of nontuberculous empyema. Am Rev Respir Dis 85: 935–942
3. Angelillo Mackinlay TA, Lyons GA, Chimondeguy DJ, Piedras MA, Angaramo G, Emery J (1996) VATS debridement versus thoracotomy in the treatment of loculated postpneumonia empyema. Ann Thorac Surg 61(6): 1626–1630
4. Bryant RE, Salmon CJ (1996) Pleural empyema. Clin Infect Dis 22: 47–52
5. Cameron R (2000) Intra-pleural fibrinolytic therapy vs. conservative management in the treatment of parapneumonic effusions and empyema. Cochrane Database Syst Rev: (3)
6. Cham CW, Haq SM, Rahamin J (1993) Empyema thoracis: a problem with late referral? Thorax 48: 925–932
7. Ferguson MK (1999) Surgical management of intrapleural infections. Semin Respir Infect 14(1): 73–81
8. Heberer G et al. (1991) Lunge, Mediastinum. Springer, Berlin Heidelberg New York Tokio
9. König F (1898) Zur Operation des Empyems. Berl Klin Wschr: 1878–1880
10. Lackner RP, Hughes R, Anderson LA, Sammut PH, Thompson AB (2000) Video-assisted evacuation of empyema is the preferred procedure for management of pleural space infections. Am J Surg 179(1): 27–30
11. Pothula V, Krellenstein DJ (1993) Early aggressive surgical mangement of parapneumonic empyemas. Chest 105: 832–836
12. Strange C, Sahn SA (1999) The definitions and epidemiology of pleural space infection. Semin Respir Infect 14(1): 3–8
13. Sunder-Plassmann L (1998) Pleural empyema. Chirurg 69(8): 821–827
14. Thurer RJ (1996) Decortication in thoracic empyema. Indications and surgical technique. Chest Surg Clin N Am 6(3):461–490
15. Weissberg D, Refaely Y (1996) Peural empyema: 24-year experience. Ann Thorac Surg 62: 1026–1033

Spontanpneumothorax

T. Foitzik

Definition und Klassifizierung. Als Spontanpneumothorax wird eine Luftansammlung im Pleuraraum (mit Kompression des Lungenparenchyms) in Folge eines Defektes der Pleura visceralis bezeichnet, die ohne erkennbare Gewalteinwirkung (direktes oder indirektes Trauma) entstanden ist.

Ursächlich ist meist die spontane Ruptur einer erweiterten Alveole oder Bronchiole. Abhängig davon, ob der Spontanpneumothorax auf dem Boden einer vorbestehenden Lungenerkrankung oder ohne eine nachweisbare Lungenaffektion entstanden ist, unterscheidet man den primären (PPT) vom sekundären Spontanpneumothorax (SPT). Der PPT wird auch als idiopathischer oder juveniler Pneumothorax bezeichnet. Ursachen des SPT sind in ◘ Tabelle 11.1 aufgelistet. Die Unterscheidung zwischen PPT und SPT ist im Hinblick auf die Therapie, Morbidität und Letalität relevant. Die Behandlung eines SPT sollte prinzipiell in thoraxchirurgischen Zentren erfolgen und ist nicht Gegenstand der folgenden Abhandlung. Weiterführende Literaturhinweise finden sich in den im Anhang aufgeführten aktuellen Übersichtsarbeiten [23, 27].

◘ **Tabelle 11.1.** Ätiologie des sekundären Spontanpneumothorax

1	Chronisch obstruktive Lungenerkrankungen bzw. diffuses bullöses Emphysem	
2	Interstitielle Lungenerkrankungen	Zystische Fibrose, Sarkoidose, Tuberkulose, Histiozytose X, eosinophile Granulomatose, Lymphangioleiomyomatose
3	Infektiöse Lungenerkrankungen	Zustand nach Pneumonie (abszedierend, nekrotisierend)
4	Bösartige Lungenerkrankungen	Karzinom, Sarkom
5	Systemische Bindegewebserkrankungen	Sklerodermie, Marfan-Syndrom, Ehlers-Danlos-Syndrom, Polydermatomyositis, PCP
6	Andere bzw. seltene	Z.B. thorakale Endometriose (so genannter katamentialer Pneu)

Vorkommen. Der PPT kommt vor allem bei jungen Männern (15–30 Jahre) mit einer (altersabhängigen) Inzidenz von 8–18 Fällen (pro 100.000 Einwohner und Jahr) vor. Die Inzidenz bei Frauen ist deutlich geringer (1–6 Fälle). Rauchen ist ein nachgewiesener Risikofaktor. Ein asthenischer Habitus gilt als Prädisposition [23, 27].

Pathophysiologie und -morphologie des PPT. Trotz fehlenden Nachweises einer klinisch apparenten Lungenerkrankung lassen sich bei der Mehrzahl der Patienten mit PPT computertomographisch oder intraoperativ pathologische Verwachsungen zwischen Pleura parietalis und visceralis bzw. Bullae nachweisen. Letztere können sehr klein sein. Zum Teil werden erst bei der histologischen Untersuchung mikroskopisch kleine blasenartige Lufteinschlüsse (so genannte Blebs) im Lungenparenchym entdeckt. Daher ist auch beim makroskopischen Normalbefund im Falle einer Operation die Resektion der Lungenspitze, in denen sich diese mikroskopischen Veränderungen meistens befinden, indiziert (s. unten). Die Entstehung der Bullae bzw. der (umschriebenen) Strukturveränderungen der Lunge ist unklar. Sie wird auf eine Destruktion elastischer Fasern mit von sekutiver mit der Infiltration von neutrophilen Granulozyten und Makrophagen zurückgeführt, wie sie durch Infekte oder chemische Reize (Nikotin) hervorgerufen werden können. Abhängig von den morphologischen Veränderungen hat Vanderschueren [30] die in ◘ Tabelle 11.2 wiedergegebene Stadieneinteilung vorgeschlagen, die sich weitgehend durchgesetzt hat.

Diagnose und Behandlung. Neben dem Auskultationsbefund sichert die Röntgenübersichtsaufnahme des Thorax die Diagnose.

Die Akutversorgung besteht in der Einlage einer Thoraxdrainage mit anschließender Saugung. Darunter entfaltet sich die Lunge in etwa 90% der

◘ **Tabelle 11.2.** Stadieneinteilung des Pneumothorax (nach Vanderschueren [30])

Stadium I	Normalbefund
Stadium II	Verwachsungen im Pleuraspalt
Stadium III	Lufteinschlüsse (Blebs) bzw. Bullae <2 cm
Stadium IV	(Mehrere) Bullae >2 cm

Fälle innerhalb von wenigen Tagen. Bei Nichtentfaltung und Rezidiven, die bei etwa 25% der Patienten auftreten, ist eine parenchymsparende operative Entfernung der apikalen Lungenanteile mit den (vermeintlichen) bullösen Veränderungen einschließlich einer Pleurodese indiziert. Dazu hat sich in den letzten Jahren die minimal-invasive videoassistierte thorakoskopische Technik (VATS) durchgesetzt. Die Pleurodese wird dabei im eigenen Vorgehen mechanisch im Sinne einer apikalen Pleurektomie durchgeführt. Ein Umstieg auf das offene Verfahren (Thorakotomie oder Minithorakotomie) kann in Ausnahmefällen (starke Verwachsungen im Pleuraspalt, große Bullae, Komplikationen) notwendig werden. Morbidität (<5%) und Letalität (<1%) der Operation sind gering. Die Rezidivrate liegt unter 5% und ist damit deutlich geringer als nach einer weiteren Drainagebehandlung (>30%) oder einer alleinigen Pleurodese (>10%).

11.1 Klinik

11.1.1 Symptome

Die meisten PPT treten in Ruhe auf [3]. In Abhängigkeit von der Größe des PPT verspüren die Patienten meist einen akut einsetzenden atemabhängigen zuerst stechenden dann dumpfer werdenden ipsilateralen Schmerz in der Brust und entwickeln eine Dys- bzw. Tachypnoe sowie eine Tachykardie. Kleine PPT (<2 cm Abstand zwischen Pleura parietalis und visceralis; <15% des Hemithorax) können klinisch völlig inapparent verlaufen. Eine Tachykardie von >135 Herzschlägen/min, Hypotension und Zyanose sind Zeichen eines Spannungspneumothorax, der einen Notfall darstellt (s. Kap. 9). In diesem Fall ist die Diagnose PPT zweifelhaft, da spontane Spannungspneumothoraces eine Rarität sind.

11.1.2 Diagnostik

Die typischen klinischen Befunde sind ein abgeschwächtes Atemgeräusch und hypersonorer Klopfschall auf der betroffenen Seite. Bei kleinem PPT bzw. kräftigen Patienten können diese Befunde schwer zu erheben sein. Die Röntgenaufnahme des Thorax in 2 Ebenen (in Exspiration) sichert bei fraglichen Befunden die Diagnose. Der Empfehlung, auch bei jungen Patienten mit PPT eine Computertomographie (CT) des Thorax durchzuführen [20, 27], um weitere, nicht rupturierte Bullae zu identifizieren, schließen wir uns nicht an. Wir führen eine CT auch bei Rezidiven nur durch, wenn aufgrund der klinischen und röntgenologischen Befunde ein SPT ausgeschlossen werden muss, d.h. wenn in den Röntgenaufnahmen des Thorax der Verdacht auf eine der in Tabelle 11.1 aufgelisteten Lungenerkrankungen besteht und die Patienten älter als 40 Jahre sind.

> Das radiomorphologische Bild der Lunge einschließlich des Nachweises von Bullae lässt keine Vorhersage dahingehend zu, ob sich die Parenchymfistel unter Drainagebehandlung verschließen oder (nach erfolgreicher Drainagenbehandlung) ein Rezidiv-PPT entstehen wird [13, 15, 20]. Daher sehen wir beim Erstereignis eines PPT keine Indikation, eine CT durchzuführen oder primär zu operieren.

11.2 Akutversorgung

Die Akutversorgung besteht in der Einlage einer Thoraxdrainage (s. Kap. 7 und 9).

Im eigenen Vorgehen verwenden wir hierzu immer Thoraxdrainagen eines Kalibers von 28 Charr. Diese sind nach unseren Erfahrungen und den hierzu in der Literatur veröffentlichten Ergebnissen (Übersichten in [18] und [23]) effektiver als die dünnlumigeren Katheter (z.B. Pleurocath), unter denen sich die Lunge oft nicht vollständig entfaltet oder wieder kollabiert. Bei sachgerechter (Ein-)Lage besteht bei den Thoraxdrainagen weder eine erhöhte Verletzungsgefahr (dies betrifft v.a. Blutungen), noch bereiten sie den Patienten stärkere Schmerzen. Die zurückbleibende größere Narbe ist nachher allenfalls kosmetisch störend. Die einmalige Nadelaspiration der Luft, die in der angelsächsischen Literatur mitunter empfohlen wird [5, 18], lehnen wir ab.

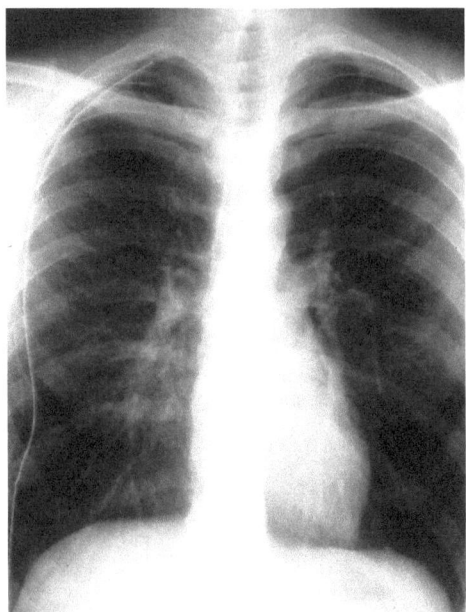

Die Technik der Thoraxdrainageneinlage ist in Kap. 7 detailliert beschrieben. Beim PPT ist es besonders wichtig, die Drainage (mit Hilfe der Kornzange) dorsal bis zur Lungenspitze vorzuschieben, da dort meistens das Luftleck ist und sich die freie Luft ansammelt (☐ Abb. 11.1). Das Ziel der Drainagenbehandlung besteht einmal darin, die im Pleuraspalt angesammelte Luft zu evakuieren, um der Lunge die Wiederausdehnung zu ermöglichen. Zum anderen soll die Drainage an der Pleura eine mechanische Reizung hervorrufen und zu einer lokalen Verklebung führen.

Wichtig

Im eigenen Vorgehen wird die Thoraxdrainage an die (in Kap. 7 abgebildete) Saugflasche mit einem Unterdruck von 15 cm H_2O angeschlossen. Ein Vorteil der Saugung gegenüber dem Wasserschloss ohne Saugung ist jedoch nicht nachgewiesen.

Es gibt keine gesicherten Daten darüber, wie lange die Drainage (mit Saugung) belassen werden soll. Nach eigenen Erfahrungen und Literaturdaten [5, 23] bilden sich etwa 80% der PPT unter der Drainagebehandlung innerhalb von 2–3 Tagen zurück, nach einer Woche sind es 90–95%.

Nach dem Einbringen der Thoraxdrainage führen wir eine röntgenologische Lagekontrolle durch. Bei korrekter Lage, sich wieder ausdehnender Lunge und klinisch unauffälligem Befund (einschließlich Auskultation mehrmals täglich) sind weitere Röntgenkontrollaufnahmen verzichtbar. In diesen Fällen klemmen wir die Thoraxdrainage am 5. Tag ab und entfernen sie am 6. Tag nach vorheriger Röntgenkontrolle. Die Abschlussaufnahme erfolgt (am Folgetag) vor der Entlassung.

Bei (wieder auftretenden) Schmerzen, Dyspnoe oder suspektem Auskultationsbefund sind zwischenzeitliche Röntgenkontrollaufnahmen erforderlich.

Bei PPT, die unter adäquater Drainage und Saugbehandlung länger als eine Woche persistieren, ist nach unseren Erfahrungen und Literaturangaben [2] nicht mehr damit zu rechnen, dass sich die Parenchymfistel spontan verschließt. In diesen Fällen ist die operative Behandlung auch beim Erstereignis eines PTT indiziert (s. unten). Der Auffassung anderer Autoren, dass noch länger (2 Wochen) abgewartet werden sollte [22, 25], schließen wir uns nicht an.

Bei einem Spitzen- oder schmalen Mantelpneumothorax (<2 cm Abstand zwischen Pleura parietalis und viszeralis) kann auf die sofortige Einlage einer Thoraxdrainage verzichtet werden. Der Patient wird stationär aufgenommen. Bei klinisch unauffälligem Befund erfolgt am nächsten Tag eine Röntgenkontrolluntersuchung. Zeigt diese einen Rückgang des Befundes, kann die vollständige Resorption der Luft abgewartet werden. Andernfalls wird eine Thoraxdrainage eingelegt.

11.3   PPT-Rezidive und Indikation zur Elektivoperation

Nach der erfolgreichen Drainage eines (ersten) PPT kommt es innerhalb der ersten 1–2 Jahre bei ungefähr 25% der Betroffenen zu einem Rezidiv-

PPT (16–52%). Raucher und junge asthenische Männer haben das höchste Risiko, ein Rezidiv zu bekommen [17, 26]. Der Nachweis einer Bulla bei erstem PPT ist nach Literaturangaben [2, 23] nicht mit einer erhöhten Inzidenz an Rezidiv-PPT verbunden und deshalb keine Indikation zur Operation (s. oben).

> Dagegen steigt mit jedem Rezidiv das Risiko, ein weiteres zu bekommen. Hieraus leiten wir die Empfehlung ab, beim ersten (jedem) Rezidiv-PPT die Indikation zur Operation zu stellen, sofern der Patient von seinem Allgemeinzustand her operabel ist.

Im eigenen Krankengut stellt der Rezidiv-PPT die mit Abstand häufigste Indikation zur Operation beim Pneumothorax dar. In etwa 20% der Fälle wird sie wegen eines persistierenden PPT gestellt. Die übrigen Fälle sind individuelle Indikationen, z.B. das (erstmalige) Auftreten eines PPT bei einem Piloten oder Taucher (◘ Tabelle 11.3).

Das Operationsrisiko ist gering (Morbidität <5%, Letalität <0,5%), die Rezidivrate nach der Operation (<5%) deutlich geringer als bei wiederholter Drainagebehandlung oder nach alleiniger Pleurodese (s. ◘ Tabelle 11.4).

◘ **Tabelle 11.3.** Indikation zur Operation beim primären Spontanpneumothorax (PPT)

PPT-Rezidiv (s. Text)
– bei Erstereignis
– persistierende Parenchymfistel nach >7 Tagen
– Drainage bzw. Saugung
– besondere berufliche Belastung (Piloten, Taucher)
– bi- bzw. kontralateraler PPT
– spontaner Hämatopneumothorax
– Spannungspneumothorax

◘ **Tabelle 11.4.** Häufigkeit von Rezidiven beim primären Pneumothorax [18, 23]

Nach 1. PPT	Etwa 25%
Nach 1. Rezidiv	30–50%
Nach 2. Rezidiv	60–80%
Nach alleiniger Pleurodese	>10%
Nach Operation	<5 %

11.4   Operative Behandlung

Ziel der Operation ist, die geschädigten Lungenparenchymanteile mit dem bestehenden Parenchymleck bzw. Bullae oder Blebs zu identifizieren und abzutragen sowie durch eine Pleurodese eine lokale flächige Verklebung (nicht Verschwielung) von Pleura parietalis und viszeralis zu erreichen.

Die Deutsche Gesellschaft für Thoraxchirurgie empfiehlt hierfür das minimal-invasive Vorgehen in Form eines videoassistierten thorakoskopischen Vorgehens (VATS; [6, 16]), wenngleich der Vorteil der VATS gegenüber der Minithorakotomie nicht bewiesen ist.

Die wenigen prospektiven randomisierten Studien, in denen VATS und Minithorakotomie verglichen wurden, kamen zu dem Ergebnis, dass Rezidive nach Minithorakotomie (tendenziell) seltener sind [14, 31]. Bei beiden Verfahren treten Rezidive am häufigsten auf, wenn intraoperativ keine Bullae oder Blebs gefunden und abladiert werden konnten [4].

> Auch bei unauffälligem Befund sollte immer die Lungenspitze (zumindest die apikalen 4–5 cm) reseziert werden, weil hier erfahrungsgemäß die evtl. nur mikroskopisch zu erkennenden Veränderungen vorliegen, die als Ursache der Rezidive angesehen werden müssen. Eine insuffiziente Resektion und Pleurodese ist nach Expertenmeinung der Hauptgrund für das Auftreten von Rezidiven nach der Operation [11, 18].

Da das operative Verfahren diesbezüglich wenig standardisiert ist, sind die Literaturdaten (Vergleich der Ergebnisse verschiedener Serien operativ behandelter Patienten mit PPT) nur bedingt vergleichbar. Festzuhalten bleibt aber, dass das operative Verfahren gegenüber dem konservativen Vorgehen wie auch gegenüber der alleinigen Pleurodese bei geringer Morbidität und Letalität die geringste Rezidivrate hat.

11.4.1   Pleurodese

Die Pleurodese hat das Ziel, durch Instillation bestimmter Agenzien in den Pleuraspalt bzw. mechanisch durch Pleurektomie oder Abrasio eine aseptischen Entzündung auszulösen und dadurch eine lokale Verklebung von Pleura parietalis und visceralis herbeizuführen [10].

Die Pleurodese ist Teil des operativen Vorgehens. Als allein durchgeführte Maßnahme wäre sie ansonsten die Methode 2. Wahl bei funktioneller Inoperabilität, was jedoch im Kollektiv der jungen, anderweitig meist gesunden Patienten mit PPT so gut wie nicht vorkommt.

Vor der VATS-Ära wurde die alleinige Pleurodese über die Thoraxdrainagen durchgeführt. Am häufigsten verwendet wurde das preisgünstige Talkum, das zu starken Verwachsungen führt. Die Rezidivrate nach alleiniger Talkumpleurodese liegt nach Literaturangaben zwischen 10–15%. Die Befürchtung, dass die Talkumexposition die Entstehung eines Pleuramothelioms begünstigen könnte, gilt heute als unbegründet. Die Applikation von Tetrazyklin bzw. Doxycyclin wie auch die Verklebung des Pleuraspaltes mit Fibrin ist teurer und mit höheren Rezidivraten verbunden. Die Methode der Silbernitratinstillation wurde verlassen, da dieses Agens, auch bei Zumischen von Lokalanaesthetika, besonders starke und anhaltende Schmerzen verursacht und zu starken Exsudationen führt. Die Instillation von Bleomycin oder anderen Chemotherapeutika, die wir zur Verödung maligner Pleuraergüsse einsetzen, ist beim PPT nicht indiziert [1, 7, 8, 10, 21, 29].

Erfahrungen mit der alleinigen videoassistierten mechanischen Pleuraabrasio bzw. apikalen Pleurektomie (ohne Resektion) sind begrenzt. Gegen dieses Vorgehen spricht, dass Rezidive nach VATS bzw. Thorakotomie am häufigsten dann auftreten, wenn intraoperativ keine Bullae identifiziert wurden und keine Resektion, sondern nur eine Pleurektomie bzw. Pleuraabrasio erfolgte (s. oben).

> **Wichtig**
>
> In der Kombination mit der Resektion werden nach Pleurektomie bessere Ergebnisse als nach Abrasio berichtet (Rezidivrate 0,4% vs. 2,3%; [24, 28, 32]).

Für die neuerdings in manchen Zentren angewandte Elektro- oder Laserkoagulation wurden (noch) keine signifikanten Vorteile gegenüber der herkömmlichen Pleurektomie nachgewiesen.

> **Wichtig**
>
> Nachteil der Pleurodese ist, dass die Verwachsungen im Falle eines Rezidives eine videoassistierte minimal-invasive Operation meist unmöglich machen und auch die dann notwendige Thoraktomie erschweren.

11.4.2 Technik der videoassistierten Operation

Operatives Vorgehen. Lagerung und Operationsfeldvorbereitung sind standardisiert (s. Kap. 5 und 16). Die Intubation mit einem Doppellumenkatheter zur seitengetrennten Beatmung ist seitens der Anästhesie erforderlich.

Das Trokar für die Optik wird im Bereich der vorderen Axillarlinie im 6. Interkostalraum eingebracht. Über eine 2. Inzision axillär im 2. Interkostalraum werden die Instrumente (Fasszange, Endo-GIA) ohne Trokar eingeführt. Als erstes erfolgt die Inspektion der gesamten noch teilbelüfteten Lunge zur Identifikation von Bullae.

Die Parenchymareale mit Bullae werden mit der Fasszange gefasst, aufgespannt und mit einem oder mehreren Magazinen des Klammernahtgerätes (z.B. Endo-GIA 30 mm) abgetragen (◘ Abb. 11.2). Ob die Klammernahtreihe dicht ist, sieht man beim Wiederaufblähen der Lunge am Ende der Operation. Auch bei unauffälligem makroskopischen Befund erfolgt auf diese Weise die Resektion der Lungenspitze (4–5 cm), weil hier erfahrungsgemäß die evtl. nur mikroskopisch zu erkennenden Veränderungen vorliegen, die als Ursache des PPT bzw. von Rezidiven angesehen werden müssen.

Danach erfolgt die partielle apikale Pleurektomie. Diese führen wir durch, indem wir die Pleura parietalis mit einer Fasszange zuerst vorsichtig abheben, so dass Luft zwischen das parietale Blatt und die darunter liegende Muskelschicht eindringt und diese abhebt. Einspritzen von Kochsalz ist nach unseren Erfahrungen dazu nicht nötig. Danach kann die Pleura parietalis mit der Fasszange problemlos abgehoben werden. Es kommt dabei allenfalls zu kleineren petechialen Blutungen, die

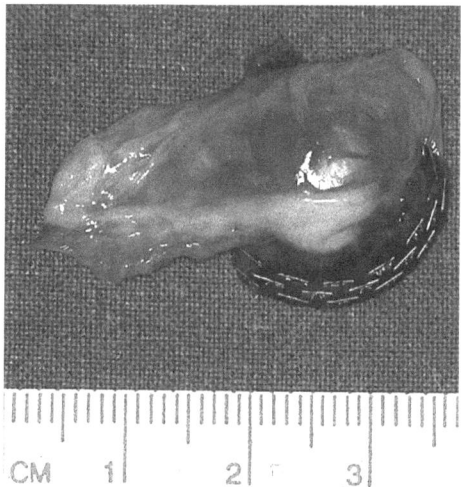

Abb. 11.2. Präparat einer videoassistierten Bullaresektion bei einem primären Spontanpneumothorax

Tabelle 11.5. Komplikationen der videoassistierten (VATS) Bullaresektion und Pleurodese beim primären Pneumothorax (n = 131; Sammelstatistik Heidelberg-Rohrbach, UKBF Berlin, 1992–1999)

Blutungen	1,5%
Persistierende Fistel	0,8%
Infektionen	2,3%
Andere	0,8%
Rezidive	2,5%

in aller Regel von selbst sistieren. Nur in Ausnahmefällen ist eine Elektrokoagulation zur Blutstillung erforderlich. Sollte es versehentlich zu einer Verletzung eines Interkostalgefäßes kommen, so muss dieses umstochen oder geklippt werden. Die Pleurektomie erfolgt von der 5. Rippe bis zum Apex. Dorsal ist die Begrenzung der sichtbare Grenzstrang, ventral das Sternum. An der oberen Thoraxapertur ist auf den N. phrenicus, den N. vagus und das Ganglion stellatum zu achten.

Nach dem Wechsel der Optik (am Ende der Operation über den 2. Interkostalraum) wird über die Inzision im 6. Interkostalraum eine 28-Charr-Thoraxdrainage dorsal bis zur Lungenspitze vorgeschoben. Die vollständige Ausdehnung der Lunge und die korrekte Lage der Drainage wird mit der Kamera verifiziert. Die durchschnittliche Operationszeit beträgt 30 Minuten.

Postoperatives Vorgehen. Postoperativ wird die Drainage an die Saugflasche mit 15 cm H_2O Unterdruck angeschlossen. Bei geringer Sekretion (<100 ml/d) und Luftdichtigkeit kann diese (bei klinisch unauffälligem Befund) nach 2–3 Tagen gezogen werden, ohne sie vorher abzuklemmen. Röntgenaufnahmen erfolgen vor und nach Entfernung der Drainage.

In einer Serie von 131 konsekutiven Patienten mit PPT, die nach dieser Technik operiert wurden (unveröffentlichte Sammelstatistik, Thoraxklinik Heidelberg-Rohrbach und UKBF Berlin), gab es keinen Todesfall und nur bei 6 Patienten gravierende Komplikationen. Dies waren 2 revisionsbedürftige Nachblutungen, ein Pleuraempyem und eine persistierende Fistel, die einen weiteren Eingriff nach 2 Wochen erforderlich machte. Außerdem traten postoperativ ein Sekretverhalt, der durch bronchoskopische Absaugung behandelt werden musste, und eine tiefe Beinvenenthrombose auf. 5 Patienten hatten postoperativ eine Luftfistel, die sich erst in der 2. Woche verschloss. Im Langzeitverlauf (>3 Jahre) traten 3 Rezidive auf (Tabelle 11.5). Dies entspricht neueren Literaturangaben, nach denen Rezidive nach adäquater VATS-Resektion und Pleurodese unter 5% liegen [9,12,19].

11.4.3 Thorakotomie

Eine Erweiterung des Zugangs (Minithorakotomie) bzw. Umstieg auf eine offene Thorakotomie kann z.B.

Tabelle 11.6. Gründe für einen Umstieg von der VATS-Technik auf die offene Thorakotomie zur Bullaresektion und Pleurodese beim primären Spontanpneumothorax (Sammelstatistik Heidelberg-Rohrbach, UKBF Steglitz, 1992–1999)

Ausgedehnte Pleuraverwachsungen	6,1%
Große oder zentrale Bullae	4,6%
Blutung	0,8%
Andere (v.a. Karzinom, Klammerdehiszenz)	2,3%

- bei unerwartet ausgedehnten Verwachsungen,
- bei sehr großen oder zentral gelegenen Bullae oder
- bei intraoperativen Komplikationen wie Blutungen oder defekter Klammernahtreihe

erforderlich werden.

Dies kommt nach eigenen Erfahrungen (s. oben beim PPT) in etwa 10% der Fälle vor.

Bei ◘ Tabelle 11.6 sind ausgedehnte Operationen dagegen häufiger erforderlich [23, 27].

Literatur

1. Alfageme I, Moreno L, Huertas C, Vargas A, Hernandez J, Beiztegui A (1994) Spontaneous pneumothorax: long-term results with tetracycline pleurodesis. Chest 106: 347–350
2. Baumann MH, Strange C (1997) Treatment of spontaneous pneumothorax. A more aggressive approach? Chest 112: 789–804
3. Bense L, Wiman LG, Hedenstierna G (1980) Onset of symptoms in spontaneous pneumothorax: with special reference to the ultrastructure of emphysematous bullae. Chest 77: 771–776
4. Berrisford RG, Page RD (1996) Video-assisted thoracic surgery for spontaneous pneumothorax. Thorax 51(Suppl 2): 523–528
5. Chan SSW (2000) Current opinions and practices in the treatment of spontaneous pneumothorax. J Accid Emerg Med 17:165–169
6. Dienemann H (1999) Kommentar auf Anforderung der Schriftleitung. Chirurg 70: 41–42
7. El Khawand C, Marchandise FX, Mayne A et al. (1995) Pneumothorax spontané. Résultats du talcage sous thoracoscopie. Rev Mal Respir 12: 275–281
8. Guérin JC, Van der Schueren RG (1989) Traitement des pneumothorax récidivants par application de colle de fibrine sous endoscopie. Rev Mal Respir 6: 443–445
9. Hazelrigg SR, Landreneau RJ, Mack M et al. (1993) Thoracoscopic stapled resection for spontaneous pneumothorax. J Thorac Cardiovasc Surg 105: 389–393
10. Hürtgen M, Linder A, Friedel G, Toomes H (1997) Erfassung gängiger Pleurodeseverfahren am Beispiel des Pneumothorax. Zentralblatt Chir 122: 628–632
11. Inderbitzi R, Furrer M (1992) The surgical treatment of spontaneous pneumothorax by video-thoracoscopy. Thorac Cardiovasc Surg 40: 330–333
12. Inderbitzi RGC, Leiser A, Furrer M, Althaus U (1994) Three years experience in video-assisted thoracic surgery (VATS) for spontaneous pneumothorax. J Thorac Cardiovasc Surg 107: 1410–1415
13. Jordan KG, Kwong JS, Flint J, Muller NL (1997) Surgically treated pneumothorax: radiologic and pathologic findings. Chest 111: 280–285
14. Kim KH, Kim HK, Han JY, Kim JT, Won YS, Choi SS (1996) Transaxillary minithoracotomy versus video-assisted

thoracic surgery for spontaneous pneumothorax. Ann Thorac Surg 61:1510–1512
15. Kim J, Kim K, Shim YM et al. (1998) Video-assisted thoracic surgery as a primary therapy for primary spontaneous pneumothorax: decision making by the guideline of high-resolution computed tomography. Surg Endosc 12: 1290–1293
16. Klaue HJL, Schneider S, Bauer E (1999) Thorakoskopische Behandlung des primären Spontanpneumothorax am Allgemeinkrankenhaus – chirurgische und rechtliche Aspekte. Chirurg 70: 36–41
17. Lippert HL, Lund O, Blegvad S, Larsen HV (1991) Independent risk factors for cumulative recurrence rate after first spontaneous pneumothorax. Eur Respir J 4: 324–331
18. Massard G, Thomas P, Wihlm J-M (1998) Minimally invasive management for first and recurrent pneumothorax. Ann Thorac Surg 66: 592–599
19. Miller JI Jr (1993) The present role and future considerations of video-assisted thoracoscopy in general thoracic surgery. Ann Thorac Surg 56: 804–806
20. Mitlehner W, Friedrich M, Dissmann W (1992) Value of computer tomography in the detection of bullae and blebs in patients with primary spontaneous pneumothorax. Respiration 59: 221–227
21. Olsen PS, Andersen HO (1992) Long-term results after tetracycline pleurodesis in spontaneous pneumothorax. Ann Thorac Surg 53: 1015–1017
22. Rozenman J, Yellin A, Simansky DA, Shiner RJ (1996) Re-expansion pulmonary oedema following spontaneous pneumothorax. Respir Med 90: 235–238
23. Sahn SA, Heffner JE (2000) Spontaneous pneumothorax. N Engl J Med 342: 868–874
24. Samuel JR (1997) Management of recurrent spontaneous pneumothorax and recurrent symptomatic pleural effusion with chest tube pleurodesis. Crit Care Nurse 17: 28–32
25. Schoenenberger RA, Haefeli WE, Weiss P, et al. (1993) Evaluation of conventional chest tube therapy for iatrogenic pneumothorax. Chest 104: 1770–1772
26. Schramel FM, Postmus PE, Vanderschueren RG (1997) Current aspects of spontaneous pneumothorax. Eur Respir J 10: 1372–1379
27. Sunder-Plassmann L (2000) Pneumothorax. Chirurg 71: 1422–1428
28. Thévenet F, Gamonès JP, Bodzongo D, Balawi A (1992) Pneumothorax spontané et récidivant. Traitement chirurgical. A propos de 278 observations. Ann Chir 46: 165–169
29. Van de Brekel JA, Duurkens VA, Vanderschueren RG (1993) Pneumothorax. Results of thoracoscopy and pleurodesis with talc poudrage and thoracotomy. Chest 103: 345–347
30. Vanderschueren RG (1990) The role of thoracoscopy in the evaluation and management of pneumothorax. Lung 168 (Suppl): 1122–1125
31. Waller DA, Forty J, Morritt GN (1994) Video-assisted thoracoscopic surgery versus thoracotomy for spontaneous pneumothorax. Ann Thorac Surg 58: 372–377
32. Weeden D, Smith GH (1983) Surgical experience in the management of spontaneous pneumothorax, 1972–82. Thorax 38: 737–743

IV

Teil IV Neoplasien (Lungenrundherd, Lungenmetastasen, Bronchialkarzinom)

Epidemiologie, Metastasierungsmuster und Prognosefaktoren bei Lungenmetastasen

H.G. Hotz

Neben lokal infiltrativem Wachstum ist die Fähigkeit zur Fernmetastasierung charakteristisch für maligne Tumoren.

Die Lunge stellt neben der Leber das epidemiologisch wichtigste Metastasierungsorgan dar. Entsprechend groß ist die klinische Bedeutung der pulmonalen Metastasierung von primär extrapulmonalen Tumoren. Die klassischen, an anatomischen Leitschienen orientierten Metastasierungsmuster haben heute nach wie vor ihre Gültigkeit, wenngleich eine Fülle von neuen molekularbiologischen Erkenntnissen Einblicke in die grundlegenden Mechanismen der Fernmetastasierung und Organotropie bestimmter Primärtumoren erlaubt. Die pulmonale Absiedelung maligner Tumoren erfolgt nicht nach dem Zufallsprinzip, sondern wird durch anatomische Leitschienen, tumoreigene Faktoren und nicht zuletzt durch spezifische Eigenschaften des Metastasenorgans Lunge determiniert. Die zugrunde liegenden molekularen Mechanismen der Metastasierung werden bislang nur bruchstückhaft verstanden.

Für die Prognose von Patienten mit Lungenmetastasen sind die Entität des Primärtumors und die komplette chirurgische Resektion die wichtigsten Faktoren.

Das nachfolgende Kapitel befasst sich mit der Epidemiologie von Lungenmetastasen und beleuchtet die pulmonalen Metastasierungswege von soliden Malignomen. Außerdem wird ein Überblick über die Prognosefaktoren bei pulmonaler Absiedelung gegeben.

12.1   Epidemiologie

Lungenmetastasen sind häufig. In Autopsiestudien wurde gefunden, dass bis zu 80 % aller Patienten mit extrapulmonalen Malignomen zum Zeitpunkt ihres Todes Lungenfiliae aufweisen [2].

Von diesen Patienten haben wiederum mehr als 20 % alleinige Lungenmetastasen [4,7]. Nierenzellkarzinome, Mammakarzinome und Hodentumoren haben eine besondere Neigung zur Lungenmetastasierung, aber auch Prostatakarzinome, kolorektale Karzinome, Ovarialkarzinome und

◪ **Tabelle 12.1.** Relative Häufigkeit von pulmonalen Filiae. (Nach Colby et al. 1995, [1])

Primärtumor	Autopsiebefund (%)	Klinisch erkannt (%)
Osteosarkom	75	15
Hodentumoren	80	12
Nierenzellkarzinom	75	30
Mammakarzinom	60	5
Kolorektales Karzinom	40	5

Melanome bilden häufig pulmonale Absiedelungen [12, 14]. Für Weichteil- und Osteosarkome ist die Lunge oft das einzige Metastasierungsorgan [10]. Vergleicht man Angaben zur Häufigkeit einer klinisch erkannten pulmonalen Metastasierung mit den Ergebnissen aus Autopsiestudien, so überrascht nicht, dass die post mortem gefundenen Zahlen bei allen Tumoren deutlich höher liegen. Die relative Häufigkeit von Lungenmetastasen von einigen Malignomen ist in ◪ Tabelle 12.1 zusammengestellt.

12.2   Metastasierungswege von soliden Tumoren

12.2.1   Phasen der Metastasierung

Die Metastasierung von malignen Tumoren stellt einen überaus komplexen und dynamischen Vorgang dar, dessen Regulation bislang nur teilweise verstanden wird [3].

Die Sequenz von Ereignissen kann in 3 Hauptphasen (◪ Abb. 12.1) aufgegliedert werden.

Die 1. Phase wird als **Invasionphase** bezeichnet: Zunächst kommt es zur Tumorzelldissoziation, der Lösung einzelner Zellen aus dem Verband des Primärtumors. Die abgelösten Tumorzellen infiltrieren aktiv das umgebende Stroma und invadieren schließlich das Blut- oder Lymphgefäßsystem. Dies leitet zur **Embolisationsphase** über: Gesteuert vom Blut- und Lymphstrom werden die Tumorzellen passiv an die Metastasierungsorgane verteilt. Die Embolisationsphase endet mit der Adhäsion der Tumorzellen am Gefäßendothel im Zielorgan der Metastasierung. Dort muss die Gefäßwand

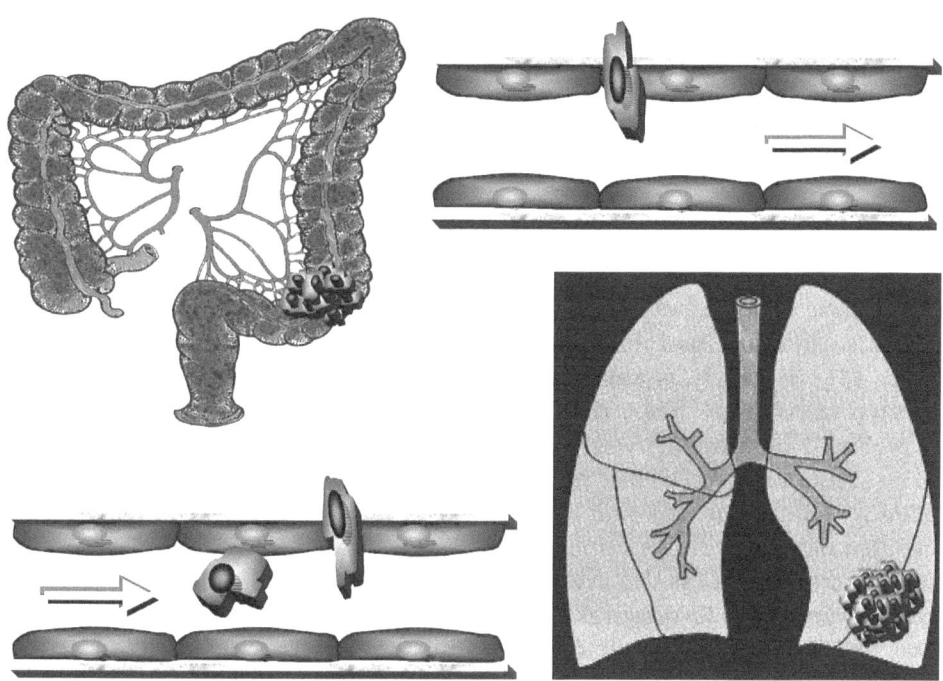

◘ **Abb. 12.1.** Schematische Darstellung der Phasen der Metastasierung

abermals aktiv durchbrochen werden, damit in der **Implantationsphase** die Etablierung der metastatischen Absiedelung erfolgen kann. Kritische Schritte in dieser 3. Phase der Metastasierung sind die Ausbildung einer Versorgung der Metastase mit Blutgefäßen, die Verfügbarkeit von Wachstumsfaktoren sowie die Überwindung von lokalen Immunreaktionen. Aufgrund der Vielzahl der notwendigen Voraussetzung für eine erfolgreiche Metastasierung geht man davon aus, dass nur eine von mehr als 1.000 zirkulierenden Tumorzellen überlebt und Ausgangspunkt für einen metastatischen Tumorherd wird [5].

12.2.2 Lymphogene und hämatogene Tumorzellverschleppung

Die intravaskuläre Verschleppung der Tumorzellen in der Embolisationsphase läuft in 2 Hauptformen ab: der **lymphogenen** sowie der **hämatogenen** Embolisation.

Bei der lymphogenen Tumorzellverschleppung haben die regionären Lymphknoten die Aufgabe eines immunologischen Filters. Abhängig von der Effektivität der immunologischen Abwehrreaktion kommt es intranodal zu weiterem Tumorwachstum bis hin zum Durchbruch der Lymphknotenkapsel. Die weitere lymphatische Verschleppung der Tumorzellen erfolgt antegrad mit dem Lymphabstrom, kann jedoch auch retrograd, d.h. zu benachbarten Lymphknoten hin ablaufen. Über den Ductus thoracicus können primär lymphogen verschleppte Tumorzellen sekundär auch in das Blutgefäßsystem eindringen.

Die hämatogene Verschleppung von malignen Zellen erfolgt in der Regel antegrad entlang der anatomischen Gefäßbahnen. Dementsprechend werden historisch 5 Typen der hämatogenen Metastasierung differenziert [13,15]. Bei 2 der 5 hämatogenen Leitschienen stellt die Lunge das erste und wichtigste Filterorgan für die Tumorzellen dar:

━ Hier ist an 1. Stelle der **Hohlvenentyp** zu nennen, der für jene Primärtumoren relevant ist, deren venöses Blut direkt über die obere und untere Hohlvene in die Lungenstrombahn gelangt. Der Hohlvenentyp umfasst folglich die Karzinome der oberen Luft- und Speisewege, der Brustdrüse, des Urogenitaltrakts, endokriner Organe wie Schilddrüse und Nebennieren sowie die Sarkome der Extremitäten.

- Der 2. hämatogene Metastasierungstyp mit der Lunge als 1. Filterstation ist der **Lebertyp**, der primäre Leberzellkarzinome sowie Lebermetastasen umfasst. Deren Tumorzellen gelangen nach Einbruch in die Lebervenen antegrad in die untere Hohlvene.
- Beim **Pfortadertyp**, der im Wesentlichen die Organe des Gastrointestinaltraktes umfasst, stellt die Leber das 1. Filterorgan dar.
- Primärtumoren der Lunge sowie solitäre Lungenmetastasen streuen antegrad über die Pulmonalvenen primär in die Organe des großen Kreislaufes (**Lungentyp**).
- Beim **Wirbelsäulentyp** wird hingegen eine retrograde Verschleppung von malignen Zellen über paravertebrale Venenplexus in die Wirbelkörper angenommen; dieser Ausbreitungsweg kommt bei Prostata- und Mammakarzinomen vor.

12.2.3   Klinik der pulmonalen Metastasierung

Klinisch stellt sich die lymphogene Tumorzellausbreitung häufig als **Lymphangiosis carcinomatosa** dar, worunter man eine Tumorausbreitung entlang der intrapulmonalen Lymphbahnen versteht (◻ Abb. 12.2).

Oft geht die Lymphangiosis von Lymphknotenmetastasen im Lungenhilus aus und führt zu einer streifig radiären Parenchymverdichtung. Dieser hilifugale Typ wird bei Mamma-, Magen- und Pankreaskarzinomen beschrieben. Seltener kann es beim Magenkarzinom zu einer transdiaphragmalen lymphatischen Aussaat mit diffuser retikulärer Parenchymverdichtung der Lunge kommen. Unter dem Begriff der Pleurakarzinose wird sowohl eine pleurale Lymphangiosis als auch eine Tumormanifestation auf der serösen Pleuraoberfläche subsumiert. Typischerweise ist die Pleurakarzinose, die vor allem beim Mamma- und Magenkarzinom auftritt, mit einem Pleuraerguss vergesellschaftet.

Solide Lungenmetastasen sind der häufigste klinische Typ der hämatogenen pulmonalen Filialisierung. Sie treten typischerweise peripher, multipel und bilateral auf (◻ Abb. 12.3). Darüber hinaus finden sich solide Filiae häufiger in den Unterals in den Oberlappen, was mit der erhöhten Durchblutung der Unterlappen in Verbindung gebracht wird. Sekundär kann es zu einem Einbruch von soliden Herden in das Bronchialsystem kommen, was die Differenzierung von primären Bronchuskarzinomen erschweren kann.

Grundsätzlich kann bei allen Tumoren mit der Lungenstrombahn als primärem Filter (Hohlvenentyp, Lebertyp) eine **obstruktive pulmonalarte-**

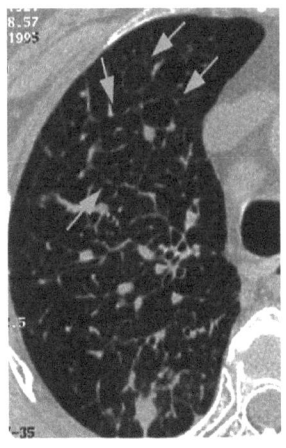
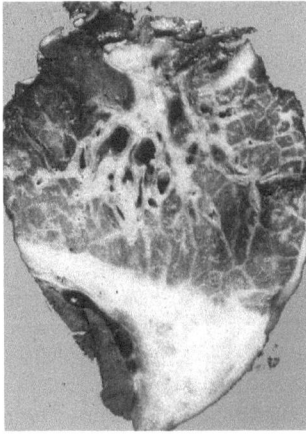

◻ **Abb. 12.2.** Lymphangiosis carcinomatosa

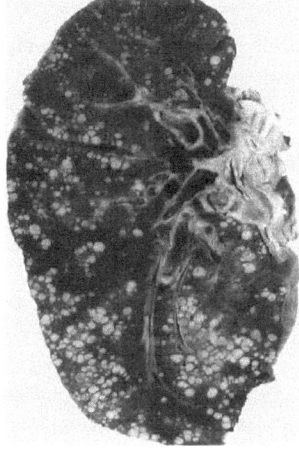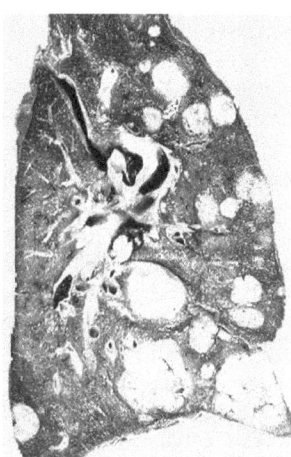

◼ Abb. 12.3. Solide Lungenmetastasen

rielle Embolisation von Tumorgewebe als weitere Form der hämatogenen Metastasierung stattfinden. In Autopsien fanden sich bei rund der Hälfte der primären Leberkarzinome pulmonale Tumoremboli; beim Nierenzellkarzinom waren 30% der Fälle betroffen. Klinisch kann sich abhängig vom Ausmaß der tumorembolischen Gefäßobstruktion eine ausgeprägte Dyspnoe entwickeln.

Eine seltene klinische Manifestation der hämatogenen Lungemetastasierung stellt die so genannte **pulmonale tumorthrombotische Mikroangiopathie (PTTM)** dar, eine durch nichtokkludierende Tumoremboli ausgelöste proliferative Angiopathie der kleinen peripheren Pulmonalarterien. Vorwiegend bei Adenokarzinomen beobachtet, resultiert die PTTM in einer pulmonalen Hypertonie mit konsekutiver Rechtsherzbelastung, welche in ausgeprägten Fällen unmittelbar zum Tode des Patienten führen kann.

Zusammengefasst lässt sich festhalten, dass die Lungemetastasierung von extrapulmonalen Malignomen häufig kombiniert über die geschilderten lymphogenen und hämatogenen Wege ablaufen kann. Darüber hinaus können primär hämatogen entstandene Lungenmetastasen in pulmonale Lymphgefäße einbrechen, was sekundär zur Ausbildung von intrathorakalen Lymphknotenmetastasen führen kann. ◼ Tabelle 12.2 zeigt, dass dieses Phänomen klinisch eine Rolle zu spielen scheint: Abhängig von der Entität des Primärtumors fand sich bei bis zu einem Viertel der we-

◼ **Tabelle 12.2.** Anteil einer zusätzlichen lymphogenen Metastasierung bei operierten Patienten mit Lungenmetastasen (nach Schirren et al. 1998, [11])

Primärtumor	Lymphknotenbefall
Nierenzellkarzinom	26,1% (31/119)
Mammakarzinom	23,2% (16/96)
Kolorektales Karzinom	19,0% (20/105)
Hodenkarzinom	7,8% (9/115)

gen Lungenmetastasen operierten Patienten eine zusätzliche lymphogene Metastasierung.

12.3 Neue molekularbiologische Erkenntnisse

Die oben genannten **klassischen**, auf anatomisch vorgegebenen Bahnen beruhenden Mechanismen der Metastasierung können beispielsweise die Organotropie mancher Tumoren nur unzureichend erklären.

Insbesondere während des letzten Jahrzehnts ist es zunehmend evident geworden, dass komplexe Mechanismen auf molekularer Ebene die einzelnen Schritte des Metastasierungsprozesses steuern. Wir sind noch weit entfernt von einem umfassenden Bild der für die Lungemetastasierung spezifischen Mechanismen, doch hat es signifikante Fortschritte bei der Aufklärung von allgemeinen Teilaspekten der Metastasierung gegeben [3, 8].

Die **molekulare Grundlage** für die Dissoziation von Tumorzellen aus dem Primärtumorverband ist der Verlust von Oberflächenmolekülen, welche die Adhäsion der Zellen untereinander und zur extrazellulären Matrix vermitteln. Zur Gruppe dieser Adhäsionsmoleküle gehören die Integrine, Cadherine, Selektine sowie die Mitglieder der Ig-Superfamilie. Beispielsweise fungiert das epithelspezifische E-Cadherin als Suppressor von Invasion und Metastasierung. Reduzierte Expression von E-Cadherin in vivo war mit einer schlechten Prognose der Patienten assoziiert.

Nach der Ablösung aus dem Primärtumor muss die Tumorzelle die extrazelluläre Matrix durchwandern. Hierbei bildet die **Auflösung der extrazellulären Matrix** einen wesentlichen Teilschritt; sie erfolgt durch eine ganze Reihe von Matrixmetalloproteinasen (MMPs), Serinproteinasen, Zysteinproteinasen und Aspartatproteinasen. Von diesen Proteinasen sind die MMPs intensiv untersucht worden; die spezifische Inhibition der MMPs wird bereits in klinischen Studien auf ihre Effektivität in der Krebsbehandlung evaluiert.

Neben der Auflösung der extrazellulären Matrix müssen sich Tumorzellen zur Metastasierung **aktiv fortbewegen** können. Der komplexe Prozess der Zelllokomotion beruht u.a. auf der Formation von Pseudopodien. Auf der molekularen Ebene ist hierzu eine Aktinpolymerisierung erforderlich, die wiederum von der Rho-like GTPase Rac1 gesteuert wird. Die Überexpression von Rac1 induziert Zellmigration und Invasion von Epithelzellen; die Inhibierung dieser GTPase und anderer Regulatoren des Aktin-Zytoskeletts stellt einen potentiellen therapeutischen Ansatz dar.

Wie bereits erwähnt, wird nur ein kleiner Teil der zirkulierenden Tumorzellen zum Ausgangspunkt einer später klinisch manifesten Metastase. Zunächst einmal muss die Tumorzelle **über organspezifische Adhäsionsmoleküle an Endothelzellen des Metastasenorgans andocken** und die Gefäßbarriere – diesmal in anderer Richtung – überwinden. Zum Wachstum jenseits einer Größe von wenigen Kubikmillimetern ist die Ausbildung von nutritiven Blutgefäßen erforderlich. Dieser Prozess der Neoangiogenese wird ganz wesentlich

von proangiogenen Faktoren wie der Familie der »vascular endothelial growth factors« (VEGF) und der »fibroblast growth factors« (FGF) initiiert und unterhalten. Viele Tumorzellen überexprimieren diese vaskulären Faktoren und stoßen somit selbst die Bildung ihrer Gefäßversorgung an. Die Inhibierung der Tumorneoangiogenese gehört zu den hoffnungsvollsten neuen Therapiestrategien in der Krebsbehandlung [6].

12.4   Prognosefaktoren

Die Suche nach Prognosefaktoren ist wichtig, um aus dem Gesamtkollektiv der an Lungenmetastasen erkrankten Patienten diejenigen zu identifizieren, die durch eine operative Therapie einen maximalen Gewinn erzielen können.

Histologie des Primärtumors. Der wichtigste prognostische Faktor stellt die Histologie des Primärtumors dar. So werden multiple, bilaterale Metastasen eines kolorektalen Karzinoms nicht kurativ resektabel sein, während bei Keimzelltumoren im Zusammenspiel mit effektiven Chemotherapien auch bei einem diffusen pulmonalen Befallsmuster eine Heilung erzielt werden kann. Der Vergleich primärtumorabhängiger Prognosefaktoren aus der Literatur ist nur eingeschränkt möglich, da nur vereinzelte, zum Teil nicht vergleichbare Studien vorliegen.

Komplette Resektion. Prospektive Studien, welche die Therapie mit dem Spontanverlauf der Erkrankung vergleichen, existieren nicht und sind aufgrund der günstigen Ergebnisse nach Resektionsbehandlungen ethisch kaum mehr zu vertreten. Weiterhin ist zu bedenken, dass die für eine operative Behandlung geeigneten Patienten bereits eine prospektiv selektionierte Gruppe darstellen. Schirren et al. [11] haben am großen Kollektiv (n=706) der Heidelberger Thoraxklinik prognostische Faktoren bei operierten Patienten mit Lungenmetastasen analysiert (◘ Tabelle 12.3). Wenig überraschend kommen sie zu dem Schluss, dass die komplette Resektion der Metastasen, unabhängig vom Primärtumor, den wichtigsten prognostischen Faktor darstellt. Nur bei einigen Tumoren-

◻ **Tabelle 12.3.** Prognostische Faktoren im operativen Krankengut (n=706) der Thoraxklinik Heidelberg-Rohrbach (nach Schirren et al. 1998, [11])

	Metastasenzahl	Krankheitsfreies Intervall	Lymphknotenbefall	Komplette Resektion
Hodentumoren	-	-	-	+
Mammakarzinom	-	-	-	+
Kolorektales Karzinom	+	-	-	+
Nierenzellkarzinom	+	+	+	-
Osteosarkom	-	+	-	+

titäten spielen die Anzahl der Metastasen, das krankheitsfreie Intervall zwischen der Behandlung des Primärtumors und dem Auftreten der Absiedelungen sowie der intrathorakale Lymphknotenbefall eine Rolle. Keine prognostische Relevanz hatten in dieser Studie Geschlecht und Alter der Patienten.

5-Jahres-Überlebensrate. Erwartungsgemäß hängt die zu erwartende 5-Jahres-Überlebensrate stark von der Entität des Primärtumors ab. Für Keimzelltumoren des Hodens werden Raten von bis zu 80% erreicht. Bei zum Teil kleinen Fallzahlen schwanken die Ergebnisse der Studien für einzelne Primärtumoren erheblich. Eine Übersicht wurde in ◻ Tabelle 12.4 zusammengestellt. Festzuhalten bleibt, dass ein Überleben von 5 Jahren bei Patienten mit einem metastasierten Tumorleiden keineswegs mit einer Heilung gleichzusetzen ist. Die Ergebnisse der International Registry of Lung Metastasis, einer großen internationalen Multicenterstudie mit 5.206 Patienten, können jedoch bestätigen, dass die Metastasenchirurgie an der Lunge ein technisch sicheres und onkologisch potentiell kuratives Verfahren darstellt [9].

◻ **Tabelle 12.4.** 5-Jahres-Überlebensraten nach (operativer) Therapie von Lungenmetastasen (nach Schirren et al. 1998 [11])

Hodentumoren	Bis 80%
Mammakarzinom	36–50%
Kolorektales Karzinom	30–47%
Nierenzellkarzinom	21–60%
Osteosarkom	35–58%

Literatur

1. Colby TV, Koss KN, Travis WD (1995) Tumors metastatic to the lung. Atlas of tumor pathology, 3rd Ser, Fasc 13: Tumors of the lower respiratory tract. Armed Forces Institute of Pathology, Washington, DC, pp 517–546
2. Crow J, Slavin G, Kreel L (1981) Pulmonary metastasis: A pathologic and radiologic study. Cancer 47: 2595–2602
3. Engers R, Gabbert HE (2000) Mechanisms of tumor metastasis: cell biological aspects and clinical implications. J Cancer Res Clin Oncol 126: 682–692
4. Farrell JT (1935) Pulmonary metastasis: A pathologic, clinical, roentgenologic study based on 78 cases seen at necropsy. Radiology 24: 444–451
5. Fidler IJ (1970) Metastasis: quantitative analysis of distribution and fate of tumor emboli labeled with 125J-5-iodo-2'-deoxyuridine. J Natl Cancer Inst 45: 773
6. Folkman J (1997) Angiogenesis and angiogenesis inhibition: an overview. EXS 79: 1–8
7. Gilbert H, Kagan AR (1976) Metastases: Incidence, detection and evaluation without histological confirmation. In: Weiss L (ed) Fundamental aspects of metastasis. North-Holland, Amsterdam, pp 315–405
8. Herbay A von, Otto HF (1998) Pulmonale Metastasierung von primär-extrapulmonalen Tumoren. In: Drings P, Vogt-Moykopf (Hrsg) Thoraxtumoren, 2. Aufl. Springer, Berlin Heidelberg New York Tokio, pp 599–614
9. Pastorino U, Buyse M, Fridel G et al. (1997) Long-term results of lung metastasectomy: prognostic analysis based on 5206 cases. J Cardiovasc Surg 113: 37–49
10. Roth JA (1985) Treatment of metastatic cancer to lung. In: DeVita z, Hellmann z, Rosenberg z (eds.) Cancer principles and practice of oncology, vol 2, 2nd edn. Lippincott, Philadelphia, pp 2104–2117
11. Schirren J, Muley T, Schneider P et al. (1998) Chirurgische Therapie der Lungenmetastasen. In: Drings P, Vogt-Moykopf (Hrsg) Thoraxtumoren, 2. Aufl. Springer, Berlin Heidelberg New York Tokio, S 640–669
12. Temeck BK, Pass HI (1996) Intrathoracic metastasis. In: Aisner J, Arriagada R, Green MR et al. (eds): Comprehensive textbook of thoracic Oncology. Williams & Wilkins, Baltimore, pp 906–992

13. Walther HE (1948) Krebsmetastasen. Schwabe, Basel
14. Weiss L, Dimitrov DS (1986) Mechanical aspects of the lungs as cancer cell-killing organs during hematogenous metastasis. J Theor Biol 121: 307–321
15. Willis RA (1941) A review of 500 consecutive cancer necropsies. Med J Austr 28: 258–265

Operationsindikation und operative Verfahrenswahl bei Lungenmetastasen

J.-P. Ritz

Lungenmetastasen werden bei etwa 10–30% aller Patienten mit einem malignen Grundleiden im Laufe ihrer Erkrankung diagnostiziert.

Ergebnisse in Autopsiestatistiken belegen, dass in einer weitaus größeren Anzahl Lungenmetastasen zum Zeitpunkt des Todes beim Malignompatienten nachgewiesen werden können. Nach Untersuchungen von Colby finden sich bei 40–80% der Obduktionsbefunde pulmonale metastastische Absiedlungen. Die Lunge ist damit das Organ, das nach der Leber am zweithäufigsten von einem metastatischen Leiden befallen wird. Der Nachweis von Lungenmetastasen ist gleichzeitig mit einer Reduktion der 5-Jahres-Überlebensrate vergesellschaftet, weshalb schon frühzeitig in der chirurgischen Historie Versuche unternommen wurden, pulmonale Absiedlungen operativ zu entfernen.

Historischer Überblick. Die erste Beschreibung einer Resektion einer Brustwandmetastase mit Übergreifen auf die Lunge datiert auf das Jahr 1855, durchgeführt von Sedellot. Erst 1933 findet sich ein Bericht über ein Langzeitüberleben nach Metastasektomie eines Nierenzellkarzinoms von Barny (◘ Tabelle 13.1). Erst seit den 50er-Jahren des letzten Jahrhunderts kann die chirurgische Entfernung von Lungenmetastasen als operativer Routineeingriff angesehen werden.

Kontroversen. Trotz dieser großen Patientenzahl und der langen Suche nach der geeigneten Behandlung existieren weiterhin Kontroversen über die korrekte Therapie pulmonaler Metastasen. Diese Kontroversen betreffen folgende Punkte:
- Die Indikationsstellung: wann sollte und welche Lungenmetastasen sollten operiert werden?
- Der operative Zugangsweg: minimal-invasiver Eingriff versus offener Thorakotomie.
- Das Ausmaß der Resektion: Notwendigkeit einer mediastinalen und hilären Lymphadenektomie.
- Die postoperative Behandlung: Sinn und Effektivität einer adjuvanten Therapie nach Metastasenresektion.

Aktueller Stand. Die chirurgische Therapie von Lungenmetastasen gilt heutzutage als anerkannt, da sie mit einer geringen Komplikationsrate durchzuführen ist und bei einer Vielzahl von Patienten mit einer Verbesserung der Prognose und einer Erhöhung der 5-Jahres-Überlebensrate einhergeht. Die Entscheidung zu einem chirurgischen Vorgehen sollte innerhalb eines interdisziplinären Therapiekonsensus fallen, um dem Patienten die bestmögliche onkologische Therapie zu bieten. Das operative Vorgehen muss als oberstes Ziel die komplette R0-Metastasenresektion beinhalten, die vorzugsweise über eine offene laterale Thorakotomie erfolgen kann. Weiterhin sehen wir bis zum Vorliegen definitiver Studien die Durchführung der hilären und mediastinalen Lymphknotendissektion als Standardeingriff im Rahmen der Metastasektomie an.

13.1   Operationsindikation

Leitlinien. Die Deutsche Gesellschaft für Thoraxchirurgie hat 1998 Leitlinien erstellt, in denen die Einschlusskriterien festgelegt wurden, unter denen ein operatives Vorgehen bei Lungenmetastasen in Betracht gezogen werden kann (◘ Tabelle 13.2). Entsprechend dieser Leitlinien sollen:

◘ **Tabelle 13.1.** Überblick über die historische Entwicklung der Lungenmetastasenchirurgie

1855 (Sedillot)	Resektion Brustwandmetastasen
1833 (Krönlein)	Pulmonale Metastasektomie
1933 (Barney)	Metastasektomie mit Langzeitüberleben
1947 (Haight)	Erste größere Patientenserie (n=24)
Seit etwa 1950	Routineeingriff

◘ **Tabelle 13.2.** Einschlusskriterien der Deutschen Gesellschaft für Thoraxchirurgie für die operative Behandlung von Lungenmetastasen (Leitlinien der Deutschen Gesellschaft für Thoraxchirurgie. AWMF-Leitlinien-Register Nr. 010/004, Metastasenchirurgie)

Primärtumor unter Kontrolle
Keine extrapulmonalen Metastasen
Metastasen komplett (R0) resektabel
Ausreichend funktionelle Reserven
Alternative Therapien nicht Erfolg versprechend
Anspruch auf interdisziplinäre Therapieplanung

der Primärtumor unter Kontrolle,

keine extrapulmonalen Metastasen nachweisbar,

die Metastasen komplett resektabel und

keine alternativen erfolgversprechenden Behandlungsmethoden verfügbar sein.

> Ein unter Kontrolle stehender Primärtumor erfordert gemäß diesen Leitlinien keine R0-Resektion, sondern in Ausnahmefällen auch einen Tumor, der durch alternative Therapien wie Radiotherapie oder Chemotherapie behandelbar ist.

Das geforderte Fehlen einer extrapulmonalen Metastase wird dann eingeschränkt, wenn diese Tumoren durch Therapiemaßnahmen wie z.B. chirurgische Resektion, Chemotherapie oder Radiotherapie sicher behandelbar sind. Die Abschätzung der kompletten Resektabilität erfolgt anhand der präoperativen Bildgebung durch eine Computertomographie. Zu beachten ist dabei, dem Patienten ausreichend funktionelle Reserven zu belassen. Hierzu ist bei zentralem Sitz der Metastasen eine Abwägung erforderlich, ob der Patient durch einen erweiterten Eingriff im Sinne einer Lobektomie oder ggf. sogar Pneumonektomie komplett resektabel erscheint.

> Eine inkomplette Metastasenresektion sollte unbedingt vermieden werden, da die R0-Resektion als der stärkste prognostische Faktor in der Metastasenchirurgie der Lunge gilt.

Der letzte Punkt behandelt die Ausschlussmöglichkeit alternativer erfolgversprechender Therapien. Insbesondere z.B. beim Mammakarzinom, Hodenkarzinom und Osteosarkom kommen alternative Therapiemaßnahmen wie Chemotherapie oder kombinierte Radiochemotherapie in Betracht, die zu einem lang anhaltenden Heilungserfolg bei dem Patienten führen. Aus diesem Grund hat hier die Metastasenresektion einen anderen Stellenwert.

▣ Tabelle 13.3. Überblick über Operationsindikationen und -einschränkungen bei Patienten mit Lungenmetastasen

Solitäre Metastase	Diagnosesicherung
Multiple Metastasen	Diagnosesicherung, R-0-Resektion
Rezidivmetastasen	R-0-Resektion
Resttumorentfernung	Hodentumoren, Osteosarkome
Palliativeingriff	Schmerzen, Retentionspneumonie

Konkrete Patientengruppe. Unter Berücksichtigung der genannten Einschlusskriterien kommen zum Zeitpunkt der Diagnosestellung nur noch maximal 20–30% aller Patienten mit Lungenmetastasen für eine Resektion in Frage (▣ Tabelle 13.3).

Hierunter fallen Patienten mit einer solitären Lungenmetastase. Diese stellt, alleine schon aus Gründen der Diagnosesicherung, die klassische Indikation für die operative Entfernung dar. Multiple Metastasen können ebenfalls für eine Resektion in Betracht gezogen werden. Hier ist nicht die absolute Anzahl der Metastasen entscheidend, sondern die Möglichkeit zur Erzielung einer kompletten R0-Resektion mit ausreichender funktioneller Parenchymreserve. Das Auftreten intrapulmonaler Rezidivmetastasen wird dann als sinnvolle Indikation angesehen, wenn eine komplette Resektion unter Beachtung der Parenchymreserve erzielbar ist. Unter dieser Voraussetzung führt der operative Eingriff zu einer Verbesserung der Prognose. Eine weitere Operationsindikation ergibt sich aus der Notwendigkeit einer Tumorreduktion bzw. Resttumorentfernung. Diese kommt bei Patienten mit Hodentumoren in Betracht, bei denen residuale Rundherde nach der Chemotherapie operativ entfernt werden sollen, um eventuell vorhandenes Resttumorgewebe komplett entfernen zu können.

Selten führen Schmerzen durch Brustwandinfiltration oder das Auftreten einer Retentionspneumonie im Sinne eines palliativen Eingriffes zu einer operativen Indikation. Nicht indiziert ist eine operative Verfahrenswahl bei diffuser Aussaat der Lungenmetastasen oder bei Nachweis einer Lymphangiosis carcinomatosa. Hier ist durch ein lokales operatives Vorgehen kein therapeutischer oder prognostisch relevanter Effekt für den Patienten zu erwarten.

5-Jahres-Überlebensraten. Die Beachtung der Einschlusskriterien und Indikationen führt zu einer Verbesserung der 5-Jahres-Überlebensrate nach RO-Metastasenresektion.

In einer Übersicht des International Registry of Lung Metastases (IRLM) von 1999 konnte Koong an 5.206 Patienten für die meisten Karzinome 5-Jahres-Überlebensraten von 20–50% nachweisen. Eine positive Ausnahme stellten Patienten mit Hodentumoren dar, die durch die chemotherapeutischen Maßnahmen per se schon eine Verbesserung der 5-Jahres-Überlebensrate aufwiesen. Eine Ausnahme im negativen Sinne stellten Patienten mit malignem Melanom und Mammakarzinom dar. In dieser Patientengruppe waren nach RO-Metastasektomie nur eingeschränkte Überlebensraten zu erzielen. Dies verdeutlicht die Notwendigkeit einer individuellen und interdisziplinären Begutachtung jedes einzelnen Patienten unter Zusammenarbeit von Chirurgie, Onkologie und Strahlentherapie vor einer Entscheidung zum operativen Vorgehen. Hierdurch wird dem Patienten das für ihn am besten geeignete und therapeutisch sinnvollste Konzept angeraten.

13.2   Zugangsweg

Prinzipiell stehen für die Lungenmetastasenchirurgie 4 unterschiedliche Zugangswege zur Verfügung:
- die laterale Thorakotomie,
- die transversale Thorakotomie,
- die mediane Sternotomie und
- die Videothorakoskopie.

13.2.1   Laterale Thorakotomie

Die laterale Thorakotomie beim seitlich gelagerten Patienten gilt in unserer Klinik als Standardzugang.

Sie ermöglicht eine vollständige einseitige Exploration mit kompletter interlobärer, hilärer und

mediastinaler Lymphknotendissektion. Im Vergleich zu einem bilateralen transversalen Zugang stellt sie eine deutlich geringere Belastung für den Patienten im Hinblick auf die postoperative Schmerzsymptomatik und die kardiopulmonale Belastung dar. Nachteilig bei diesem Vorgehen ist die evtl. notwendige metachrone Zweitoperation kontralateral bei Vorliegen einer bilateralen Metastasierung. Wir sehen die Indikation zur lateralen Thorakotomie immer dann gegeben, wenn es sich um eine einseitige Metastasierung handelt. Bei bilateraler Metastasierung sollte die laterale Thorakotomie nur dann Einsatz finden, wenn es sich um einen kardiopulmonalen Risikopatienten handelt, der durch einen simultanen beidseitigen Eingriff gefährdet wird, oder eine ausgedehnte Metastasierung vorliegt. Weiterhin sollte bei einem Rezidiveingriff stets eine laterale Thorakotomie gewählt werden, da hierbei die Adhäsionen nach vorausgegangener Thoraxoperation deutlich einfacher zu lösen sind.

13.2.2   Transversale Thorakotomie

Alternativ zur lateralen Thorakotomie bietet die **transversale Thorakotomie** eine Möglichkeit zu einer simultanen kompletten Lungenexploration beidseits mit einem guten Zugang zu den dorsalen und hilusnah gelegenen Strukturen und der Möglichkeit zu einer bilateralen kompletten Lymphknotendissektion.

Nachteilig bei diesem Zugangsweg gestaltet sich die technisch aufwändige Präparation und die vermehrten postoperativen Schmerzen. Deshalb sollte die transversale Thorakotomie nur bei jungen Patienten ohne kardiopulmonale Risikofaktoren Einsatz finden, die gleichzeitig eine bilaterale Metastasierung vorwiegend der dorsalen Lungenabschnitte aufweisen.

13.2.3   Mediane Sternotomie

Die dritte Alternative des Zugangsweges stellt die **mediane Sternotomie** dar.

Diese ermöglicht ebenfalls eine simultane Lungenexploration beidseits und ist deutlich weniger schmerzhaft als die transversale Thorakotomie.

Nachteilig bei diesem Verfahren ist der erschwerte Zugang zum linken Unterlappen und zu den hilusnahen Strukturen mit einer erschwerten Lymphknotendissektion in diesem Bereich. Wir sehen die Indikation zur medianen Sternotomie nur dann gegeben, wenn es sich um einen Patienten mit bilateraler Metastasierung und ventral gelegenen Metastasen handelt.

13.2.4 Videothorakoskopie

Die **Videothorakoskopie** als Zugangsweg erscheint aufgrund ihrer geringen Invasivität und ihrer technisch einfachen Durchführbarkeit als ideale Möglichkeit den Patienten mit einem metastatischen Leiden zu behandeln.

Der Nachteil der Videothorakoskopie liegt darin, dass eine komplette Palpation der Lungen nicht möglich ist, dass eine Lymphknotendissektion nicht oder nur mit großem technischen Aufwand durchgeführt werden kann und dass eine Beurteilung der Hilusstrukturen technisch schwer erzielbar ist.

> Wir sehen zum gegenwärtigen Zeitpunkt die Videothorakoskopie nur indiziert, um einen solitären Rundherd diagnostisch zu sichern.

Durch eine intraoperative Schnellschnittuntersuchung kann die Histologie abgeklärt werden, um bei Nachweis von Malignität auf ein offenes Vorgehen umzusteigen. Die Bedeutung der kompletten Lungenpalpation wurde in 2 Studien mit großen Patientenzahlen nachgewiesen, welche die Anzahl der nachweisbaren Lungenmetastasen in der präoperativen Diagnostik mit den intraoperativen Befunden verglichen haben. Hierbei zeigte sich in einer Studie von McCormack, dass durch die Durchführung einer präoperativen Computertomographie und einer Videothorakoskopie nur bei 22% aller Patienten die präoperative und die mittels einer offenen Thorakotomie nachgewiesene Anzahl der Lungenmetastasen übereinstimmten. Bei 56% der untersuchten Patienten war die Zahl der computertomographisch und videothora-

koskopisch nachgewiesenen Lungenmetastasen geringer als die über eine Thorakotomie palpierten Metastasen. Ein ähnliches Bild zeichnet sich in der Studie von Schirren ab, welche die präoperativen CT-Befunde mit den intraoperativ nach Thorakotomie erhobenen Befunden verglichen haben. Hier wurde lediglich bei 37% der Patienten präoperativ ein korrekter Befund erhoben.

Beide Studien verdeutlichen, dass der palpierende Finger des Chirurgen die größte Sensitivität im Nachweis auch kleiner radiologisch oder thorakoskopisch nicht nachweisbarer Rundherde hat. Dies erklärt die notwendige Zurückhaltung im Einsatz der Videothorakoskopie bei der Metastasenchirurgie, da nur bei einer Minderheit der Patienten tatsächlich alle präoperativ nachgewiesenen Rundherde entfernt werden, während die übrigen Patienten inkomplett reseziert werden.

13.3 Ausmaß der Resektion

Das Ausmaß der Metastasektomie wird in der Literatur kontrovers diskutiert.

Klarheit herrscht darüber, dass das Ziel jeder chirurgischen Operation von Lungenmetastasen die RO-Resektion metastatischen Gewebes darstellt. Nicht geklärt dagegen ist die Frage, ob eine Resektion mit oder ohne hiläre und mediastinale Lymphknotendissektion durchgeführt werden soll. Die Rationale für eine systematische Lymphknotendissektion ergibt sich aus den Daten der thoraxchirurgischen Klinik Heidelberg. In den 1998 publizierten Daten von 706 Patienten mit Lungenmetastasen unterschiedlicher Primärtumoren fand sich bei insgesamt 14,6% ein mediastinaler Lymphknotenbefall. Dieser Befall betraf alle Primärtumorarten. Inwieweit der Befall der mediastinalen Lymphknoten und die mediastinale Lymphknotendissektion eine prognostische Relevanz für den Patienten haben, ist bisher nicht bewiesen. Vergleichende Studien zur Überprüfung der prognostischen Effektivität der Lymphadenektomie fehlen bislang. Einen indirekten Vergleich erlaubt jedoch die Gegenüberstellung der Daten des International Registry of Lung metastases und der Heidelberger Klinik im Hinblick auf die postoperative Morbidität und Letalität. Beide Studien weisen trotz unterschiedlichen Vorgehens

◨ **Tabelle 13.4.** Operationstechnik zur Resektion von Lungenmetastasen (Leitlinien der Deutschen Gesellschaft für Thoraxchirurgie. AWMF-Leitlinien-Register Nr. 010/004, Metastasenchirurgie)

Komplette Palpation und Inspektion

Parenchymsparende Resektion (atypische Resektionen +++, Lobektomie, selten Pneumonektomie)

Hiläre und mediastinale Lymphknotendissektion als Bestandteil des Eingriffs

in der systematischen Lymphadenektomie keine Unterschiede in der perioperativen Morbidität und Letalität auf. Dieser Vergleich lässt zumindest eingeschränkt die Aussage zu, dass eine systematische mediastinale und hiläre Lymphknotendissektion bei Lungenmetastasen ohne Erhöhung der Komplikationsrate durchzuführen ist. Trotz des bislang fehlenden Nachweises einer prognostischen Relevanz halten wir unter diesen Umständen eine systematische Lymphknotendissektion im Einklang mit den Leitlinien der Deutschen Gesellschaft für Thoraxchirurgie bei Lungenmetastasen für einen prinzipiellen Bestandteil der Operation (◨ Tabelle 13.4).

Die Vorgehensweise der Resektion von Lungenmetastasen beinhaltet damit in unserer Klinik den offenen Zugang über eine laterale Thorakotomie, transversale Thorakotomie oder mediane Sternotomie nach sicherem Nachweis des metastatischen Geschehens. Die Videothorakoskopie dient lediglich der histologischen Sicherung bei Tumoren unklarer Dignität. Anschließend erfolgt die komplette Palpation und damit mögliche Detektion sämtlicher intrapulmonaler Rundherde. Die Entfernung der Rundherde sollte über eine atypische Resektion mit einem Sicherheitssaum von 0,5 cm erfolgen, wobei auf eine parenchymsparende Resektion zu achten ist. Bei ungünstiger Lage der Tumoren kann unter Umständen eine Lobektomie oder sogar Pneumonektomie erforderlich werden. Der Resektion des Tumors schließt sich eine standardisierte interlobäre, hiläre und mediastinale Lymphknotendissektion an.

Als Standardverfahren zur Resektion kommt die Klemmenresektion mit einem Klammernahtgerät in Betracht (◨ Abb. 13.1).

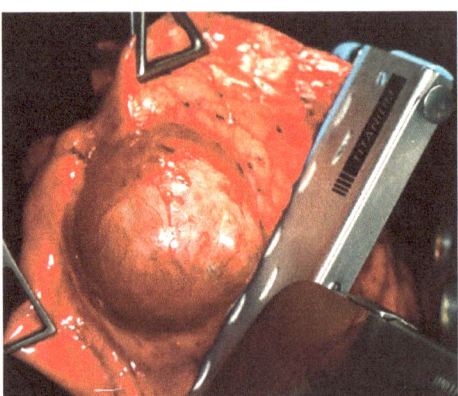

◨ **Abb. 13.1.** Atypische Klemmenresektion mit Klammernahtgerät bei kolorektaler Lungenmetastase

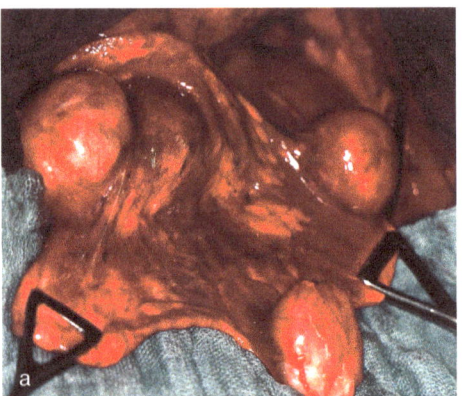

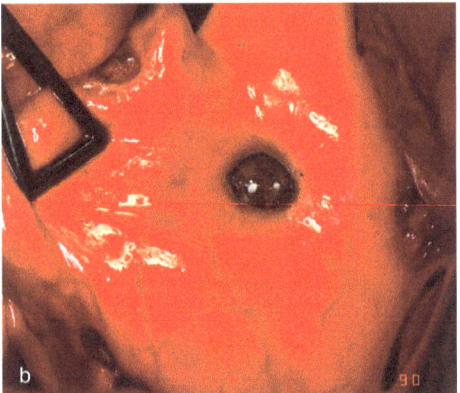

◨ **13.2a,b. a** Multiple Lungenmetastasen bei kolorektalem Karzinom – intraoperativer Situs. **b** Zustand nach Laserresektion einer Metastase mit Karbonisationssaum

Bei multiplen Metastasen vorwiegend in bilateralen Lungenlappen steht als Alternative die Laserresektion zur Verfügung (◘ Abb. 13.2a und 13.2b). Diese bietet durch die Möglichkeit der scharf um den Tumor herumgeführten Koagulationsgrenze eine Chance für ein extrem parenchymsparendes Vorgehen.

Die perioperative Letalität in der Metastasenchirurgie liegt im Allgemeinen unter 2% [5]. Dabei ist sie abhängig vom Resektionsausmaß und reicht von 0,6% bei der Keil- und Segmentresektion über 1,2% bei der Lobektomie bis zu 3,6% bei der Pneumonektomie [9].

13.4 Adjuvante Therapie

Ob die Durchführung einer adjuvanten oder palliativen Therapiemaßnahme nach vorausgegangener kompletter RO-Metastasenresektion sinnvoll ist, lässt sich bei dem breiten Spektrum der zugrunde liegenden Primärtumorentitäten nur schwer beurteilen.

Bisher liegen keine größeren randomisierten Studien zu diesem Thema vor. Lediglich für Hodentumoren und Osteosarkome konnte durch die Durchführung einer Chemotherapie ein Überlebensvorteil im Anschluss an eine Metastasenresektion nachgewiesen werden. Die Entscheidung über adjuvante Therapiemaßnahmen sollte daher unter individuellen Gesichtspunkten im Rahmen eines interdisziplinären Konsens getroffen werden.

Literatur

1. Abecasis N, Cortez F, Bettencourt A, Costa CS, Orvalho F, de Almeida JM (1999) Surgical treatment of lung metastases: prognostic factors for long-term survival. J Surg Oncol 72: 193–198
2. Aberg T (1997) Selection mechanisms as major determinants of survival after pulmonary metastasectomy. Ann Thorac Surg 63: 611–612
3. Arbeitsgemeinschaft der Wissenschaftlichen Medizinischen Fachgesellschaften (AWMF) – Leitlinien der Deutschen Gesellschaft für Thoraxchirurgie; Stand 1998
4. Downey RJ (2000) Surgical treatment of pulmonary metastases. Surg Clin North Am 80: 341–354
5. Friedel G, Pastorino U, Buyse M et al. (1999) Resection of lung metastases: long-term results and prognostic analysis based on 5206 cases – The international registry for lung metastases. Zbl Chir 124: 96–103
6. Fujiwara K, Takeda S, Miyoshi S, Matsuda H (1998) Survival after resection of pulmonary metastases. A proposal of number-size score as a prediction. Eur J Cardiotorac Surg 13: 327–329
7. Greelish JP, Friedberg J (2000) Secondary pulmonary malignancy. Surg Clin North Am 80: 633–657
8. Kandioler D, Kromer E, Tuchler H et al. (1998) Long-term results after repeated surgical removal of pulmonary metastases. Ann Thorac Surg 65: 909–912
9. Koong HN, Pastorino U, Ginsberg RJ (1999) Is there a role for pneumonectomy in pulmonary metastases? Ann Thorac Surg 68: 2039–2043
10. McCormack PM, Bains MS, Begg CB et al. (1996) Role of video-assisted thoracic surgery in the treatment of pulmonary metastases: results of a prospective trial. Ann Thorac Surg 62: 213–217
11. Schirren J, Muley T, Schneider P et al. (1999) Die chirurgische Therapie von Lungenmetastasen. In: Schmoll H-J, Höffken K, Possinger K (Hrsg) Kompendium Internistische Therapie. 3. Aufl. Springer, Berlin Heidelberg New York Tokio, S 2507–2539
12. Sonett JR (1999) Pulmonary metastases: biologic and historical justification for VATS. Eur J Cardiothorac Surg 16: 13–16
13. Todd TR (1997) The surgical treatment of pulmonary metastases. Chest 112: 287–290
14. Vogt-Moykopf I, Bulzebruck H, Merkle NM, Probst G (1988) Results of surgical treatment of pulmonary metastases. Eur J Cardiothorac Surg 2: 224–232

Epidemiologie, Genese, Metastasierung und Prognosefaktoren beim Bronchialkarzinom

J. Gröne

Weltweit liegt das Bronchialkarzinom bei den zum Tod führenden Neubildungen derzeit an der Spitze. Bei Männern ist Lungenkrebs die häufigste zum Tode führende Krebserkrankung. Bei Frauen nimmt er bei steigender Tendenz die 3. Position hinter dem Mamakarzinom und dem Kolonkarzinom ein. Die Inzidenz des Bronchialkarzinoms liegt nur gering über der Letalität, woraus sich die niedrige Überlebensrate ableiten lässt. Diese Tatsache liegt vor allen Dingen in der häufig erst spät gestellten Diagnose begründet.

Das nichtkleinzellige Bronchialkarzinom macht bei den neu diagnostizierten Fällen einen Anteil von ungefähr 80% aus [20]. Im Gegensatz zu vielen anderen Tumorentitäten kann ein Großteil der Fälle durch bekannte Risikofaktoren erklärt werden.

Es besteht heute kein Zweifel mehr daran, dass das Rauchen den bedeutendsten Einzelrisikofaktor für das Bronchialkarzinom darstellt. Unter den beruflichen Noxen ist die Asbestbelastung als wichtigster ätiologischer Faktor zu nennen. Beim Zusammenwirken von Schadstoffbelastung der Außenluft (Luftverschmutzung), beruflicher Belastung und Tabakkonsum muss von einem multiplikativen Effekt ausgegangen werden.

Den einzig kurativen Therapieansatz stellt die radikale und vollständige Resektion bei Patienten mit frühen Krankheitsstadien (UICC Stadium I und II) als auch selektionierten Patienten mit einem lokal fortgeschrittenen Stadium (UICC Stadium IIIa) dar. Ein hoher Prozentsatz der Patienten ist jedoch aufgrund des fortgeschrittenen (UICC Stadium IIIb) und metastasierten Stadiums (UICC Stadium IV) bei Diagnosestellung inoperabel.

Gegenwärtig kann von einer Heilungsrate aller Patienten von unter 20% ausgegangen werden, was die Bedeutung der Prävention und der Entwicklung neuer Therapiekonzepte betont [14].

Von allen Prognosefaktoren stellt die Tumorausbreitung zurzeit den entscheidenden Prognosefaktor beim nichtkleinzelligen Bronchialkarzinom dar und bestimmt das therapeutische Vorgehen. Inwieweit molekulare Marker in Zukunft in Bezug auf die Prognose eine ergänzende Funktionen oder gar eine unabhängige Bedeutung erlangen, bleibt abzuwarten.

14.1   Epidemiologie

14.1.1   Geschlechtsunterschiede und regionale Unterschiede

Im Jahr 1995 starben in der Bundesrepublik Deutschland 37.147 Personen an Lungenkrebs.

Die Schätzungen der jährlichen Neuerkrankungszahlen für das Bronchialkarzinom liegen bei 30.200 für das männliche und 7.900 für das weibliche Geschlecht. Die Neuerkrankungsrate beträgt deutschlandweit 60,0 bis 67,0 pro 100.000 Männer sowie 7,0 bis 9,1 pro 100.000 Frauen (ehemalige DDR und Bundesrepublik Deutschland).

Das Bronchialkarzinom manifestiert sich in der Regel in der 6. Lebensdekade und bevorzugt derzeit das männliche Geschlecht ungefähr fünfmal häufiger als das weibliche (◻ Abb. 14.1). Bei der männlichen Bevölkerung ist das Bronchialkarzinom mit einem Anteil von 27 % an allen Krebserkrankungen nicht die häufigste Krebsneuerkrankung, jedoch aufgrund der schlechten Prognose im Vergleich z.B. zum kolorektalen Karzinom die häufigste Todesursache aller bösartigen Erkrankungen.

Beim weiblichen Geschlecht rangiert Lungenkrebs mit Anteilen von 8% nach Brustkrebs und dem kolorektalen Karzinom an 3. Stelle der krebsbedingten Todesursachen (◻ Abb. 14.2, 14.3).

Die Sterblichkeit bei Männern weist in beiden Teilen Deutschlands bis Ende der 60er-Jahre im Osten und Ende der 70er-Jahre im Westen einen starken An-

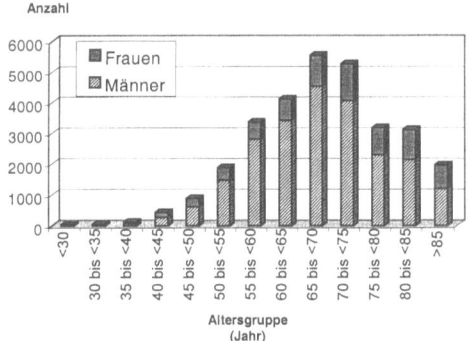

◻ **Abb. 14.1.** Todesfälle für das Bronchialkarzinom in der Bundesrepublik Deutschland 1995 nach Altersgruppen unterteilt

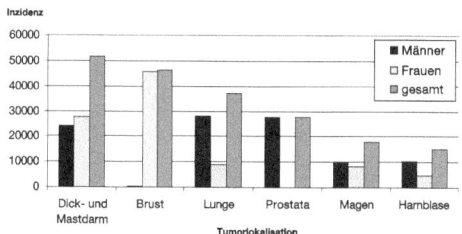

◧ **Abb. 14.2.** Krebsneuerkrankungen in der Bundesrepublik Deutschland 1997. Quelle: Robert-Koch-Institut

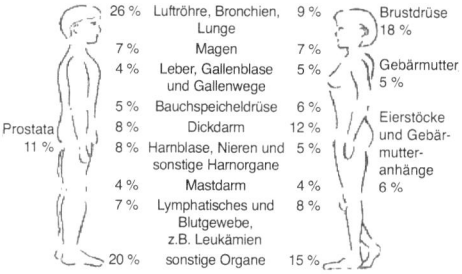

◧ **Abb. 14.3.** Todesursachen nach Organen in der Bundesrepublik Deutschland 1997. Quelle: Robert-Koch-Institut

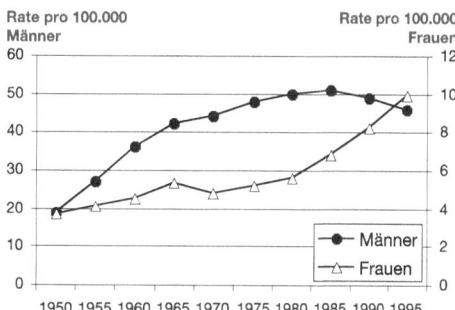

◧ **Abb. 14.4.** Standardisierte Mortalitätsrate für das Bronchialkarzinom in der Bundesrepublik Deutschland 1950–1995

stieg auf. Seit Mitte der 80er-Jahre stellt sich für die Geschlechter eine gegenläufige Entwicklung dar.

Während bei den Männern nach einer Stagnation auf hohem Niveau die Sterblichkeit im Westen Ende der 80er-Jahre in einen deutlichen Rückgang übergeht, steigt die Sterblichkeit bei Frauen seit Beginn der 50er-Jahre mit einer kleinen Unterbrechung Mitte der 60er-Jahre ununterbrochen (◧ Abb. 14.4). Die Zunahme fällt in Ostdeutschland allerdings etwas geringer als in Westdeutschland aus. Dieser Trend lässt sich ebenfalls in anderen westlichen Industrienationen verzeichnen. Die Sterblichkeitsraten liegen 1990 bei 48,5 (West) bzw. 47,8 (Ost) pro 100.000 Männer und bei 8,3 (West) bzw. 5,1 (Ost) pro 100.000 Frauen [1]. Stabile Häufungen von erhöhten Mortalitätsraten können für Männer im Norden und Nordosten der ehemaligen DDR sowie insbesondere im Süden in den Landkreisen Aue und Schwarzenberg (Bergbaugebiete, Uranabbau) und in Westdeutschland in Teilen des Saarlands und im westlichen Rheinland verzeichnet werden. Regionen mit etwas niedrigeren Raten sind in Teilen Hessens, Baden-Württembergs und Bayerns erkennbar. Bei Frauen zeigen sich auf einem wesentlich niedrigeren Sterblichkeitsniveau

bis auf die Region um Wismut (Landkreise Aue und Schwarzenberg) in denjenigen Regionen, die auch für Männer zu nennen waren, ebenfalls erhöhte Raten [1].

Im Vergleich zur Bundesrepublik ist die Lungenkrebssterblichkeit in den USA noch deutlich höher und in Japan ganz auffällig geringer. Die standardisierte Mortalitätsrate liegt in den USA bei 58,2 pro 100.000 Männern und bei 25,3 pro 100.000 Frauen, während sie sich in Japan bei 30,3 für Männer und 7,9 für Frauen bewegt. Die höchste Rate für Männer im europäischen Vergleich weist Ungarn mit 79,0 auf, was auch weltweit die höchste Rate darstellt. Bei den Frauen ist die Mortalitätsrate mit 21,0 in Großbritannien am höchsten. Die niedrigsten Raten liegen für Frauen bei 3,5 (Spanien) und für Männer bei 23,7 (Schweden [1]).

Das Bronchialkarzinom ist selten heilbar. Trotz neuer Chemotherapeutika, besserer Diagnostik, und radikaler Operationsprinzipien konnte in den letzten 15 Jahren keine signifikante Verbesserung der 5-Jahres-Überlebensrate erzielt werden. Die durchschnittliche relative 5-Jahres-Überlebensrate wird für Männer im gesamten Bundesgebiet mit regionalen Schwankungen zwischen 8,0% und 9,8% angegeben und für Frauen zwischen 10,8% und 11,8% [14].

14.1.2 Untergruppen des Bronchialkarzinoms

Das Bronchialkarzinom umfasst eine morphologisch heterogene Gruppe an bösartigen Lungentumoren.

Nur ungefähr die Hälfte der Tumoren zeigt histologisch ein nahezu einheitliches Bild. Die Einteilung erfolgt nach dem überwiegenden pathohistologischen Typ.

In Anlehnung an die WHO werden seit 1981 im Rahmen der histologischen Klassifikation der Lungentumoren beim Bronchialkarzinom 4 Untergruppen unterschieden: das Plattenepithelkarzinom, das Adenokarzinom, das großzellige Bronchialkarzinom und das kleinzellige Bronchialkarzinom (◘ Tabelle 14.1). Der vorherrschende histologische Typ beim Mann ist mit mehr als 40% das Plattenepithelkarzinom gefolgt vom Adenokarzinom (25%) und dem kleinzelligen Karzinom (20%). Die Verteilung der histologischen Typen bei den Frauen ist annähernd ausgeglichen. Eine weitere Unterscheidung von Subtypen ist beim Plattenepithelkarzinom, Adenokarzinom und kleinzelligen Karzinom mikroskopisch nur bedingt möglich, da es sich bei bis zu 40% um Mischtumoren handelt [16]. Kritisch ist hierbei zu bemerken, dass eine derartige Pauschalisierung die Tumorbiologie des individuellen Einzelfalles nur sehr grob und unzureichend charakterisieren kann.

Im Hinblick auf klinische Erfahrungen und die grundverschiedenen Therapieansätze für bösarti-

◘ Tabelle 14.2. Klinisch-histologische Klassifikation des Bronchialkarzinoms. NSCLC (»non small cell lung cancer«), SCLC (»small cell lung cancer«) mit prozentualem Anteil an allen Bronchialkarzinomen [1]

Klinisch-histologische Klassifikation

Nichtkleinzelliges Karzinom – NSCLC (80%)
  Plattenepithelkarzinom
  Adenokarzinom
  Großzelliges Karzinom

Kleinzelliges Karzinom – SCLC (20%)

ge Lungentumoren ist jedoch eine Unterscheidung in kleinzellige und nichtkleinzellige Bronchialkarzinome für den Kliniker von großer Bedeutung (◘ Tabelle 14.2). Im Gegensatz zum nichtkleinzelligen Bronchialkarzinom, welches in lokalisierten Stadien primär chirurgisch therapiert wird, stellt das kleinzellige Karzinom seit Einführung der Chemotherapie Ende der 60er-Jahre eine Domäne der konservativen Onkologie dar und wird daher bei der folgenden Darstellung außer Betracht gelassen.

14.2   Ätiologie und Pathogenese des Bronchialkarzinoms

14.2.1   Ätiologie

Inhalationsrauchen. Als mit Abstand bedeutendster Risikofaktor für das Bronchialkarzinom ist das Inhalationsrauchen seit dem Beginn der modernen Epidemiologie in den 50er-Jahren inzwischen als kausal nachgewiesen.

Im Zigarettenkondensat enthaltene Karzinogene und Kokarzinogene in Form von polyzyklischen Kohlenwasserstoffen sind bei 90% der Patienten alleinig oder zumindest als begleitendes Agens für die Entwicklung eines Bronchialkarzinoms verantwortlich. In der Bundesrepublik Deutschland werden 87% der gesamten Lungenkrebssterblichkeit bei Männern und 56% bei Frauen dem Rauchen zugeschrieben.

Die Auswertung einer Langzeitbeobachtungsstudie unter britischen Ärzten von 1951 ergab ein zunehmendes Risiko mit steigendem Zigaretten-

◘ Tabelle 14.1. Histologische Klassifikation der Bronchialkarzinome in Anlehnung an die WHO

Bronchialkarzinom

1.1 Plattenepithelkarzinom
     Spindelzelliges Plattenepithelkarzinom

1.2 Kleinzelliges Bronchialkarzinom
     Kleinzelliges Bronchialkarzinom (»oat-cell type«)
     Kleinzelliges Bronchialkarzinom (»intermediate cell type«)
     Kleinzelliges Bronchialkarzinom (»combined oat-cell carcinoma«)

1.3 Adenokarzinome
     Azinäre Adenokarzinome
     Papilläre Adenokarzinome
     Solide, schleimbildende Adenokarzinome

1.4 Großzelliges Bronchialkarzinom
     Großzelliges Karzinom mit Riesenzellen
     Hellzelliges Bronchialkarzinom

konsum auf das knapp 8fache verglichen mit Nichtrauchern bei einem täglichen Zigarettenkonsum von 1–14 Zigaretten, auf das knapp 13fache bei einem täglichen Konsum von 15–24 Zigaretten und auf das 25fache bei einem Konsum von mehr als 25 Zigaretten pro Tag [5]. Andere Studien dieser Art kamen zu vergleichbaren Ergebnissen. Folgende Resultate können heute als gesichert gelten: Das Lungenkrebsrisiko steigt mit zunehmender Dosis, wobei dies sowohl bei Betrachtung der täglichen Rauchmenge als auch bei der kumulierten Anzahl gerauchter Zigaretten oder anderer Tabakprodukte gilt. Das Risiko nimmt ferner zu mit der Zeit, während der eine Person in ihrem Leben raucht, und es wird umso höher, je früher eine Person in ihrem Leben mit dem Rauchen beginnt. Falls vor dem 17. Lebensjahr mit dem Rauchen begonnen wird, steigt das Risiko noch einmal um 50% an.

Das individuelle Lungenkrebsrisiko kann durch Aufgeben des Rauchens entscheidend reduziert werden. Bereits nach 5 Jahren Abstinenz wird das Lungenkrebsrisiko halbiert. Nach 10 Jahren ohne aktives Rauchen ist das Risiko auf 1/4 des vorherigen Wertes zurückgegangen. Das Risiko eines Nichtrauchers wird allerdings nie wieder erreicht werden.

Nichtraucher mit Exposition gegenüber Tabakrauch (Passivraucher) scheinen ein im Vergleich zu nicht exponierten Nichtrauchern nur geringgradig erhöhtes Risiko für Lungenkrebs haben. Zusammenfassende Bewertungen von Fallkontroll- und Kohortenstudien bezüglich des Lungenkrebsrisikos durch Passivrauchen zeigten in Übersichtsarbeiten ein relatives Risiko (RR) zwischen 1,29 und 1,6 [3, 7, 24]. In der Bundesrepublik Deutschland sind auf der Basis verfügbarer Angaben zur Passivrauchexposition 400 Todesfälle pro Jahr auf diese Exposition zurückzuführen. Für Zigarren- und Pfeifenraucher ist eine damit verbundene Erhöhung des Lungenkrebsrisikos ebenfalls nachgewiesen. Der Effekt ist allerdings geringer als bei Zigarettenrauchern, was mit einer unterschiedlichen Inhalationstiefe erklärt wird.

Rauchen ist ein Risikofaktor für alle histologischen Typen des Lungenkrebses. Während der Effekt beim kleinzelligen Karzinom und beim Plattenepithelkarzinom besonders ausgeprägt ist, ist er für das Adenokarzinom und das großzellige Karzinom weniger stark [13].

Berufliche Exposition. Neben dem Tabakrauch sind eine Reihe beruflicher Expositionen bekannt, die erwiesenermaßen ein erhöhtes Risiko für Lungenkrebs mit sich bringen. Der bedeutendste Einzelrisikofaktor ist mit einem Anteil von mehr als 90% aller beruflich verursachten Bronchialkarzinome die Asbestexposition. Der Zusammenhang ist fest etabliert und als kausal gesichert [11]. Es konnte insbesondere bei starker Exposition ein deutlicher Dosis-Wirkungs-Effekt zwischen der chronischen Asbestbelastung der Lungen und der Entwicklung von bösartigen Lungen- und Brustfelltumoren nachgewiesen werden. Der nahezu lineare Anstieg von Bronchialkarzinomen bei kumulativer Exposition ist für alle Asbestarten gleich. Zwischen Rauchen und Asbestexposition besteht ein synergistischer und multiplikatorischer Effekt mit einem 50fach höheren Lungenkrebsrisiko. Nach erfolgter Asbeststaubexposition manifestieren sich die bösartigen Tumoren mit einer Latenz von etwa 20–30 Jahren, die beim Mesotheliom im Vergleich zum Bronchialkarzinom ausgeprägter erscheint [2, 8, 29].

Weitere inhalative Noxen, die mit Tätigkeiten in der Aluminiumherstellung, Kohlegas- und Koksherstellung, in Gießereien, als Maler und in der Gummiherstellung verbunden sind, und ionisierende Strahlung (□ Tabelle 14.3) haben einen karzinogenen Effekt. Sie bedeuten je nach Exposition ein berufsbedingtes Lungenkrebsrisiko von schätzungsweise 7–12%. Die Abschätzung der Kausalfaktoren der Lungenkrebsentwicklung durch berufliche Noxen wird jedoch meist durch gleichzeitigen Zigarettenkonsum bei diesen Berufsgruppen erschwert. Einen klaren Dosis-Wirkungs-Zusammenhang zwischen ionisierender Strahlung und dem Auftreten von Lungenkrebs haben Beobachtungen der Überlebenden der Atombombenabwürfe in Hiroshima und Nagasaki gezeigt [22]. Untersuchungen von Beschäftigten in Uranminen konnten außerdem nachweisen, dass die berufliche Exposition gegenüber Radon ursächlich für das Auftreten von Lungenkrebs ist und mit einem etwa 2fach erhöhten Risiko verbunden ist. Bei den Gebieten mit hoher Lungenkrebssterblichkeit in Thüringen (z.B. Landkreise Aue und Schwarzenberg) handelt es sich um Bergbaugebiete, in denen nach dem 2. Weltkrieg in großem Stil Uranabbau

◨ **Tabelle 14.3.** Berufsbedingte Faktoren, die mit einem erhöhten Lungenkrebsrisiko einhergehen

Berufsbedingte Risikofaktoren beim Bronchialkarzinom		
Asbest	Asbestarbeiter, Textilindustrie	Rösler JA et al. 1993[23]
Radon	Kobaltbergbau »Schneeberger Krankheit«	Tomasek L et al. 2001[26]
Radioaktive Stäube	Uranbergbau	Mulloy KB et al. 2001 [18]
Arsen	Kupferhütte »Moselwinzer« Trinkwasser	Enterline PE 1987 [6]
Kokerei- rohgase Nickeldämpfe, Chromdämpfe, Metallstäube, Schweißrauchen	Eisen- und Stahlhütten	Schottenfeld D und Fraumeni JF 1996 [25]
Cadmium, PAK	Chemie- und Metallberufe	Schottenfeld D und Fraumeni JF 1996 [25]
Dieselmotor- abgase, Ruß, Teer, Zementstaub Künstliche Mineralfasern	Straßen- bauarbeiter	Boffetta P et al. 1998 [3]
Silikate	Bergleute, Mineral- aufarbeiter, Keramikberufe	Brown LM et al. 1997 [4]
Polyzyklische Kohlenwasser- stoffe, Kühlschmier- mittel, halo- genierte Äther, Mineralöle, Isopropylöl	Kokerei, Industrie-, Lagerarbeiter	Boffetta P et al. 1998 [3]

betrieben wurde und dabei eine der verheerendsten Radonexpositionen von Minenbeschäftigten eingetreten ist. Als Berufskrankheiten wurden bisher offiziell mehr als 5.000 Lungenkrebsfälle anerkannt. Jährlich kommen 200 bis 300 Lungenkrebsfälle hinzu.

Industrie- und Verkehrsabgase. Industrie- und Verkehrsabgase (Luftverschmutzung) werden für schätzungsweise 5% aller Bronchialkarzinome verantwortlich gemacht. Die Risikoerhöhung für die Entwicklung von Lungenkrebs steigt auf das 1,5fache bei Männern und auf das 1,2fache bei Frauen. Das Risiko betrifft insbesondere Raucher, da beim Zusammenwirken von Schadstoffbelastung der Außenluft und Tabakkonsum von einem multiplikativen Effekt auszugehen ist. Die größte Bedeutung unter den Luftschadstoffen wird dem Dieselruß zugeschrieben [10, 12].

Familiäre Disposition. Eine familiäre Disposition ist inzwischen als gesichert anzusehen. Personen mit einem Elternteil, der an einem Bronchialkarzinom erkrankt ist, haben ein 2- bis 3mal höheres Bronchialkarzinomrisiko als Personen ohne eine derartige familiäre Belastung bei vergleichbaren Rauchgewohnheiten.

Patienten mit einer chronischen Bronchitis haben ein erhöhtes Risiko, an einem Bronchialkarzinom zu erkranken, insbesondere wenn eine deutlich obstruktive Komponente besteht.

Narbenkarzinom. Der Begriff des Narbenkarzinoms, bei dem es sich meistens um ein Adenokarzinom handelt, ist mit Vorsicht zu behandeln, da oft auch im Resektat oder bei der Sektion nicht sicher zu entscheiden ist, ob sich ein Karzinom auf eine Narbe aufgepfropft hat oder ob sich eine Narbe im Bereich eines Karzinoms erst entwickelt hat.

14.2.2   Pathogenese

Bösartige Lungentumoren entstehen als Endstufe von Zell- und Gewebsveränderungen auf dem Boden von chronisch einwirkenden kanzerogenen Noxen und Schadstoffen.

Bei bronchoalveolären Karzinomen wird, nachdem der gleiche Tumortyp beim Schaf durch Retroviren ausgelöst wird, eine virale Ätiologie vermutet. Nach heutigem Kenntnisstand vollzieht sich die Entstehung von Bronchialkarzinomen in mehreren Stufen, die in der Regel mit 3–10 unabhängigen genetischen Alterationen verknüpft sind. Die Veränderungen betreffen überwiegend Gene, die direkt oder indirekt an der Regulation des Wachstums, der Proliferation oder der Differenzierung der Zelle beteiligt sind. Die Aktivierung des (Proto-)Onkogens und die Inaktivierung von Tumorsuppressorgenen als Folge von chromosomalen Aberrationen (Translokation, Inversion), Mutationen wie Punktmutationen, Deletion, Insertion, Amplifikationen oder Überexpressionen von Genen sind Voraussetzung für eine Transformation der Zelle und führen zu einer Entartung der Zelle. In einer frühen Phase der Karzinomentwicklung findet man insbesondere bei kleinzelligen Karzinomen einen Allelverlust der Chromosomen 3p (Differenzierungsfaktoren), 13q (Tumorsuppressorgen RB) und 17p (Tumorsuppressorgen p53). Im weiteren Verlauf kommt es zu einer Aktivierung von Onkogenen aus der myc- und ras-Familie.

Das Plattenepithelkarzinom leitet sich von metaplastischen Reservezellen ab und entsteht meist zentral an den Aufzweigungsstellen der Segment- und Subsegmentbronchien auf dem Boden einer chronischen Schleimhautreizung, sei es durch inhalative, mechanische oder infektiöse Noxen. Es breitet sich oft zentripetal im peribronchialen Bindegewebe aus und metastasiert früh in die regionalen Hiluslymphknoten.

Adenokarzinome sind besonders häufig in der Lungenperipherie vorzufinden, wo auch die meisten Narbenprozesse ablaufen.

14.3   Metastasierung

Die schlechte Prognose des Bronchialkarzinoms beruht wesentlich auf der häufig schon vorliegenden Metastasierung bei Diagnosestellung.

Die meisten Patienten mit Erkrankungen im fortgeschrittenen UICC-Stadium IV sterben innerhalb weniger Monate. Vereinfachend dargestellt metastasiert das Bronchialkarzinom lymphogen und hämatogen. Der Mechanismus der intrapulmonalen Metastasierung ist noch nicht hinreichend bekannt. Man geht davon aus, dass sich Metastasen von primären Bronchialkarzinomen hämatogen ausbreiten.

14.3.1   Lymphogene Metastasierung

Die Lymphdrainage der Lunge erfolgt über intrapulmonale und extrapulmonale Lymphgefäßsysteme.

Das intrapulmonale System besteht aus lymphatischem Gewebe in Form von Lymphfollikeln oder regionalen Lymphknoten (Hiluslymphknoten), die über oberflächliche, subpleurale und tiefe, peribronchiale und perivaskuläre Lymphgefäße verbunden werden. Die Lymphdrainage erfolgt nicht ausschließlich nach zentral. Ein Teil der Lymphe wird zentrifugal drainiert und steht über den Anschluss der subpleuralen Lungenmantelregion an pleurale Lymphgefäße mit der viszeralen Pleura in Verbindung (■ Abb. 14.5).

Dieser Weg stellt die Grundlage für die Pathogenese der Pleuritis carcinomatosa dar. Über die komplex vernetzte und ungerichtete intrapulmonale Lymphdrainage ist bereits bei lokal begrenzten Tumoren von einer bis an die anatomischen Grenze, z.B. Lappengrenze, ausgedehnten Metastasierung auszugehen. Daher ist eine Keil- oder Segmentresektion bei gesichertem Karzinom nicht ausreichend radikal und muss auf eine anatomische Resektion erweitert werden.

Unter dem extrapulmonalen System werden die mediastinalen Lymphknoten zusammengefasst. Über paratracheale und bifurkale Lymphknotenstationen besteht eine Verbindung mit kontralate-

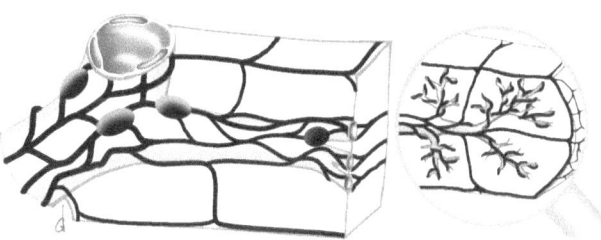

■ **Abb. 14.5.** Schema der pulmonalen Lymphdrainage. Anschluss der subpleuralen Lungenmantelregion an pleurale und interlobuläre Lymphgefäße. Intrapulmonale Lymphknoten mit 1. Station im Subsegmentbereich

ralen Lymphbahnen. Auf diesem Weg können Tumoren lymphogen auf die kontralaterale Seite metastasieren. Die Verbindung zwischen prä- und paratrachealen mit den vorderen mediastinalen Lymphknoten stellen bidirektionale Leitungswege zwischen Halsgebiet und Thorax dar. Neben dieser komplexen Vernetzung der thorakalen Lymphgefäße besteht eine direkte Verbindung zwischen dem Drainagesystem von Thorax und Oberbauch. Standardmuster der Lymphdrainage des **gesunden** Menschen basierend auf lymphoszintigraphischen Untersuchungen geben Anhalt für den anzunehmenden Metastasierungsweg beim Bronchialkarzinom [9].

Entzündliche Affektionen der Lymphknotenstationen können den anzunehmenden Metastasierungsweg jedoch unvorhersehbar verändern, so dass im Verlauf Lymphknotenstationen übersprungen werden.

Dies unterstreicht unser Konzept einer systematischen mediastinalen Lymphknotendissektion im Sinne einer radikalen Resektion im Vergleich zu lokalen Dissektionsverfahren (◘ Tabelle 14.4 und ◘ Abb. 14.6).

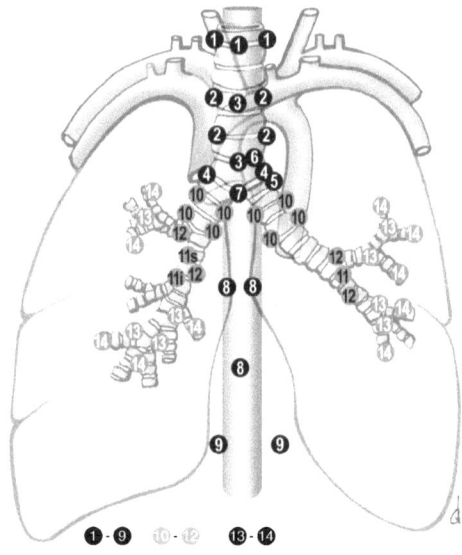

◘ **Abb. 14.6.** Schema der pulmonalen und mediastinalen Lymphknoten nach Naruke et al. [19]. Die grau markierten Stationen mit weißer Schrift repräsentieren die bronchopulmonalen Stationen (N1). Die grau unterlegten Stationen mit schwarzer Schrift zeigen interlobäre und hiläre Stationen (N1). Die schwarzen Markierungen mit weißer Schrift stehen für Stationen im oberen und unteren Mediastinum (N2/N3)

◘ **Tabelle 14.4.** Nomenklatur und Lokalisation der mediastinalen und pulmonalen Lymphknoten nach Naruke et al. [19]

Nomenklatur der Lymphknoten

Station
1   Hochmediastinal in der Umgebung des oberen Drittels der intrathorakalen Trachea
2   Paratracheal im Abschnitt zwischen hochmediastinal und tracheobronchial
3   Prä- und retrotracheal
4   Tracheobranchial; rechts ist auch die Gruppe der V. azygos hinzuzuziehen
5   Subaortal, so genanntes aortopulmonales Fenster
6   Präaortal, ventral von der aszendierenden Aorta und Aortenbogen
7   Subcarinär
8   Paraösophageal beidseits
9   Lig. pulmonale
10 Hilär am Hauptbronchus
11 Interlobär (Abgänge der Lappenbronchien)
12 Lobär am Ober-, Mittel- und Unterlappenbronchus
13 Segmental
14 Subsegmantal

14.3.2   Hämatogene Metastasierung

Das Bronchialkarzinom metastasiert vorzugsweise in die Knochen, das Gehirn, die Leber, die Nebenniere und in die kontra- und ipsilaterale Lunge.

Die Inzidenz von Knochenmetastasen beim Bronchialkarzinom zum Zeitpunkt der Diagnosestellung ist bei den **Kleinzellern** am höchsten und bei den Plattenepithelkarzinomen am geringsten. Ergebnisse von Autopsien zeigen jedoch eine vergleichbare Inzidenz von Knochenmetastasen von etwa 30% unter allen 4 führenden histologischen Typen (Plattenepithelkarzinom, Adenokarzinom, großzelliges Bronchialkarzinom und kleinzelliges Bronchialkarzinom; [17]). Knochenmetastasen von Bronchialkarzinomen sind in der Regel vom osteolytischen Typ. Deren Bedeutung für die Morbidität ist verglichen mit osteolytischen Knochenmetastasen von Brust- oder Prostatakarzinomen aufgrund der schlechteren Überlebensrate beim Bronchialkarzinom deutlich geringer.

Bei der Analyse von sekundären Gehirntumoren waren bösartige Tumoren der Bronchien, Lungen und Trachea die häufigste Primärlokalisation bzw. Quelle [27]. Rezidive nach resezierten nichtkleinzelligen Bronchialkarzinomen manifestierten sich bei etwa 25% zerebral. Im Vergleich zu anderen soliden Karzinomen sind multiple Hirnmetastasen beim Bronchialkarzinom häufiger und ungefähr 2-mal häufiger als singuläre Metastasen [21]. Autopsiebefunde von an Lungenkrebs verstorbenen Patienten zeigen in mehr als 25% der Fälle Hirnmetastasen und bei einem Drittel der Patienten Metastasen der Nebenniere. Weniger häufig metastasiert das Bronchialkarzinom in die Haut und selten in Dünndarm, Aderhaut und Orbita.

14.4 Neue molekularbiologische Erkenntnisse

Trotz einem ständig wachsenden Verständnis von der Ätiologie maligner Erkrankungen sind die genauen Mechanismen und die Vielzahl unterschiedlicher Ereignisse auf molekularer Ebene, die zur Entwicklung und zum Fortschreiten von Bronchialkarzinomen führen, noch nicht vollständig geklärt.

Neben der Aktivierung von Onkogenen und Inaktivierung von Tumorsuppressorgenen sind molekulare Veränderungen von Wachstumsfaktoren und angiogenen Faktoren an der Kanzerogenese beteiligt (◘ Tabelle 14.5).

Das Wissen um genetische Ursachen der Tumoren erlaubt heute bereits bedingt prognostische Aussagen zum Krankheitsverlauf und kann Einfluss auf therapeutische Maßnahmen haben. Genexpressionsanalysen, die auf der **Mikroarraytechnologie** und **lasergestützter Mikrodissektion** basieren, sind vielversprechende Ansätze, um die komplexen molekularen Mechanismen im Rahmen der Tumorentwicklung und -progression zu verstehen. Besonders interessant dabei ist, ob in Zukunft in der prognostisch heterogenen Gruppe der Patienten mit UICC-Stadium III über eine Bestimmung von molekularbiologischen Parametern eine Vorhersage über die Rezidivhäufigkeit, die Entwicklung von metachronen Metastasen und das Ansprechen auf eine adjuvante Chemotherapie bzw. die Prognose der Patienten möglich sein wird.

◘ Tabelle 14.5. Veränderungen der Onkogene und Tumorsuppressorgene bei bösartigen Lungentumoren (Nach: Wiethege et al. 1994 [28])

Onkogene	Name	Genetische Alteration	Tumortyp	Prognose[a]
ras-Familie	»(murine) rat sarcoma virus«	Punktmutation	Adenokarzinom	Negativ
erbB-1 (EGFR)	»erythroblastosis virus«	Überexpression	Plattenepithelkarzinom	Negativ
erbB-2 (HER2)	»erythroblastosis virus«	Überexpression	Adenokarzinom	Negativ
myc-Familie	»myelocytomatosis virus«	Überexpression	SCLC	Negativ
fos	»Finkel osteosarcoma virus«	Überexpression	NSCLC und SCLC	Negativ[b]
jun	»Avian sarcoma virus 17«	Überexpression	NSCLC und SCLC	Negativ[c]
bcl-2	»B-cell leukaemia«	Überexpression	SCLC (NSCLC)	Positiv
Tumorsuppressorgene				
rb	»retinoblastoma«	Gendeletion	SCLC	Negativ[d]
p53	Protein 53.000 Dalton	Punktmutation	NSCLC und SCLC	Negativ

[a] Bei positivem Nachweis; [b] Bei Plattenepithelkarzinom; [c] Bei Adenokarzinom und Plattenepithelkarzinom; [d] Häufiger negativ in fortgeschrittenen Stadien

14.5   Prognosefaktoren und TNM-Klassifikation

Die spätere Metastasierungstendenz, die niedrigere Zellteilungsrate und die langsamere Proliferationsgeschwindigkeit unterscheidet das nichtkleinzellige Bronchialkarzinom vom kleinzelligen.

Diese Eigenschaften erklären das geringere Ansprechen auf eine Chemotherapie und begründen die zentrale Stellung der chirurgischen Therapie beim nichtkleinzelligen Bronchialkarzinom. Daher bestimmt das Ausmaß der lymphogenen und der hämatogenen Metastasierung wie auch der lokalen Tumorausbreitung die Prognose entscheidend und ist wegweisend für die Therapieentscheidung. Neben klinischen Faktoren und Patientencharakteristika sind in den vergangenen Jahren zunehmend molekulare Faktoren mit prognostischer Relevanz identifiziert worden, deren Potential zur Prognosedifferenzierung innerhalb von etablierten Tumorstadien zukünftig im Rahmen von multivarianten Analysen evaluiert werden muss.

Unter den Patientencharakteristika sind in lokalisierten Stadien (UICC I und II) des nichtkleinzelligen Bronchialkarzinoms ein männliches Geschlecht und ein fortgeschrittenes Alter mit einer ungünstigeren Prognose vergesellschaftet. Ein niedriger Karnofsky-Index und ein prätherapeutischer Gewichtsverlust von mehr als 10% des Körpergewichts gewinnen in den fortgeschrittenen Stadien UICC III und IV an prognostischer Bedeutung. Sie spiegeln ebenso wie eine Erhöhung der Laktatdehydrogenase (LDH) die bereits progrediente Tumorerkrankung wider. Der Karnofsky-Index ist jedoch für das Erreichen eines Langzeitüberlebens wenig aussagekräftig, da sich die Überlebenskurven nach 2 Jahren annähern. Für eine Aussage über das Langzeitüberleben ist hingegen das Geschlecht besser geeignet. Frauen haben in der Altersgruppe <60 Jahre eine bessere Prognose als Männer. Die Bestimmung der Tumormarker NSE und Cyfra 21 hat neben der Verlaufskontrolle im Vergleich zum LDH keine zusätzliche prognostische Bedeutung.

Molekulare Veränderungen beim nichtkleinzelligen Bronchialkarzinom sind noch unzureichend definiert. Die prognostische Bedeutung molekularer Veränderungen ist im Falle der Tumorsuppressorgene p53, 3p und RB bislang nicht gesichert. Veränderungen von Onkogenen wie z.B. der Nachweis von Punktmutationen bei K-ras oder Überexpression von Her2/NEU sind beim Adenokarzinom mit einer ungünstigen Prognose vergesellschaftet [21].

Der prognostische Wert von Wachstumsfaktoren wie z.B. EGF (»endothelian growth factor«), dessen Rezeptor in bis zu 80% der Fälle beim nichtkleinzelligen Bronchialkarzinom überexprimiert ist, konnte nicht sicher gezeigt werden (◻ Tabelle 14.6).

Die TNM-Klassifikation und die daraus hervorgehenden UICC-Stadien sind der derzeit ent-

◻ **Tabelle 14.6.** Zusammenfassende Beurteilung klinischer, pathologischer, laborchemischer und molekularer Faktoren in Bezug auf deren Wertigkeit als Prognoseparameter

Faktor	Definitiv	Möglich	Unwahrscheinlich
UICC	x		
Allgemeinzustand	x		
Gewichtsverlust		x	
Geschlecht		x	
LDH		x	
Histologie		x[a]	
Hämoglobin		x	
Biologische Faktoren[b]		x	
Alter			x
Bluttransfusionen			x
Ansprechen auf Radiatio		x[c,d]	
Ansprechen auf Chemotherapie mit Cisplatin		x[d,e]	

[a] Günstigere Prognose für Plattenepithelkarzinome in frühen Stadien
[b] Onkogene, Tumorsuppressorgene, Muzin-Antigen, Blutgruppenantigen, Zelladhäsionsmoleküle, neuroendokrine Marker, Rezeptoren für Wachstumsfaktoren, Blutgefäßinvasion, Aneuploidie
[c] Lokal begrenzte Stadien
[d] Stratifizierung für folgende Therapieansätze
[e] Fortgeschrittene Stadien

◼ **Tabelle 14.7.** Darstellung der TNM-Klassifikation für Lungenkarzinome. Modifiziert nach Mountain CF 1986 [15]

TNM-Klassifikation	
T	Primärtumor
TX	Positive Zytologie
T1	Tumordurchmesser >3 cm
T2	>3 cm; Ausbreitung in Hilusregion; Invasion von viszeraler Pleura; partielle Atelektase
T3	Infiltration von Brustwand, Zwerchfell, Perikard, mediastinaler Pleura u.a.; totale Atelektase
T4	Infiltration von Mediastinum, Herz, großen Gefäßen, Trachea, Speiseröhre u.a.; maligner Erguss
N	Regionäre Lymphknoten
N1	Peribronchiale, ipsilaterale hiläre Lymphknoten
N2	Ipsilaterale mediastinale Lymphknoten
N3	Kontralaterale mediastinale, Skalenus- oder supraklavikuläre Lymphknoten
M	Fernmetastasen
M0	Nicht nachweisbar
M1	Nachweisbar

◼ **Tabelle 14.8.** Darstellung der 5-Jahres-Überlebensraten für das Lungenkarzinom in Abhängigkeit von der Tumorausbreitung und dem UICC-Stadium. (Modifiziert nach www.vh.org/adult/provider/radiology/lungtumors/staging/text/newstagela.html)

UICC-Stadium		TNM	5-Jahres-Überlebensraten [%]
I	a	T1N0M0	67
	b	T2N0M0	57
II	a	T1N1M0	55
	b	T2N1M0 bzw. T3N0M0	39
III	a	T(1–3)N2M0 bzw. T3N1M0	24
	b	T(1–4)N3M0 bzw. T4 N(1–3)M0	3–7
IV		T(1–4)N(1–3)M1	<3

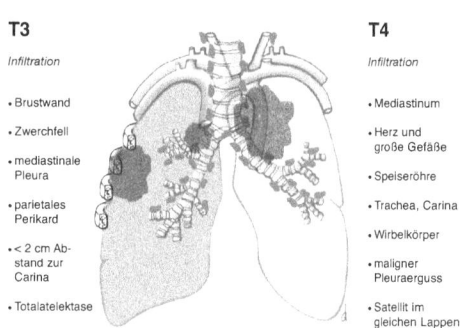

T3

Infiltration

• Brustwand
• Zwerchfell
• mediastinale Pleura
• parietales Perikard
• < 2 cm Abstand zur Carina
• Totalatelektase

T4

Infiltration

• Mediastinum
• Herz und große Gefäße
• Speiseröhre
• Trachea, Carina
• Wirbelkörper
• maligner Pleuraerguss
• Satellit im gleichen Lappen

◼ **Abb. 14.8.** Schematische Übersicht der Befundkonstellationen im Stadium T3 (rechte Lungenhälfte) und T4 (linke Lungenhälfte). Der total atelektatische Lungenflügel ist dunkelgrau unterlegt

scheidende Prognosefaktor und das einzig therapierelevante Kriterium für das nichtkleinzellige Bronchialkarzinom.

Die Definition und Klassifikation der Tumorausbreitung ist in den ◼ Tabellen 14.7 und 14.8 und den ◼ Abb. 14.7–14.11 zusammenfassend dargestellt.

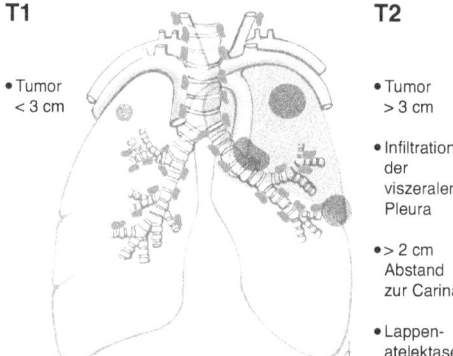

T1

• Tumor < 3 cm

T2

• Tumor > 3 cm
• Infiltration der viszeralen Pleura
• > 2 cm Abstand zur Carina
• Lappenatelektase

◼ **Abb. 14.7.** Schematische Übersicht der Befundkonstellationen im Stadium T1 (rechte Lungenhälfte) und T2 (linke Lungenhälfte). Der atelektatische Oberlappen links ist dunkelgrau unterlegt

Das UICC-Stadium I umfasst auf die Lunge begrenzte Tumormanifestationen ohne eine Beteiligung der Lymphknoten, das Stadium II schließt die Beteiligung hilärer Lymphknotenstationen mit ein.

In beiden Stadien ist die primäre Resektion die Therapie der Wahl. Hinsichtlich der Tumorausbreitung stellen beide Stadien mit 5-Jahres-Überlebensraten nach alleiniger Resektion von 50–70% (Stadium I) und 30–50% (Stadium II) relativ homogene Patientenpopulationen dar.

Das UICC-Stadium III ist durch seine Heterogenität bezüglich der Therapiestrategien und der Prognose gekennzeichnet.

N1

Ipsilateraler Befall

- bronchopulmonal
- interlobär
- hilär

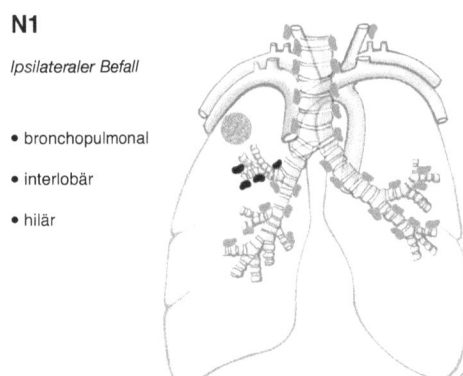

⬛Abb. 14.9. Schematische Übersicht der Befundkonstellationen im N1-Stadium bei ipsilateralem Tumorbefall des rechten Oberlappens

N2

Ipsilateraler Befall

- mediastinal
- subcarinal

⬛ Abb. 14.10. Schematische Übersicht der Befundkonstellationen im N2-Stadium bei ipsilateralem Tumorbefall des rechten Oberlappens

N3

Kontralateraler Befall

- media-
  stinal
  Pleura

- hilär

T4

*Ipsi- oder kontra-
lateraler Befall*

- Skalenus

- supra-
  klavikulär

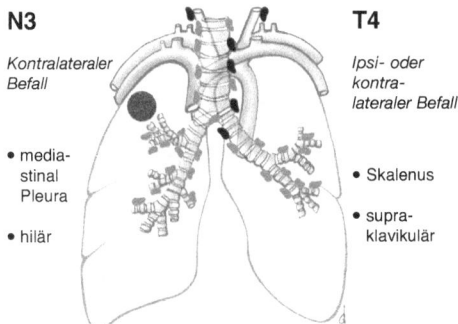

⬛ Abb. 14.11. Schematische Übersicht der Befundkonstellationen im N3-Stadium bei Tumorbefall des rechten Oberlappens

Während bei Patienten ohne mediastinalen Lymphknotenbefall (T3N1) die operative Resektion ebenfalls die Therapie der Wahl darstellt, ist das therapeutische Vorgehen bei N2-Befall nicht standardisiert.

Diese Patienten werden zunehmend multimodal im Rahmen von klinischen Studien behandelt.

Die Prognose innerhalb des N2-Stadiums verschlechtert sich mit steigender Anzahl der befallenen Lymphknoten und ist von der Lokalisation des Befalls abhängig.

Einem paraösophagealen und subcarinärem Lymphknotenbefall wird eine im Vergleich zu tracheobronchialem und paratrachealem Befall ungünstigere Prognose zugesprochen [19].

Literatur

1. Becker N, Wahrendorf J (1998) Krebsatlas der Bundesrepublik Deutschland 1981–1990. Springer, Berlin Heidelberg New York Tokio. Aktualisierte Version (2001) unter: www.dkfz-heidelberg.de
2. Billings CG, Howard P (2000) Asbestos exposure, lung cancer and asbestosis. Monaldi Arch Chest Dis 55(2): 151–156
3. Boffetta P, Agudo A, Ahrens W et al. (1998) Multicenter case-control study of exposure to environmental tobacco smoke and lung cancer in Europe. J Natl Cancer Inst 90(19): 1440–1450
4. Brown LM, Gridley G, Olsen JH, Mellemkjaer L, Linet MS, Fraumeni JF (1997) Cancer risk and mortality patterns among silicotic men in Sweden and Denmark. J Occup Environ Med 39: 633–638
5. Doll R, Peto R (1976) Mortality in relation to smoking: 20 years' observations on male British doctors. Br Med J 2(6051): 1525–1536
6. Enterline PE, Henderson VL, Marsh GM (1987) Exposure to arsenic and respiratory cancer. A reanalysis. Am J Epidemiol 125(6): 929–938
7. Fontham ET, Correa P, Reynolds P et al. (1994) Environmental tobacco smoke and lung cancer in nonsmoking women. A multicenter study. JAMA 271(22): 1752–1759
8. Goldberg M (1999) Asbestos and risk of cancer: exposure-effect relationships for occupationally exposed populations. Rev Mal Respir 16: 1278–1285
9. Hata E, Troidl H, Hasegawa T (1981) In vivo Untersuchungen der Lymphdrainage des Bronchialsystems beim Menschen mit der Lymphozytenszintigraphie: Eine neue diagnostische Technik. In: Hamelmann H, Troidl H (Hrsg) Behandlung des Bronchialkarzinoms. Thieme, Stuttgart
10. Hemminki K, Pershagen G (1994) Cancer risk of air pollution: epidemiological evidence. Environ Health Perspect 102 (Suppl 4): 187–192

11. IARC (1977) monographs on the evaluation of the carci-nogenic risk of chemicals to man: asbestos. IARC Mono-gr Eval Carcinog Risk Chem Man 14: 1–106

12. Jedrychowski W, Becher H, Wahrendorf J, Basa-Cierpialek Z (1990) A case-control study of lung cancer with special reference to the effect of air pollution in Poland. J Epi-demiol Community Health 44(2): 114–120

13. Jedrychowski W, Becher H, Wahrendorf J, Basa-Cierpialek Z, Gomola K (1992) Effect of tobacco smoking on various histological types of lung cancer. J Cancer Res Clin Oncol 118(4): 276–282

14. Khuri FR, Herbst RS, Fossella FV (2001) Emerging therapies in non-small-cell lung cancer. Ann Oncol 12(6): 739–744

15. Mountain CF (1986) A new international staging system for lung cancer. Chest 89, 225–233

16. Müller KM, Brämer UG, Hiddemann W (1986) Probleme der morphologischen Klassifikation bösartiger Lungen-tumoren. Atemweg Lungenkrkh (12) 10: 459–465

17. Muggia FM, Chervu LR (1974) Lung Cancer: diagnosis in metastatic sites. Semin Oncol 1: 217

18. Mulloy KB James DS Mohs K Kornfeld M (2001) Lung can-cer in a nonsmoking underground uranium miner. Environ Health Perspect 109: 305–309

19. Naruke T, Yoneyama T, Ogata T, Suemasu K (1978) Lymph node mapping and curability at various levels of meta-stasis in resected lung cancer. J Thorac Cardiovasc Surg 76: 832–839

20. Parkin DM, Pisani P, Ferlay K (1993) Estimates of the worldwide incidence of eighteen major cancers in 1985. Int J Cancer 54: 594–606

21. Posner JB, Chernik NL (1978) Intracranial metastasis from systemic cancer. In Schoenberg BS (ed) Advances in neu-rology. Raven Press, New York

22. Preston DL, Kato H, Kopecky K, Fujita S (1987) Studies of the mortality of A-bomb survivors. 8. Cancer mortality, 1950–1982. Radiat Res 111(1): 151–178

23. Rösler JA, Lange H-J, Woitowitz RH, Woitowitz H-J, Rö-delsperger K (1993) Asbest IV. Asbesteinwirkung am Ar-beitsplatz und Sterblichkeit an bösartigen Tumoren in der Bundesrepublik Deutschland. Schriftenreihe des Hauptverbandes der gewerblichen Berufsgenossen-schaften, Sankt Augustin, S 1–160

24. Saracci R, Riboli E (1989) Passive smoking and lung can-cer: current evidence and ongoing studies at the Inter-national Agency for Research on Cancer. Mutat Res 222(2): 117–127

25. Schottenfeld D, Fraumeni JF (1996) Cancer epidemiology and prevention. 2nd ed. Oxford University Press, New York

26. Tomasek L, Kunz E, Muller T et al. (2001) Radon exposure and lung cancer risk – Czech cohort study on residential radon. Sci Total Environ 272(1–3): 43–51

27. Walker AE, Robins M, Weinfeld FD (1985) Epidemiology of brain tumors: the national survey of intracranial neo-plasms. Neurology 35: 219

28. Wiethege T, Voss B, Muller KM (1994) Oncogenes and tumor suppressor genes in the pathogenesis of lung tumors. Pathologe15(6): 321–330

29. Woitowitz HJ, Lange HJ, Beierl L et al. (1986) Mortality rates in the Federal Republic of Germany following pre-vious occupational exposure to asbestos dust. Int Arch Occup Environ Health 57(3): 161–171

Prätherapeutisches Staging des Bronchialkarzinoms

S. Kahrau

Die präoperative Diagnostik des Bronchialkarzinoms muss folgende Fragen beantworten:

- Wie weit ist der Tumor lokal fortgeschritten?
- Besteht eine Lymphknoten- oder sogar eine Fernmetastasierung?
- Um welche Tumorentität (kleinzelliges oder nichtkleinzelliges Bronchialkarzinom) handelt es sich?
- Wie ist die funktionelle Reserve des Patienten?
- Wie ist das allgemeine Operationsrisiko?

Erst nach Beantwortung dieser Fragen kann über die Operabilität des Patienten entschieden werden. Weiter soll die präoperative Diagnostik gewährleisten, dass die Rate an explorativen Thorakotomien oder inkompletten Resektionen 8–10% nicht übersteigt [3].

Die Röntgenthoraxuntersuchung steht am Beginn der Diagnostik des Bronchialkarzinoms. Wegen der mäßigen Sensitivität der Untersuchung muss auch bei Patienten mit negativem Röntgenthoraxbefund aber klinischem Verdacht auf ein Bronchialkarzinom eine CT-Untersuchung bzw. Bronchoskopie durchgeführt werden.

Die CT ist die Standarduntersuchung zur Bestimmung der T- und N-Kategorie. Die CT wird ergänzt durch die Bronchoskopie und ggf. transthorakale Biopsie zur histologischen Sicherung. Zur Ergänzung der initial durchgeführten CT mit Einschluss des Oberbauches sollte eine Oberbauchsonographie zum Ausschluss einer hepatischen Filialisierung durchgeführt werden. Ein weiteres Staging bzgl. einer Fernmetastasierung ist beim nichtkleinzelligen Bronchialkarzinom nur bei symptomatischen Patienten oder bei fortgeschrittenen Tumorstadien notwendig. Beim kleinzelligen Bronchialkarzinom sind obligat eine Skelettszintigraphie, eine Knochenmarkspunktion sowie eine CCT bzw. ein MRT des Schädels durchzuführen.

Die PET stellt ein zur Zeit in der klinischen Evaluation befindliches Verfahren dar, welches möglicherweise in Zukunft ein Staging der Lymphknoten-, wie auch der Fernmetastasierung in einer Untersuchung erlaubt. ◨ Abbildung 15.1 zeigt unseren diagnostischen und therapeutischen Algorithmus für das nichtkleinzellige Bronchialkarzinom.

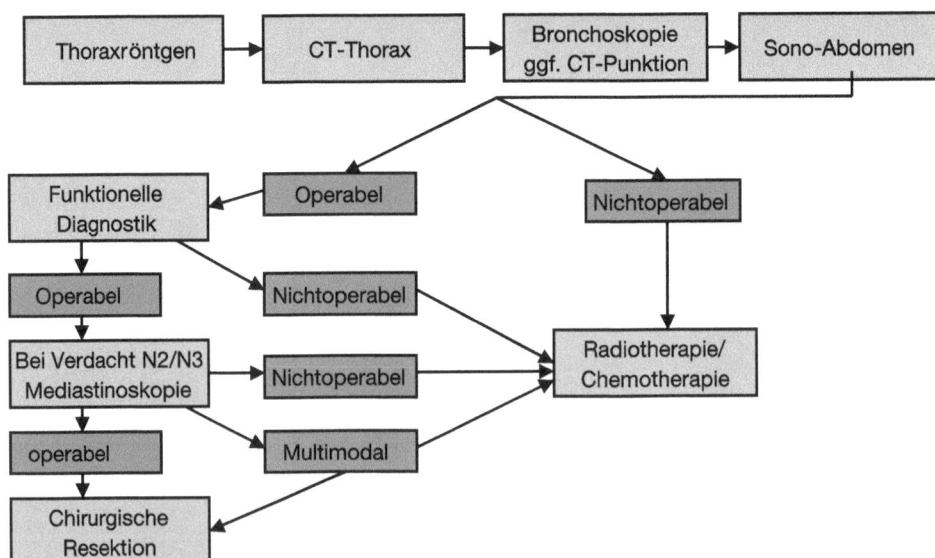

◨ **Abb. 15.1.** Algorithmus des diagnostischen und therapeutischen Procedere beim nichtkleinzelligen Bronchialkarzinom (NSCLC; falls bei der Bronchoskopie keine histologische Sicherung möglich ist und lokale und funktionelle Operabilität besteht, erfolgt eine operative histologische Sicherung)

15.1 Primärdiagnostik

Zunächst soll auf die Primärdiagnostik des Bronchialkarzinoms eingegangen werden.

In etwa 70% der Fälle handelt es sich um symptomatische Patienten. Diese suchen ihren Arzt wegen neu aufgetretenen Hustens, Hämoptysen, einer ungewollten Abnahme des Körpergewichtes, thorakalen Schmerzen, Heiserkeit, Atemnot o.Ä. auf. Die durchgeführte Röntgenthoraxuntersuchung in 2 Ebenen ergibt dann den Verdacht auf ein Bronchialkarzinom. In etwa 30% der Fälle findet sich bei sonst asymptomatischen Patienten ein bzgl. eines Bronchialkarzinoms verdächtiger Befund in einer aus einem anderen Grund durchgeführten Röntgenthoraxuntersuchung (z.B. Röntgenthorax im Rahmen einer Einstellungsuntersuchung etc.). Da die Röntgenthoraxuntersuchung bzgl. des Nachweises eines Bronchialkarzinoms jedoch nur eine Sensitivität von 49–77% und eine Spezifität von 95–99% aufweist [8], muss bei jedem Patienten mit einem malignitätsverdächtigen Rundherd eine CT-Untersuchung des Thorax durchgeführt werden. Diese sollte ebenfalls bei klinisch hochgradigem Verdacht auf ein Malignom durchgeführt werden, auch wenn die Röntgenthoraxuntersuchung diesbezüglich negativ ist.

Ausnahmen von dieser Regel sind nur möglich, wenn auf Voraufnahmen, die 5 Jahre oder älter sind, eine Größenkonstanz des verdächtigen Befundes gesichert werden kann. In der Literatur wird häufig nur ein Zeitraum von 2 Jahren angegeben, in denen eine Größenkonstanz bestehen muss. Wir erachten diese Zeitspanne für zu gering, da wir bereits mehrfach Patienten behandelt haben, bei denen aufgrund einer Größenkonstanz über diesen Zeitraum wichtige Zeit zur möglicherweise kurativen Behandlung eines Bronchialkarzinoms verloren wurde.

Im Folgenden soll auf die stadienadaptierte Diagnostik des Bronchialkarzinoms eingegangen werden.

15.2 Diagnostik der T-Kategorie

Wichtigste Untersuchung zur Festlegung der Tumorkategorie ist die Spiral-CT mit intravenöser Kontrastmittelgabe.

Diese erlaubt eine Aussage über die Tumorgröße, wobei hier kritisch anzumerken ist, dass die Beurteilung der Tumorgröße oft durch z.B. atelektatische Lungenabschnitte, Retentionspneumonien etc. stark eingeschränkt ist. Weiterhin erlaubt die CT eine Aussage über eine Brustwandinfiltration. Kriterien für die Infiltration sind:

- ein Verlust der extrapleuralen Fettschicht sowie
- die Osteolyse von Rippen.

Eine wichtige Alternative bei fraglichen Befunden stellt hier die Sonographie der Pleura dar. In einer japanischen Studie zeigte diese Untersuchung bzgl. des Nachweises einer Brustwandinfiltration eine Sensitivität von 100% und eine Spezifität von 98% [9]. Eine Infiltration des Mediastinums ist unwahrscheinlich, wenn die folgenden Kriterien erfüllt sind:

- Kontakt mit dem Mediastinum auf einer Breite von weniger als 3 cm,
- Kontakt von weniger als 90° zur Aortenzirkumferenz und
- intakte Fettlamelle zu mediastinalen Strukturen.

Es kann außerdem die Abschätzung einer Infiltration von Wirbelkörpern sowie die Detektion von kleinen, im Röntgenthorax nicht sichtbaren Pleuraergüssen erfolgen. Die Detektion von Ergüssen und die sich daran anschließende Punktion sind wichtig; um einen malignen Pleuraerguss entsprechend einer T4-Kategorie auszuschließen, da dieses Inoperabilität (unter kurativer Zielsetzung) bedeuten würde.

In einer Studie von Gdeedo et al. [5] konnte gezeigt werden, dass ein korrektes Staging der T-Kategorie mittels CT nur in 54,1% der Fälle möglich ist. Ein Overstaging wurde in 27,0%, ein Understaging in 18,9% der Fälle verzeichnet.

> **Wichtig**
>
> Wichtige Konsequenz aus diesen Daten ist daher, dass kein Ausschluss potentiell operabler Patienten aufgrund einer T3- oder T4-Klassifikation in der CT erfolgen darf.

Als weitere wichtige Einschränkung der Spiral-CT des Thorax ist die Beurteilung von Pancoast-Tumoren zu nennen. Hier stellt die MRT-Untersuchung des Thorax die adäquate Diagnostik dar, da die lokale Infiltration hierbei besser darstellbar ist. In einer Untersuchung von Heelan et al. wurde die Sensitivität der CT mit 63%, die Sensitivität der MRT bezüglich einer Tumorinfiltration hingegen mit 94% angegeben [6].

Die Bronchoskopie, ein weiterer wichtiger Baustein in der Diagnostik des T-Stadiums, erlaubt eine Inspektion des Bronchialsystems bis in die Subsegmentbronchien. Sie erlaubt die Biopsie endobronchialer Tumoranteile, die Beurteilung der Resektabilität sowie die Durchführung einer bronchoalveolären Lavage zur zytopathologischen Beurteilung peripherer Herde. Die transbronchiale Biopsie unter Durchleuchtung ist ggf. auch bei nicht nachweisbarem endobronchialen Tumorwachstum möglich. Bei der Abklärung von peripheren Rundherden lässt sich mit der Bronchoskopie häufig nur ein unspezifischer bzw. kein pathologischer Befund erheben.

15.3   Diagnostik der N-Kategorie

Klinisches Symptom eines N2- oder N3-Stadiums kann eine Rekurrensparese links bei Lymphknotenmetastasen im aortopulmonalen Fenster sein.

Palpable Lymphknoten in der Supraklavikulargrube müssen durch Entnahme histologisch untersucht werden. Stellt sich hierbei ein maligner Befall heraus, bedeutet dieses ein Tumorstadium N3 und damit Inoperabilität.

> **Wichtig**
>
> Die Spiral-CT ist die wichtigste Untersuchung zur Klärung der N-Kategorie.

Mit dieser Untersuchung können vergrößerte hiläre bzw. mediastinale Lymphknoten verlässlich detektiert werden. Allerdings ist keine Aussage möglich, ob diese Vergrößerung reaktiv oder metastatisch bedingt ist. Als suspekte Lymphknoten werden Lymphknoten mit einem Querdurchmesser von mehr als 1 cm beschrieben. Die Sensitivität der Spiral-CT des Thorax bezüglich eines nodalen Befalls beträgt dementsprechend auch nur 41–67% mit einer Spezifität von 79–86% [10].

> **Wichtig**
>
> Es ist wichtig, sich darüber im Klaren zu sein, dass auch ein Lymphknoten, der im Spiral-CT des Thorax als unauffällig befundet wurde, weil sein Durchmesser weniger als 1 cm beträgt, bereits in 7–9,5% der Fälle metastatisch befallen sein kann [7].

Wegen der geringen Sensitivität und Spezifität bezüglich eines nodalen Befalls der Spiral-CT des Thorax ist als letzte diagnostische Maßnahme vor einer geplanten Resektion bei unklarer Lymphknotenvergrößerung die Mediastinoskopie zu fordern. Diese zeigt eine Sensitivität von 74% und eine Spezifität von 100%. Sie erlaubt die Darstellung und Biopsie von Lymphknoten paratracheal, am Abgang der Hauptbronchien sowie infracarinär. Dieses entspricht den Lymphknotenstationen N2 und N3. Die Mediastinoskopie ist in der Hand des erfahrenen Untersuchers mit einer geringen Morbidität von 0,2–2,3% sowie einer Letalität von nahezu 0% durchführbar [2].

15.4   Diagnostik der M-Kategorie

Die wichtigste Diagnostik bezüglich des Metastasierungsstadiums ist eine eingehende Anamneseerhebung und eine sorgfältige körperliche Untersuchung.

Es gibt keine klare Indikation für die Umfelddiagnostik bei asymptomatischen Patienten mit einem nichtkleinzelligen Bronchialkarzinom im Frühstadium.

Zunächst ist erneut auf die Spiral-CT hinzuweisen. Bereits die initiale Spiral-CT-Untersuchung des Thorax schließt den Oberbauch zur Detektion von Lebermetastasen und Nebennierenmetastasen ein. Aus verfahrenstechnischen Gründen (Kontrastmittelapplikation) ist die Aussage bzgl. einer hepatischen Metastasierung jedoch nur eingeschränkt, so dass die sonographische Untersuchung des Oberbauches ergänzend durchgeführt werden sollte.

Sie stellt eine optimale Ergänzung zur CT-Untersuchung dar. Mittels der Sonographie lassen sich in der CT übersehene isodense Metastasen detektieren.

Asymptomatische zerebrale Metastasen sind beim nichtkleinzelligen Bronchialkarzinom extrem selten, so dass auf eine routinemäßige CCT verzichtet werden kann. Lediglich bei lokal fortgeschrittenen Tumoren mit fortgeschrittener Lymphknotenmetastasierung wird im Rahmen eines multimodalen Therapiekonzepts eine CCT gefordert.

> Beim kleinzelligen Bronchialkarzinom muss die CCT oder das MRT wegen der häufigen zerebralen Metastasierung auch beim asymptomatischen Patienten durchgeführt werden.

Auf die Skelettszintigraphie kann beim nichtkleinzelligen Bronchialkarzinom verzichtet werden, da Knochenmetastasen meistens symptomatisch sind bzw. mit einer erhöhten alkalischen Phosphatase einhergehen. Okkulte Metastasen sind extrem selten und werden in der Literatur mit bis zu 4% angegeben.

Beim kleinzelligen Bronchialkarzinom findet hingegen häufig eine Metastasierung in die Knochen statt. Nicht selten kommt es zum disseminierten ossären Befall, weswegen beim kleinzelligen Bronchialkarzinom zusätzlich die Knochenmarkspunktion zu fordern ist. Die Skelettszintigraphie sollte daher routinemäßig durchgeführt werden.

15.5 Diagnostik der Tumorentität

> Die Klärung der Tumorentität mittels Biopsie ist bei zentralen Raumforderungen in den meisten Fällen möglich.

Das Problem, welches sich bei der Bronchoskopie stellt, ist die Abklärung des kleinen peripheren Rundherdes.

Die transthorakale Biopsie ist eine Alternative zur Bronchoskopie bei peripheren Rundherden, um eine histologische Sicherung zu ermöglichen. Die Sensitivität der transthorakalen Biopsie wird in der Literatur mit 86% angegeben [1].

Gelingt die histologische Abklärung nicht, so besteht die Indikation zur operativen Histologiesicherung.

15.6 Diagnostische Alternative PET

Als diagnostische Alternative, die bisher allerdings nicht im großen Rahmen zur Verfügung steht, ist die PET (Positronenemissionstomographie) zu nennen.

Es handelt sich hierbei um ein szintigraphisches Verfahren, welches als Markersubstanz FDG, d.h. radioaktiv markierte Fluordesoxyglukose verwendet. Es handelt sich um einen szintigraphischen Nachweis von vermehrter Stoffwechselaktivität.

> In einer Studie zum Vergleich des Lymphknotenstagins zwischen CT und PET konnte für die CT eine Sensitivität von 60% und in der PET von 70% gezeigt werden [4]. Die Spezifitäten betrugen 77% bzw. 91%. Als weiterer Vorteil ist anzuführen, dass bei der PET ein Fernmetastasenstaging in der gleichen Sitzung möglich ist.

Bei folgenden Befunden sehen wir die Indikation zum operativen Eingriff als gegeben an:

- unklarer peripherer Rundherd,
- nichtkleinzelliges Bronchialkarzinom im Stadium I und II,
- nichtkleinzelliges Bronchialkarzinom im Stadium III im Rahmen eines multimodalen Therapiekonzeptes (wenn möglich in Therapiestudien),
- nichtkleinzelliges Bronchialkarzinom im Stadium IV nur bei Sonderindikationen, z.B. nach Resektion einer solitären Hirnmetastase, Nebennierenmetastase oder bei Palliativeingriffen (z.B. Pleurodese, therapieresistente Retentionspneumonie).

Literatur

1. Aistizabal JF, Young KR, Nath H (1998) Can chest CT decrease the use of preoperative bronchoscopy in the evaluation of suspected bronchogenic carcinoma? Chest 113(5): 1244–1249

2. Coughlin M, Deslauriers J, Beaulieu M et al. (1985) Role of mediastinoscopy in pretreatment staging of patients with primary lung cancer. Ann Thorac Surg 40(6): 556–560

3. Deslauriers J, Gregoire J (2000) Clinical and surgical staging of non-small cell lung cancer. Chest 117: 96S–103S

4. Dwamena BA, Sonnad SS, Angobaldo JO, Wahl RL (1999) Metastases from non-small cell lung cancer: mediastinal staging in the 1990s-meta-analytic comparison of PET and CT. Radiology 213(2): 530–536

5. Gdeedo A, Van Schil P, Corthouts B, Van Mieghem F, Van Meerbeeck J, Van Marck E (1997) Comparison of imaging TNM [(i)TNM] and pathological TNM [pTNM] in staging of bronchogenic carcinoma. Eur J Cardiothorac Surg 12(2): 224–227

6. Heelan RT, Demas BE, Caravelli JF et al. (1989) Superior sulcus tumors: CT and MR imaging. Radiology 170: 637–641

7. Lewis JW Jr, Pearlberg JL, Beute GH et al. (1990) Can computed tomography of the chest stage lung cancer? Yes and no. Ann Thorac Surg 49(4): 591–5; discussion 595–596

8. Medici TC, Wehrli R, Zullig A (1987) Early diagnosis of bronchial carcinoma using thoracic roentgen imaging and sputum cytology. Schweiz Med Wschr 117: 1448–1457

9. Suzuki N, Saitoh T, Kitamura S (1993) Tumor invasion of the chest wall in lung cancer: diagnosis with US. Radiology 187(1): 39–42

10. Wunderbaldinger P, Bankier AA, Strasser G, Hoffmann U, Schafer-Prokop C, Herold CJ (1999) Staging of bronchial carcinoma. Radiologe 39(7): 525–537

Videoassistierte Resektion beim Lungenrundherd

M. Kruschewski, P. Schneider

Der alte Lehrsatz, nach dem ein Lungenrundherd histologisch abgeklärt werden muss, hat nach wie vor seine Gültigkeit.

Da in etwa 50 % der Fälle ein Bronchialkarzinom vorliegt [2], erscheint eine zuwartende radiologische Verlaufskontrolle nur in besonderen Ausnahmefällen vertretbar zu sein. Mit der VATS steht eine schonende minimal-invasive Methode zur Resektion eines Lungenrundherdes zur Verfügung, die heutzutage wann immer möglich Anwendung finden sollte [3].

Eine absolute Kontraindikation zur diagnostischen VATS und Keilresektion besteht nur bei hochgradig eingeschränkter kardiopulmonaler Funktion. Grenzen der Anwendung sind durch Tumorlage, Tumorgröße und durch potentielle Verwachsungen gegeben. Liegt ein Malignom vor, so sollte die onkologische Resektion mit systematischer Lymphadenektomie über eine Thorakotomie erfolgen.

16.1   Indikationen und Grenzen

Die Indikation zur Resektion des Lungenrundherdes ist demnach mit der Diagnosestellung prinzipiell gegeben.

Der Diagnosesicherung, die noch möglichst intraoperativ im Rahmen einer so genannten Schnellschnittuntersuchung erfolgen sollte, schließt sich im Falle eines Bronchialkarzinoms die onkologische Resektion an. Ist die Möglichkeit eines Schnellschnittes nicht gegeben, so muss die endgültige Histologie abgewartet werden und die Resektion ggf. in einer zweiten Sitzung vorgenommen werden. Daher muss neben der onkologischen Operabilität (Staging) auch die kardiopulmonale Situation des Patienten präoperativ abgeklärt werden (s. Kap. 3).

Absolute Kontraindikationen zur (alleinigen) diagnostischen VATS und Keilresektion bestehen nur bei hochgradig eingeschränkter kardiopulmonaler Funktion. Die diagnostische Keilresektion mittels VATS ist im Vergleich zur Thorakotomie für den Patienten deutlich komfortabler [4], allerdings gibt es Grenzen der VATS. Dazu gehören neben einem zentralen Tumorsitz auch ein tief ins Paren-

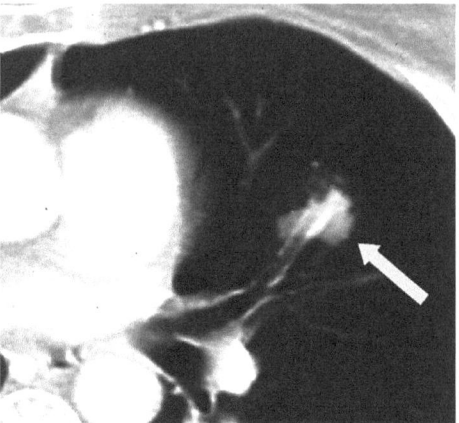

❏ Abb. 16.1. Um den Lingulabronchus gelegener intrapulmonaler Rundherd

chym reichender oder tief im Parenchym gelegener Tumor. Dabei gilt die Faustregel, dass der Abstand zwischen Tumor und Lungenoberfläche nicht größer als der Tumordurchmesser sein darf. Hinweise im CT auf eine enge Beziehung zu einem Segmentbronchus sollten ebenfalls nicht vorliegen (❏ Abb. 16.1).

Weiter sind Tumoren mit einem Durchmesser von mehr als 3 cm ungeeignet für dieses Verfahren. Ausgedehnte Verwachsungen können ein Problem darstellen, das zur Konversion zwingt. Im Falle eines Malignoms führen wir grundsätzlich die posterolaterale Thorakotomie durch, insbesondere um die systematische Lymphadenektomie exakt durchzuführen, wie sie in den Leitlinien der Deutschen Krebsgesellschaft vorgegeben ist [1].

16.2   Chirurgische Technik

16.2.1   Narkose

Die Operation führen wir routinemäßig in Intubationsnarkose mittels Doppellumentubus zur seitengetrennten Beatmung durch; eine Gasinsufflation ist somit nicht notwendig.

Bei nicht belüfteter Lunge ist zum einen die Palpation der Lungenoberfläche wesentlich besser möglich, zum anderen ist die Gefahr von Parenchymeinrissen mit konsekutiver Fistel bei der

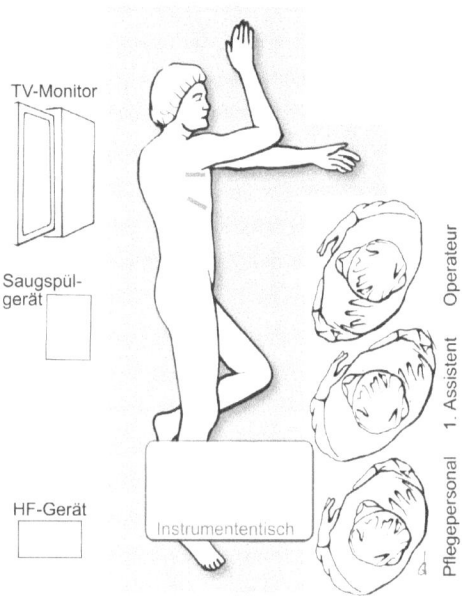

TV-Monitor

Saugspül-
gerät

HF-Gerät

Instrumententisch

Operateur

1. Assistent

Pflegepersonal

☐ **Abb. 16.2.** Position von Operateur, 1. Assistenten, instrumentierendem Pflegepersonal und Monitor. Kamera- und Arbeitszugang sind eingezeichnet

Resektion deutlich geringer. Das **Abstellen** des betreffenden Lungenflügels erfolgt mit dem Hautschnitt.

16.2.2 Lagerung

Die Operation wird in Seitenlage durchgeführt, wobei der Patient auf die kontralaterale Seite gelagert wird. Wichtig ist, dass die Schulter nicht aufliegt und der Arm der Operationsseite nicht überstreckt wird, wegen der damit verbundenen Gefahr eines Plexusschadens (s. Kap. 5).

Sowohl der Operateur als auch der 1. Assistent, der die Kamera führt, stehen ventral des Patienten, gefolgt vom instrumentierenden Pflegepersonal. Dorsal wird der Monitor positioniert (☐ Abb. 16.2).

16.2.3 Zugänge und Instrumente

Wir legen routinemäßig im Gegensatz zu den meisten Autoren nur 2 statt 3 Zugänge an [3].

Diese erfolgen in der vorderen Axillarlinie; zuerst der Kamerazugang in Höhe des 6. oder 7. ICR, also etwa in Höhe des Processus xiphoideus, dann der Arbeitszugang in Höhe des 2. ICR (Abb. 16.2). Die Technik des Zugang ist dieselbe wie bei der Anlage einer Thoraxdrainage, entspricht also einer geschlossenen Thorakotomie (s. Kap. 7), wobei der Arbeitszugang **unter Sicht** durchgeführt wird. Die Hautinzisionen haben eine Länge von etwa 2–3 cm.

Im Bereich des Kamerazugangs verwenden wir ein 11er Trokar, im Gegensatz zum Arbeitszugang, über den wir trokarlos arbeiten. Hier können bis zu 3 Instrumente (z.B. Lungenfasszange, Endo-GIA, Röder-Schlinge, Schere, Sauger) parallel eingebracht werden. Weiter kann über diesen Zugang ein Großteil der Lungenoberfläche nach Hervorluxieren mit der Fasszange mittels Zeigefinger palpiert werden. Dies ist für das Aufsuchen etwas tiefer gelegener Rundherde von entscheidender Bedeutung. Von hier aus ist auch eine Parenchymnaht unter direkter Sicht möglich. Da auf einen weiteren Zugang verzichtet wird, ist die Gefahr der Irritation des interkostalen Gefäßnervenbündels im Vergleich zum üblichen Vorgehen mit 3 Zugängen entsprechend geringer. Einen weiteren Vorteil sehen wir darin, dass auf spezielle trokargängige Instrumente verzichtet werden kann, da diese empfindlicher und somit mit höheren Kosten verbunden sind.

Technische Probleme können bei ventralem Tumorsitz und bei Tumoren im Bereich der Konvexität des Unterlappens bzw. an der diaphragmalen Fläche auftreten. In diesen Fällen sowie bei ausgedehnten Verwachsungen kann ein 3. dorsaler Zugang für die Kamera hilfreich sein. Unter Umständen ist aber auch eine Hilfsthorakotomie erforderlich. Diese kann klassisch als posterolaterale Thorakotomie oder aber axillär durch Erweiterung des Arbeitszuganges und Einbringen eines Guidicelli-Sperrers erfolgen (s. Kap. 5).

16.2.4 Operationsschritte

Nach Inspektion der Thoraxhöhle (Erguss? Pleurakarzinose? etc.) werden etwaige Verwachsungen gelöst.

Falls diese die Anlage des Arbeitszugang zunächst verhindern, so können sie durch Einführen einer Schere oder eines Kauterhäkchens parallel zum Kameratrokar gelöst werden.

Anschließend wird das entsprechende Lungensegment mit der Fasszange Richtung Arbeitszugang mobilisiert und die Oberfläche mit dem Zeigefinger palpiert, um den Rundherd eindeutig zu identifizieren. Ist dies geschehen, so wird eine weitere Fasszange dicht an den Tumor gesetzt, ohne diesen jedoch zu kompromittieren. Nach Entfernen der 1. Zange wird der Lungenanteil samt Tumor nun mittels der 2. Zange angehoben, so dass die Branchen des Endo-GIAs das Lungenparenchym sicher unterhalb der Tumorebene umfahren. Dabei ist darauf zu achten, dass beide Branchen auf ganzer Länge sichtbar sind, um eine intrapulmonale Via falsa zu vermeiden. Nach Schließen des GIAs, was mit einer Hand möglich sein muss, da ansonsten zuviel Parenchym gefasst wurde, wird dieses **abgeschossen**. Der so entstandene Lungenzipfel wird an der Klammernahtreihe mit der 1. Zange gefasst, wobei die andere geöffnet und aus dem Situs entfernt wird.

Jetzt wird wieder der Endo-GIA eingebracht und der Vorgang wiederholt sich bis zur vollständigen Resektion (◘ Abb. 16.3). Für eine Keilresektion sind in der Regel 3–4 Magazine nötig. Zur Bergung des Resektats ist die Verwendung eines Beutels obligat, um eine Tumorzelldissemination zu vermeiden.

Nach Entfernen des Resektats und der Kontrolle auf Bluttrockenheit wird die Kamera samt Trokar umgesetzt, d.h. über den Arbeitstrokar eingebracht. Durch den Kamerazugang erfolgt das Einführen einer 28-Charr-Thoraxdrainage, die bis zur Pleurakuppel dorsal liegend vorgeschoben wird. Nun wird der Lungenflügel unter Sicht wieder belüftet. Hierbei wird darauf geachtet, dass zum einen eine vollständige Entfaltung stattfindet und zum anderen die Thoraxdrainage nicht nach ventral luxiert. Nach Entfernen der Kamera wird die Drainage mittels einer U-Naht fixiert, gefolgt vom schichtweisen Wundverschluss.

16.2.5   Postoperatives Vorgehen

Postoperativ wird ein Sog von 15 cm Wassersäule angelegt und es erfolgt innerhalb der ersten 3 Stunden eine Röntgenübersicht des Thorax, um die Drainagenlage und die vollständige Entfaltung der Lunge zu dokumentieren. Die Drainage entfernen wir frühestens am 2. postoperativen Tag, wenn keine Fistel vorliegt, die Röntgenaufnahme in 2 Ebenen eine gute Entfaltung und keinen Erguss zeigt und die Sekretion unter 100 ml/Tag beträgt.

Literatur

1. Deutsche Krebsgesellschaft (1999) Therapie des nicht-kleinzelligen Lungenkarzinoms. Interdisziplinäre Leitlinie der Deutschen Krebsgesellschaft. Deutsche Krebsgesellschaft, Frankfurt a.M.
2. Häring R, Zilch H (Hrsg)(1986) Lehrbuch der Chirurgie. De Gruyter, Berlin New York
3. Linder A, Friedel G, Toomes H (1994) Stellenwert der operativen Thoracoskopie in der Thoraxchirurgie. Chirurg 65: 687–692
4. Passlick B, Born C, Mandelkow H, Sienel W, Thetter O (2001) Langzeitbeschwerden nach minimal-invasiven thoraxchirurgischen Operationen und nach Thoracotomie. Chirurg 72: 934–938

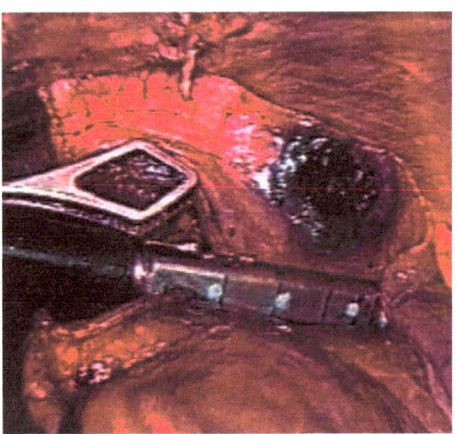

◘ **Abb. 16.3.** Setzen des zweiten Endo-GIAs

Operationsindikation und operative Technik beim Bronchialkarzinom

P. Schneider, M. Kruschewski

Die radikale Resektion (R0-Resektion) ist die einzige potentiell kurative Therapieoption.

Die Lokalisation und die lokoregionäre Ausdehnung des Karzinoms bestimmen den Umfang des chirurgischen Eingriffs. Standardverfahren sind die Lobektomie bzw. Bilobektomie sowie die Pneumonektomie, jeweils in Kombination mit einer systematischen mediastinalen Lymphknotendissektion. Die systematische Lymphadenektomie ist integraler Bestandteil jeder onkologischen Resektion in kurativer Intention. Bei Karzinomeinbruch in die Brustwand, ins Perikard oder ins Zwerchfell (T3) wird der Eingriff im Sinne einer en-bloc-Resektion mit anschließender Rekonstruktion erweitert. Diese Entscheidung kann allerdings oftmals erst intraoperativ getroffen werden.

Bei zentralen Tumoren am Lappenostium kann es gelingen, unter Einsatz von broncho- bzw. angioplastischen Operationsverfahren die Pneumonektomie zu umgehen und so bei gleicher Radikalität parenchymsparend zu operieren.

Kleinere periphere Bronchialkarzinome können u.U. durch eine Segmentresektion oder Keilresektion reseziert werden. Derartig limitierte Resektionen sollten allerdings nur bei Patienten mit eingeschränkter kardiopulmonaler Reserve durchgeführt werden.

Die Chirurgie des Bronchialkarzinoms ist in interdisziplinäre Therapiekonzepte eingebettet. Es empfiehlt sich daher, die Operationsindikationen interdisziplinär mit Onkologen, Pulmonologen und Radioonkologen abzusprechen, um das optimale Therapiekonzept für den Patienten herauszuarbeiten. Zunehmend werden die Patienten, insbesondere mit mediastinalem Lymphknotenbefall, im Rahmen multimodaler Therapiekonzepte behandelt.

Bei lokal fortgeschrittenem Tumorwachstum (histologisch nachgewiesenem N2) sollte die Therapie im Rahmen eines multimodalen Therapiekonzeptes mit präoperativer Chemo- bzw. Radiochemotherapie behandelt werden. In mehreren Studien zeichnen sich Vorteile dieses multimodalen Therapieansatzes ab, wobei die Fragen nach der optimalen Zytostatikakombination und die der simultanen Radiotherapie noch zu evaluieren sind.

Nur knapp 30% aller Patienten mit nichtkleinzelligem Bronchialkarzinom können einer Operation in kurativer Intention zugeführt werden, da zum Diagnosezeitpunkt bereits eine Fernmetastasierung vorliegt oder eine funktionelle bzw. allgemeine Inoperabilität besteht.

Die Chirurgie des Bronchialkarzinoms gehört in die Hände erfahrener Thoraxchirurgen mit entsprechendem Umfeld (Diagnostik, multimodale Therapie, Intensivmedizin).

17.1   Chirurgische Technik

17.1.1   Allgemeines

Die Operation erfolgt in der im Kap. 5 beschriebenen Seitenlagerung.

Beim beschriebenen Zugang über den 5. ICR gelangt man immer auf den Hilus, um hier die wichtigsten präparatorischen Schritte vornehmen zu können.

> **Wichtig**
>
> Bei der geplanten Lobektomie wird unabhängig vom Tumorsitz immer die gesamte Lunge mobilisiert.

Dies ist insbesondere bei postpleuritischen Verwachsungen von Bedeutung, da nur mit einer mobilen Restlunge der Hemithorax postoperativ ausgefüllt werden kann und somit wesentliche Restpneumothoraces vermieden werden können. Zunächst werden entzündliche Verwachsungen durchtrennt. Sollte es sich um einen peripheren Tumor mit Adhäsion an der Pleura parietalis handeln, so muss hier **extrapleural** vorgegangen werden. Das heißt, die Pleura parietalis wird in einem weiten Abstand vom Tumor von der Fascia endothoracica gelöst und der Tumor dann en bloc mit der Pleura parietalis von der Brustwand abgelöst.

> **Wichtig**
>
> Sollte es wegen Infiltration nicht möglich sein, die Pleura parietalis von der Brustwand zu lösen, so muss eine en-bloc-Brustwandteilresektion erfolgen.

Durch die Vermeidung der intraoperativen Tumorzellverschleppung, wird die Rate an Lokalrezidiven vermindert und die Langzeitprognose der Patienten verbessert [2].

17.1.2 Mediastinale Lymphadenektomie

Unabhängig vom Resektionsausmaß (Lobektomie, Bilobektomie bzw. Pneumonektomie) erfolgt die standardisierte, systematische mediastinale Lymphknotendissektion.

Diese wird vor der eigentlichen Resektionsphase durchgeführt, da sie insbesondere im Bereich der Bifurkation durch Zug an der Lunge technisch einfacher durchführbar ist. Sie umfasst alle ipsilateralen Kompartimente des oberen und unteren Mediastinums und soll nach Möglichkeit auf die kontralaterale Seite ausgedehnt werden [10].

Operatives Vorgehen. Zunächst erfolgt die Lösung des Lig. pulmonale am Zwerchfell beginnend hin zur Unterlappenvene unter Mitnahme des lymphatischen Gewebes (Station 9, ◘ Abb. 17.1) Danach wird die Pleura mediastinalis von der Umschlagfalte bis zur V. azygos eröffnet, so dass das untere Mediastinum breit eröffnet ist. So wird rechts die vollständige Dissektion entlang des Ösophagus, des rechten Hauptbronchus und der Bifurkation unter Einschluss des linken Hauptbronchus möglich (Station 7, Abb. 17.1). Anschließend wird die Pleura entlag der V. azygos in Richtung V. cava superior inzidiert, so dass tracheobronchial (Station 4, Abb. 17.1) lymphadenektomiert werden kann. Beginnend von der V. azygos erfolgt nach kranial die Dissektion des oberen Mediastinums. Grenzen der Dissektion stellen ventral die V. cava superior, dorsal die Trachea und kranial der Truncus brachiocephalicus dar (Station 4, Abb. 17.1).

Auf der linken Seite ist der Zugang zum oberen Mediastinum durch den Aortenbogen und die großen Gefäße erschwert. Über die linksseitige Thorakotomie lässt sich nach Mobilisation des

Aortenbogens und der A. subclavia und eventuelle Durchtrennung des Lig. botalli die Dissektion der ipsilateralen Kompartimente tracheobronchial und paratracheal (Station 4, Abb. 17.1) ebenso systematisch durchführen wie auf der rechten Seite. Das rechte Kompartiment ist ebenfalls erreichbar, wird jedoch nicht als Standard gefordert. Die folgenden Lymphknotenstationen lassen sich auf der linken Seite dissezieren: Lig. pulmonale, paraösophageal beidseits, Bifurkation, rechter Hilus, tracheobronchial links, aortopulmonales Fenster und paratracheal links, entsprechend den Stationen 9, 8, 7, 10, 4 und 5 (Abb. 17.1).

Postoperatives Vorgehen. Die postoperativen Komplikationen und die Risiken erhöhen sich durch eine systematische Lymphknotendissektion nicht [10].

Besonders ist auf die Schonung des empfindlichen N. phrenicus zu achten. Kleine Blutungen aus den Vasa privata des N. phrenicus sollten möglichst kurzfristig komprimiert werden. Koagulationen in diesem Bereich sind unbedingt zu vermeiden.

Die gesamten dissezierten Lymphknotenkompartimente werden einzeln zur pathohistologischen Aufarbeitung verschickt. Das Mapping erfolgt nach der Klassifikation von Naruke (Abb. 17.1). Die systematische Lymphknotendissektion ist die einzige Möglichkeit zur exakten Ermittlung der N-Kategorie. Außerdem kann die Überlebensrate in einzelnen Tumorstadien durch die systematische Dissektion signifikant verbessert werden [2]. Die systematische mediastinale Lymphknotendissektion wird aus folgenden Gründen gefordert:

Beim Bronchialkarzinom kommt es zu einem so genannten Lymphnotenskipping. Es handelt sich hierbei um ein Überspringen von Lymphknotenstationen im Verlauf des anzunehmenden Metastasierungsweges.

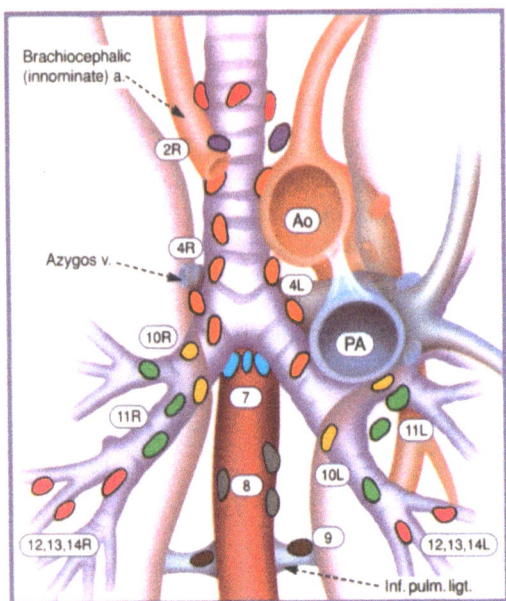

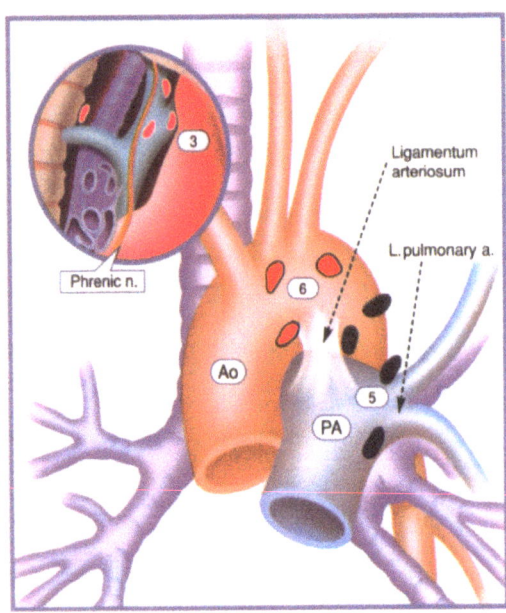

Abb. 17.1. Mapping der Lymphknoten nach dem Naruke-Schema [1]

Superior mediastinal nodes

- 🔴 1 Highest mediastinal
- 🟣 2 Upper paratracheal
- 🔴 3 Prevascular and tetrotracheal
- 🟠 4 Lower paratracheal
  (including azygos nodes)

  N2 = single digit, ipsilateral
  N3 = singledigit, contralateral or supraclavivular

Superior mediastinal nodes

- ⚫ 5 Subaortic (A-P window
- 🔴 6 Para-aortic (ascending
  aorta or phrenic)

Inferior mediastinal nodes

- 🔵 7 Subcarinal
- ⚫ 8 Para-oesophageal
  (below carina)
- 🟤 9 Pulmonary ligament

N1 nodes

- 🟡 10 Hilar
- 🟢 11 Interlobar
- 🔴 12 Lobar
- 🔴 13 Segmental
- 🔴 14 Subsegmental

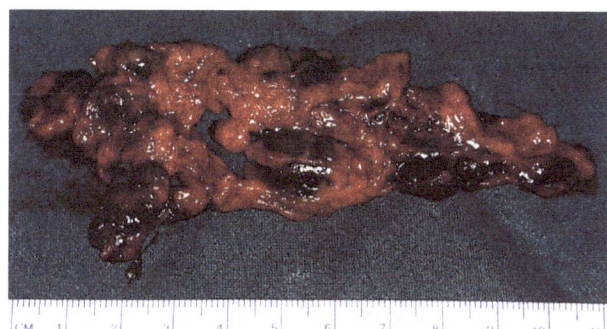

Abb. 17.2. Dissektion des gesamten Kompartiments paratracheal

Das Ausmaß dieses so genannten Skippings variiert je nach Lokalisation der vorgeschalteten Station zwischen 31 und 74% [9]. Diese Beobachtung wird untermauert durch Untersuchungen der Sentinel-Lymphknoten, die zeigen, dass in 22% der untersuchten Karzinome der Sentinel-Lymphknoten im Mediastinum zu finden ist [3].

Die systematische Lymphadenektomie entspricht dem Anspruch auf Radikalität mit Erhöhung der lokalen Tumorkontrolle.

Diskussion. Das Ausmaß der mediastinalen Lymphknotendissektion ist Gegenstand der Diskussion. Ob eine limitierte Dissektion makroskopisch verdächtiger Lymphknoten (»sampling«) genauso effektiv ist wie die systematische Lymphadenektomie, lässt sich anhand der Datenlage nicht sicher beantworten. Es gibt lediglich eine randomisierte Studie zu diesem Thema. Izbicki et al. finden in dem Tumorstadium pN1 und pN2 mit Befall einer Lymphknotenstation eine signifikant geringere lokale Rezidivrate und ein besseres Langzeitüberleben bei systematischer Lymphadenktomie [1]. Aufgrund sämtlicher Argumente und fehlendem Nachweis einer höheren Komplikationsrate führen wir entsprechend den Leitlinien der Deutschen Gesellschaft für Thoraxchirurgie die systematische Lymphadenektomie aller Kompartimente durch (Abb. 17.2).

17.1.3   Lobektomie

Nachdem der Hilus komplett mobilisiert ist, erfolgt die Präparation im Interlobium.

Hierzu wird die im Interlobärspalt verlaufende Pulmonalarterie aufgesucht und das lymphatische periarterielle adipöse Gewebe von der Gefäßwand präpariert. Dadurch kommen die Segmentarterien zur Darstellung, die nach weiterer Präparation selektiv mittels Durchstichligatur versorgt werden können (s. Kap. 6).

> Bei der Oberlappenresektion erfolgt zusätzlich die Unterbindung des so genannten Truncus anterior (A 1/3). Zur Durchstichligatur dieses teilweise sehr kräftigen Gefäßes wird die Lunge nach kaudal gehalten und die Arterie am Oberrand des Lungenhilus präpariert. Da der Abgang sehr weit nach intraperikardial reichen kann, muss die Präparation entsprechend weit zentral erfolgen.

Unterlappen- bzw. Oberlappenvene werden extraperikardial mit einer Overholt-Klemme umfahren und auf Niveau des Perikards mittels Durchstichligatur versorgt.

Typischerweise erfolgt das Absetzen des Bronchus zum Schluss, um eine intraoperative Keimverschleppung durch den eröffneten Bronchus zu vermeiden. Nach dem Freipräparieren des Lappenbronchus verschließen wir den Bronchus in der Regel mittels Nahtmaschine (TA30 blau). Vor der definitiven Abtrennung des Unterlappenbronchus empfiehlt es sich, besonders bei rechtsseitiger Unterlappenresektion, die Durchgängigkeit des Mittellappenbronchus mittels intraoperativer Bronchoskopie oder mittels kurzfristiger Beatmung der operierten Lunge zu überprüfen. Die Dichtigkeit des Bronchusstumpfes wird mittels **Wasserprobe** geprüft.

17.1.4   Pneumonektomie

Nach Mobilisation der Lunge und systematischer Lymphadenektomie, die im Bereich der Bifurkation u.a. deswegen entscheidend ist, um den Bronchus so weit wie möglich zentral absetzen zu können, wird zunächst die Pulmonalarterie präpariert.

> **Wichtig**
>
> Auf der rechten Seite wird zur Präparation der Pulmonalarterie die Lunge nach dorsal gehalten und die Arterie von der V. cava superior und von der Oberlappenvene abpräpariert. Es ist äußerste Vorsicht geboten, da Blutungen in diesem Bereich nicht beherrschbar sein können und zum Verblutungstod in tabula führen können.

Die Pulmonalarterie wird dann vorsichtig mit einem stumpfen Instrument (z.B. Overholt-Klemme) umfahren und ein Steg von etwa 1 1/2 cm gebildet. Dann wird die Pulmonalarterie mit einem Klammernahtinstrument (TA30 weiß) abgesetzt. Der periphere Arterienstumpf wird mit einer Durchstichligatur versorgt. Anschließend werden Oberlappen- und Unterlappenvene extraperikardial umfahren und nach Durchstichligatur abgesetzt. Schließlich wird der Bronchus vorzugsweise mit Nahtmaschinen TA30 grün abgesetzt. Wie zur Lobektomie muss die Dichtigkeit des Bronchus mit einem Blähmanöver überprüft werden. Eine routinemäßige Übernähung der Bronchusabtragungsebene nach Maschinennaht ist nicht erforderlich.

Auf der linken Seite wird die Pulmonalarterie präpariert, indem die Lunge nach kaudal gehalten wird und in der Schicht zwischen Hauptbronchus und Pulmonalarterie von dorsal nach ventral präpariert wird.

> **Wichtig**
>
> Auch auf der linken Seite ist extreme Vorsicht geboten, um Massenblutungen zu vermeiden.

17.2   Erweiterte Resektionen

Lokal fortgeschrittenes Tumorwachstum. Bei lokal fortgeschrittenem Tumorwachstum (T3-Situation), insbesondere bei Tumorinfiltration in die Brustwand, in das Perikard oder in das Diaphragma, besteht primär die Indikation zur erweiterten en-bloc-Resektion des Primärtumors.

> **Wichtig**
>
> Nur bei Infiltration des Mediastinums (T4) besteht keine Indikation zum primären chirurgischen Vorgehen. Hier sollte ein multimodales Therapiekonzept in Erwägung gezogen werden.

Die T3-Situationen können mit den heutigen Techniken der Thoraxchirurgie meistens radikal reseziert werden. Allerdings müssen etwaige multimodale Therapiekonzepte interdisziplinär abgesprochen werden.

Periphere Tumoren mit Verdacht auf Infiltration. Bei peripheren Tumoren mit radiologischem Verdacht auf Tumorinfiltration der Brustwand muss dies bei der Schnittführung mit einbezogen werden. Durch die strikte Seitenlagerung zur posterolateralen Thorakotomie bleiben alle Optionen der Brustwandresektion offen. Bei peripheren Tumoren und Infiltration im Bereich der oberen Rippen wird der Hautschnitt dorsal bis zum Proc. spinosus von C6 bis C7 erweitert. Nach Durchtrennung des M. trapezius und des M. rhomboideus lässt sich das Schulterblatt so weit nach ventral mobilisieren, dass die gesamte obere Thoraxapertur einschließlich der 1. Rippe optimal dargestellt werden kann. Nach Durchtrennung der Interkostalmuskulatur wird bei peripheren Tumoren immer extrapleural vorgegangen.

> **Wichtig**
>
> Erkennt man beim extrapleuralen Vorgehen, dass sich der Tumor nicht von der Fascia endothoracica ablösen lässt, so muss hier die Resektion der Brustwand en bloc mit dem Tumor erfolgen.

Hierdurch vermeidet man eine Tumoreröffnung und eine Tumorzellverschleppung mit Erhöhung der Lokalrezidivrate und Verschlechterung der Langzeitprognose [2].

Die entstandenen Defekte an der Brustwand werden mit einer stabilen Kunststoffmembran bzw. einem Kunststoffnetz rekonstruiert (z.B. Marlex Mesh, Gore-Tex-Membran oder Polypropylene-Netz).

> Die stabile Rekonstruktion der Brustwand ist eine absolute Voraussetzung zur Verringerung der postoperativen Komplikationen im Sinne von Sekretretention.

Das Ausmaß der Brustwandresektion spielt hier nur eine untergeordnete Rolle [8].

Perikardinfiltration. Auch Perikardinfiltrationen können durch en-bloc-Resektion des Perikards mit dem Lungentumor reseziert werden. Die Rekonstruktion des Perikards ist erforderlich, wenn die Gefahr einer postoperativen Herzluxation besteht.

> Besonders gefährdete Eingriffe sind dabei die rechtsseitige Pneumonektomie mit Perikardresektion. Hier besteht die erhöhte Gefahr einer akuten Herzluxation, die oft einen letalen Ausgang hat.

Linksseitige Perikardresektionen, insbesondere wenn Lungenparenchym übrig bleibt, bedürfen hingegen meist keiner Perikardrekonstruktion.

Liegt eine direkte Infiltration des Zwerchfells vor, so wird der Primärtumor en bloc mit der Zwerchfellmuskulatur reseziert. Kleinere Defekte (etwa in der Ausdehnung von 5 × 5 cm) werden problemlos durch eine direkte adaptierende Naht mit einer kräftigen 2er resorbierbaren Naht gedeckt. Größere Defekte bedürfen auch hier einer Kunststoffdeckung.

17.3 Parenchymsparende Resektionen

Die Pneumonektomie, insbesondere die rechtsseitige Pneumonektomie, ist mit einer 30-Tage-Letalität bis zu 11% behaftet, besonders nach neoadjuvanter Therapie [4].

Die Stumpfinsuffizienzrate liegt bei bis zu 7%. Kardiopulmonale Komplikationen, insbesondere Postpneumonektomieödeme (5%) und supraventrikuläre Rhythmusstörungen bis zu 20%, werden nach der Pneumonektomie beobachtet.

> Während früher die Pneumonektomie das Therapieverfahren der Wahl darstellte, dominiert heute bei gleichwertig onkologischer Radikalität die Lobektomie bzw. Manschettenlobektomie. Durch den Erhalt von Lungenparenchym besteht auch für die Patienten ein kurativer Ansatz, bei denen eine Pneumonektomie lungenfunktionell nicht möglich wäre.

Die im Vergleich bessere postoperative Lungenfunktion führt zu einer gesteigerten Lebensqualität und zum potentiellen Erhalt der Arbeitsfähigkeit.

Das Ziel der parenchymsparenden Resektion ist daher zuerst, die Radikalität zu gewährleisten, die Pneumonektomie zu umgehen und dabei die Funktion zu erhalten. Die Indikation sehen wir daher nicht nur bei eingeschränkter kardiopulmonaler Funktion, um hier noch eine radikale Operation durchführen zu können, sondern auch bei normaler kardiopulmonaler Funktion, um die Lebensqualität zu erhöhen bzw. die Arbeitsfähigkeit zu erhalten.

Indiziert sind solche Eingriffe bei Karzinomen des Lappenostiums (T2- oder T3-Tumoren) oder bei peribronchialem Tumorwachstum am Lappenbronchus (◘ Abb. 17.3).

> Die Voraussetzung ist jedoch, dass die benachbarten Strukturen (zentraler Hauptbronchus bzw. distaler Bronchus intermedius, Mittellappen, Unterlappen) tumorfrei sind, damit die Operation radikalen Charakter trägt.

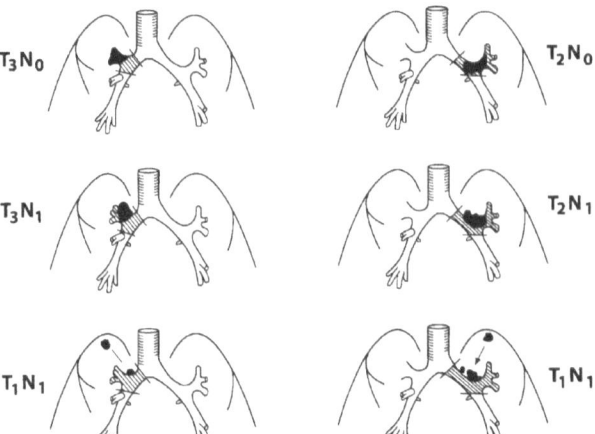

D Abb. 17.3. Schematische Darstellung der Indikation zur klassischen Manschettenresektion des rechten bzw. linken Oberlappens [9]

Bei Tumoren des rechten Oberlappens besteht die Technik darin, den Oberlappen mit einer Hauptbronchusmanschette zu resezieren und schließlich den distalen Bronchus intermedius an den proximalen Hauptbronchus zu anastomosieren. Auf der linken Seite gestaltet sich die Operation schwieriger, bedingt durch den engen Kontakt der linken Pulmonalarterie mit dem Oberlappenbronchus. Hier sind meistens kombinierte Eingriffe, d.h. Bronchusmanschetten- und Pulmonalarterienmanschettenresektionen erforderlich [11]. Die Manschettenresektionen, sowohl die Indikationsstellung als auch die technische Durchführung, setzen eine besondere thoraxchirurgische Erfahrung voraus.

Im Vergleich zu den Ergebnissen nach Pneumonektomie ist die Lokalrezidivrate vergleichbar (zwischen 8 und 36%), die perioperative Letalität ist jedoch deutlich geringer (zwischen 0 und 7%; [9]). Das Langzeitüberleben hängt entscheidend vom Tumorstadium ab. Okada et al. konnten anhand von 151 Patienten mit broncho- und angioplastischen Operationen nachweisen, dass nicht nur die T- und die N-Kategorie, sondern auch das Resektionsausmaß in der multivarianten Analyse ein prognostischer Faktor ist [7]. Die postoperativen Funktionsuntersuchungen, insbesondere die Perfusionsszintigraphie, zeigen, dass der reanastomosierte Lappen bereits nach 6 Wochen eine nahezu normale Funktion aufweist. Zusammenfassend entsprechen die perioperative Morbidität und Letalität sowie die Radikalität der broncho-angio-

plastischen Resektionsverfahren denen der Standardlobektomie. Die postoperative Lungenfunktion ist im Vergleich zur Pneumonektomie jedoch deutlich besser und geht mit einer Steigerung der Lebensqualität einher.

17.4 Eingeschränkte Parenchymresektionen

Bei kleinen peripheren Bronchialkarzinomen kann u.U. eine Keilresektion bzw. eine Segmentresektion durchgeführt werden.

Diese Verfahren sind jedoch nur bei Patienten mit eingeschränkter respiratorischer und kardialer Funktion indiziert, denn sie gehen mit einer erhöhten Lokalrezidivquote einher. Dies resultiert aus dem intersegmentär und lobär gegliederten Lymphabfluss. Ihr Vorteil liegt jedoch in der geringen perioperativen Morbidität und Letalität im Vergleich zur Standardresektion [5].

Literatur

1. Izbicki JR, Passlick B, Pantel K et al. (1998) Effectiveness of radical systematic mediastinal lymphadenectomy in patients with resectable non-small cell lung cancer: results of a prospective randomized trial. Ann Surg 227(1): 138–144
2. Korst RJ, Ginsberg RJ (2001) Appropriate surgical treatment of resectable non-small-cell lung cancer. World J Surg 25: 184–188

3. Liptay MJ, Masters GA, Winchester DJ et al. (2000) Intraoperative radioisotope sentinel lymph node mapping in non-small cell lung cancer. Ann Thorac Surg 70(2): 384–389; discussion 389–390

4. Martin J, Ginsberg RJ, Abolhoda A et al. (2001) Morbidity and mortality after neoadjuvant therapy for lung cancer: the risks of right pneumonectomy. Ann Thorac Surg 72(4): 1149–1154

5. Martini N, Bains MS, Burt ME et al. (1995) Incidence of local recurrence and second primary tumors in resected stage I lung cancer. J Thorac Cardiovasc Surg 109(1): 120–129

6. Mountain CF, Dresler CM. Regional Lymph node classification for lung cancer staging.Chest. 1997 Jun;111(6): 1718-23

7. Okada M, Yamagishi H, Satake S et al. (2000) Survival related to lymph node involvement in lung cancer after sleeve lobectomy compared with pneumonectomy. J Thorac Cardiovasc Surg 119: 814–819

8. Richter W, Schneider P, Vogt-Moykopf I (1998) Chirurgische Therapie und Diagnostik der primären und sekundären Brustwandtumoren. In: Drings P, Vogt-Moykopf I. Thoraxtumoren, 2. Aufl. Springer, Berlin Heidelberg New York Tokio, S 577–595

9. Schirren J, Muley T, Schneider P, Latzke L, Bülzebruck H, Vogt-Moykopf I (1998) Chirurgische Therapie des Bronchialkarzinoms. In: Drings P, Vogt-Moykopf I. Thoraxtumoren, 2. Aufl. Springer, Berlin Heidelberg New York Tokio, S 232–265

10. Schirren J, Richter W, Schneider P, Vogt-Moykopf I (1996) Grundlagen und Ergebnisse der systematischen Lymphknotendissektion beim operierten Bronchialkarzinom. Chirurg 67(9): 869–876

11. Schneider P, Trainer S, Schirren J, Vogt-Moykopf I (1996) Organ-preserving resection methods on lung tumors. Onkologie 19: 290–295

Multimodale und palliative Therapie des Bronchialkarzinoms

K. Schulze

Aufgrund seiner Häufigkeit und der schlechten Prognose stellt die Therapie des Bronchialkarzinoms eine große Herausforderung an Chirurgen, Chemo- und Strahlentherapeuten dar.

Die Mehrzahl, d.h. etwa 75% der Bronchialkarzinome, gehört dem histologisch nichtkleinzelligen Typ (NSCLC) an, der im Gegensatz zum kleinzelligen Typ deutlich schwächer auf eine Chemotherapie oder Bestrahlung anspricht. Zum Zeitpunkt der Erstdiagnose liegen bereits in fast 80% ein lokal fortgeschrittenes Stadium (Stadium III in 44%) oder Fernmetastasen (Stadium IV in 33%) vor.

Die in der ◨ Tabelle 18.1 aufgelistete Übersicht der 5-Jahres-Überlebensrate von Patienten mit NSCLC zeigt, dass diese bei den überwiegend anzutreffenden aber meist schon inoperablen Stadien III und IV gegenüber den lokal begrenzten Stadien I und II dramatisch absinkt. Für die Stadien IIIB und IV liegt sie weit unterhalb von 10% [8]. Dies sind die Gründe, weshalb die 5-Jahres-Überlebensrate aller Bronchialkarzinome in den letzten 25 Jahren trotz aller diagnostischen und therapeutischen Bemühungen nur unwesentlich gestiegen ist und zur Zeit immer noch nur 13% beträgt.

Es ist aber auch zu erkennen, dass bei Patienten mit Tumoren im Stadium IIIA, wenn sie operiert wurden, das 5-Jahres-Überleben immerhin um 10% ansteigt. Vor allem beim NSCLC stellt die chirurgische Entfernung des Tumors nach wie vor die einzige kurative Option für den Patienten dar. Primäres Ziel neuer Therapieformen muss es daher sein, die Effektivität nichtchirurgischer Therapiemaßnamen zu erhöhen und optimal mit der chirurgischen

Tumorresektion zu verzahnen, damit eine verbesserte Operabilität (»down-staging«) und eine Steigerung des langfristigen Operationserfolges erreicht wird. Dies ist der Ansatzpunkt multimodaler Therapiekonzepte.

Nur durch die Entwicklung solcher multimodaler Konzepte, bei denen die 3 Therapieformen Chirurgie, Strahlen- und Chemotherapie miteinander verzahnt werden, gelingt es derzeit, auch die Überlebensrate des NSCLC anzuheben. Die erzielten Fortschritte sind jedoch insgesamt noch gering, wenn auch die neoadjuvante Induktions(radio)-chemotherapie in Phase-II- und Phase-III-Studien in den letzten Jahren eindeutige Erfolge vorweisen kann. Hingegen kann die Effektivität einer adjuvanten, d.h. postoperativ gegebenen Radio- und Chemotherapie trotz einiger Erfolgsmeldungen nicht als gesichert angesehen werden.

Da Bronchialkarzinome häufig erst in inoperablen, weit fortgeschrittenen Stadien entdeckt bzw. klinisch manifest werden, stellt die palliative Therapie von drohenden oder bereits eingetretenen bronchopulmonalen Komplikationen ein verbreitetes Problem dar. Hierfür stehen mehrere endobronchial und -tracheal applizierbare Therapiemöglichkeiten zu Auswahl, insbesondere die Laseranwendung, Ballondilatation, Stentimplantation und das Afterloading. Diese Verfahren umfassen über flexible Bronchoskope einführbare Kathetersysteme und insbesondere neu entwickelte selbstexpandierende Stents. Auf diese Weise können heutzutage akut – und vielfach ohne Intubationsnarkose – Stenosen und Blutungen der Atemwege sowie poststenotische Entzündungen rasch, erfolgreich und komplikationsarm behandelt werden.

18.1   Multimodale Therapiekonzepte

18.1.1   Alleinige Chemotherapie

Die Ergebnisse der Chemotherapie in der Behandlung des NSCLC sind auch nach Einführung neuer Substanzen in den letzten Jahren nicht befriedigend.

Das mittlere Überleben bei einem nichtkleinzelligen Bronchialkarzinom liegt bei Anwendung

◨ **Tabelle 18.1.** 5-Jahres-Überleben bei nichtkleinzelligem Bronchialkarzinom [8]

Klinisches Stadium	Überleben [%]	Pathologisches Stadium	Überleben [%]
IA	61	IA	67
IB	38	IB	57
IIA	34	IIA	55
IIB	24	IIB	39
IIIA	13	IIIA	23
IIIB	5		
IV	1		

von Cisplatin bei 8 Monaten, bei zusätzlicher Gabe von Etoposid, Taxanen, Gemcitabin, Vinorelbin oder Irinotecan allenfalls um 1 Monat höher (Unterschiede je nach Studie nur teilweise signifikant), trotz einer Steigerung der Remissionsrate von 10–20% auf 25–30%.

18.1.2 Alleinige Strahlentherapie

Durch die alleinige Anwendung der Strahlentherapie (bis Stadium III) kann das mittlere Überleben ebenfalls nur geringfügig um bis zu 3 Monate verlängert werden.

Hierbei gibt es graduelle Unterschiede je nach Fraktionierung der Strahlendosis. Bei konventioneller Radiotherapie mit einer Gesamtdosis von 60 Gy, aufgeteilt in tägliche Gaben von 2 Gy über 6 Wochen (5 Tage pro Woche), werden mediane Überlebenszeiten von 9–11 Monaten berichtet. Wird die Stahlendosis **hyperfraktioniert** gegeben, d.h. 2-mal täglich 1,2 Gy über 29 Tage, was zu einer Gesamtdosis von knapp 70 Gy führt, so kann ein weiterer Monat Überlebensgewinn erreicht werden (nicht signifikant; [11]). Bei der so genannten **akzelerierten hyperfraktionierten Bestrahlung** (CHART) mit 3*1,5 Gy pro Tag über 12 Tage (Gesamtdosis 54 Gy) wird von bis zu 3 Monaten zusätzlichen mittleren Überlebens ausgegangen und einem Anstieg des Überlebens nach 2 Jahren von 19 auf 33% [10].

18.1.3 Kombination von Radio- und Chemotherapie

Ein weiterer Gewinn an Überlebenszeit von im Mittel 1,7 Monaten ist durch Kombinationen von Radio- und Chemotherapie möglich, wobei diese »Combined-modality-Therapie« allerdings wegen ihrer erhöhten Toxizität nur bei Personen in gutem Allgemeinzustand anwendbar ist [7].

Aber auch bei dieser Therapieform wird das 5-Jahres-Überleben nur um 2% gesteigert. Dies stellt bei Ausgangswerten von zum Teil deutlich unter 10% durchaus einen Erfolg dar, bleibt bezüglich der Gesamtzahl aller Patienten dennoch völlig unbefriedigend [4].

Bei fast der Hälfte aller Patienten mit nichtkleinzelligem Bronchialkarzinom liegt ein lokal fortgeschrittenes Stadium III bei Erstdiagnose vor und die Grenze der Operabilität bei Fehlen anderer einschränkender Faktoren verläuft in der Regel am Übergang von Stadium IIIA in Stadium IIIB. Daher werden große Anstrengungen unternommen, Therapiekonzepte zu entwickeln, die die kurative operative Tumorresektion ermöglichen oder erleichtern und den Operationserfolg verbessern oder sichern. Diese Strategien, die den Einsatz von Chemotherapie und Strahlentherapie vor oder nach dem operativen Eingriff beinhalten, werden als **multimodale Therapien** bezeichnet. Hierbei wird die so genannte postoperative adjuvante Therapie von der präoperativen **Induktionstherapie** oder synonym **neoadjuvanten** Therapie unterschieden. Das Konzept der adjuvanten Therapie ist zum einen die bessere systemische Kontrolle, da sich bei 70% aller operierten Lungenkarzinome später doch noch Fernmetastasen manifestieren, zum anderen die postoperativ geringere Tumorlast, die zu einer besseren Chemosensitivität führt. Die neoadjuvante Therapie hat hingegen das »down-sizing« bzw. »down-staging« des Tumors zum Ziel, um eine bessere Resektabilität zu erreichen. Außerdem verspricht man sich durch die initiale Anwendung der Chemotherapie eine frühzeitigere und somit wirkungsvollere Kontrolle von Mikrometastasen und aufgrund der präoperativ besseren Tumordurchblutung ein besseres Ansprechen der Chemo- und Strahlentherapie.

18.1.4 Therapieansätze für das kleinzellige Bronchialkarzinom

Multimodale Therapieansätze für das kleinzellige Bronchialkarzinom, welches aufgrund seiner sehr frühzeitigen Metastasierung eine Domäne der Chemotherapie darstellt, gibt es nur wenige.

Bei »limited disease« (lokal begrenzte Stadien) wird bei den sehr seltenen peripheren Tumoren ohne Mediastinalbefall (T1–2 N0–1) operiert und adjuvant chemotherapiert sowie das Hirn bestrahlt. Bei zentralem Tumor oder Mediastinalbefall wird primär eine Radiochemotherapie durchgeführt und danach ggf. sekundär die Resektion.

Bei »extensive disease« (metastasiert) kommt eine multimodale Therapie nur innerhalb palliativer Ansätze zur Diskussion.

18.1.5   Therapieansätze für das nicht kleinzellige Bronchialkarzinom

Beim nichtkleinzelligen Bronchialkarzinom sind multimodale Therapieformen in die stadiengerecht abgestuften Therapiekonzepte eingebettet:

Sie sind, wie erwähnt, eine Domäne für Tumoren im Stadium IIIA. Innerhalb dieses Stadiums wird unterschieden zwischen

- T3N1-Tumoren, die postoperativ bestrahlt werden können,
- Pancoast-Tumoren, die prä- und postoperativ bestrahlt werden,
- T3N2-Tumoren mit einer befallenen Lymphknotenstation, die adjuvant bestrahlt werden (oder eine Chemotherapie erhalten), und
- T3N2-Tumoren mit mehr als einer befallenen Lymphknotenstation, die eine Induktionschemotherapie (oder Radiatio) erhalten und postoperativ bestrahlt werden können.

Tumoren in den lokal begrenzten Stadien I und II werden lediglich operiert. Bei Inoperabilität bzw. Komorbidität kommt eine Radiatio mit kurativem Ansatz in Betracht. Präoperativ und nach einer R0-Resektion ist eine Bestrahlung ohne weiteren Vorteil. Bei den weiter fortgeschrittenen Tumoren im Stadium IIIB (einschließlich inoperabler IIIA-Tumoren) sollte »combined modality« behandelt werden, also Chemotherapie und Radiatio. Hierbei hat die simultane Anwendung beider Methoden in einigen Studien bessere Erfolgsraten (Steigerung des mittleren Überlebens um bis zu 3 Monate; [3]). Sie ist jedoch mit einer höheren Toxizität behaftet, die in anderen Studien, die keine Verlängerung der Überlebenszeit ergeben, diesen möglichen Vorteil wieder infrage stellt. Deshalb sollte sie nur jüngeren Patienten in sehr gutem Allgemeinzustand vorbehalten bleiben. Sollte ein Downstaging in IIIA erreicht worden sein, ist bei gegebener Operabilität dann die chirurgische Tumorresektion durchzuführen. Patienten mit Tumoren im Stadium IV,

d.h. mit Fernmetastasen, bleiben der Chemotherapie vorenthalten. Dies schließt palliative Resektionen nicht aus, kann jedoch nicht mehr als multimodale Therapie bezeichnet werden, da die kurative Intention fehlt.

18.1.6   Erfolge der multimodalen Therapieformen

Die bisherigen Ergebnisse adjuvanter multimodaler Therapieformen sind ernüchternd.

Die adjuvante Chemotherapie steigert das 5-Jahres-Überleben zwar im Mittel um 5%, die Schwankungen zwischen den Studien sind jedoch beträchtlich und liegen zwischen +10% im besten Fall und -1% (also einer leichten Verschlechterung) im ungünstigsten Fall [14]. Ähnlich sieht es für die Chemotherapie in Kombination mit postoperativer Bestrahlung aus. Hier ist das 5-Jahres-Überleben um im Mittel 2% gebessert mit Schwankungen von +8% bis -3%. Ein Vorteil einer adjuvanten Radio- und Chemotherapie gegenüber einer alleinigen Radiotherapie besteht nicht [5]. Hieraus ergibt sich die Schlussfolgerung, dass derzeit adjuvante Therapieansätze keinen sicheren Effekt erzielen.

Etwas besser schneiden die neoadjuvanten Therapien ab. Phase-III-Chemotherapiestudien zeigen eine Verbesserung der mittleren Überlebenszeit auf bis zu 64 Monate und ein 3-Jahres-Überleben von bis zu 56% [9]. Diese Spitzenwerte, sollten sie bestätigt und konsolidiert werden, wären ein Durchbruch in der Therapie der NSCLC. Zweifel sind jedoch angebracht, da auch Studien veröffentlicht wurden, bei denen die Induktionschemotherapie zu einer Verschlechterung des Überlebens führt [2]. Phase-II-Studien mit Chemoradiotherapie ergaben immerhin noch Überlebenszeiten von 14–30 Monaten an bei sehr guten Ansprechraten von 50–90% und einer letztendlichen Resektionsrate von immerhin 50–75% [1].

18.1.7   Probleme der Studienergebnisse

Die Studienergebnisse schwanken sehr stark, was dazu führt, dass die Wirksamkeit multimodaler

▣ Tabelle 18.2. TNM-Klassifikation im Stadium III des nichtkleinzelligen Bronchialkarzinoms	
IIIA	IIIB
T3 N1 M0	T4 N0 M0
T1 N2 M0	T4 N1 M0
T2 N2 M0	T4 N2 M0
T3 N2 M0	T1 N3 M0
	T2 N3 M0
	T3 N3 M0
	T4 N3 M0

Therapieformen bislang nicht eindeutig belegt werden konnte.

Dies ist in erster Linie der Heterogenität der in die einzelnen Studien eingeschlossenen Patienten geschuldet. ▣ Tabelle 18.2 zeigt die große Vielzahl möglicher Tumorformen und -ausbreitungen, die bislang noch alle unter das Stadium III fallen.

18.1.8 Offene Fragen

Bislang ist noch unklar, welche Stadien oder TNM-Gruppen für eine multimodale Therapie eindeutig in Frage kommen.

Weiterhin sind die optimale Substanzkombination, Dosis und Anzahl der Zyklen für die Chemotherapie sowie die Applikationsform und Dosis der Strahlentherapie noch offen. Außerdem ist nicht sicher festgelegt, wie lang das Intervall zwischen Induktionstherapie und Operation (bislang 3–4 Wochen) sein soll. Eine Klärung dieser Fragen wird zumindest partiell im Rahmen derzeit laufender oder projektierter Studien erfolgen. Es bleibt abzuwarten, ob dies eine positive Auswirkung auf die bislang noch nicht befriedigenden Erfolgsraten der Therapie des nichtkleinzelligen Bronchialkarzinoms in fortgeschrittenen Stadien hat.

18.2 Palliative endoluminale Therapieverfahren

Der drohende oder bereits eingetretene Verschluss von Teilen der Atemwege durch maligne oder benigne intra- oder peribronchiale bzw. -tracheale Raumforderungen, Stenosen oder Strikturen erfordert häufig rasches Handeln.

18.2.1 Indikation

Die häufigsten Indikationen für eine endotracheale bzw. endobronchiale Intervention sind
- akute Hypoxie, meist einhergehend mit quälender Luftnot,
- Stillen von Blutungen innerhalb der Atemwege,
- Prävention von poststenotischen pulmonalen Entzündungen und
- Drainage von retiniertem Sekret oder einschmelzenden Prozessen.

Zur Verfügung stehen hierfür mehrere Techniken, die häufig in Kombination angewendet werden, um die besten Ergebnisse zu erzielen. Es sind dies die Laserevaporisation (CO_2-Laser) oder -koagulation (Nd-YAG-Laser), die Argon-Plasma-Koagulation, die Ballondilatation, Stentimplantation und die Kleinraumbestrahlung (synonym: Brachytherapie bzw. Afterloading).

18.2.2 Katheter

Die Entwicklung von über den Arbeitskanal von Fiberbronchoskopen einführbaren Laser-, Ballon-, Bestrahlungskathetern und stenttragenden Kathetern hat zu einer erheblich vereinfachten und risikoärmeren Handhabung dieses Instrumentariums geführt.

Eingriffe, die früher obligat in starrer Bronchoskopie mit Intubationsnarkose erfolgten, sind heute zum Teil auch in tiefer Sedierung mit dem flexiblen Gerät allein durchführbar. In der Regel werden jedoch beide Verfahren simultan angewendet, insbesondere bei länger dauernden Laserungen infolge größerer Tumormassen innerhalb zentraler Atemwege oder bei stark vaskularisierten Prozessen mit hohem Risiko einer Blutungskomplikation. Durch die schonendere, raschere und gezieltere Vorgehensweise mit dem flexiblen Bronchoskop sind Komplikationen sehr selten geworden und liegen in unserem Haus unter 10%, wobei in den letzten 5 Jahren keine ernsteren Komplikationen oder Todesfälle eingetreten sind.

18.2.3   Stents

Ein erheblicher Fortschritt ist durch die Entwicklung selbstexpandierender Stents aus einer wenig bioreaktiven Nickel-Titan-Legierung (Nitinol) erreicht worden, was die problemlose, schnelle und exakte Applikation von Metallmaschenstents über den Arbeitskanal des flexiblen Bronchoskops ermöglicht.

Diese Stents gibt es mit oder ohne Kunststoffbeschichtung in vielen verschiedenen Durchmessern und Längen zum endobronchialen und -trachealen Einsatz [6]. Dadurch wurden bisherige Metall- und Silikonstenttypen weitgehend verdrängt. Bei nahezu gleicher Stabilität weisen Nitinolstents eine sehr gute Flexibilität und Modellierbarkeit auf, was zu einer erheblichen Schonung gesunder Schleimhautanteile führt und die problemlose und rasche Epithelialisierung fördert. Von Nachteil ist lediglich eine geringere Resistenz gegenüber Laserenergie. Dies wird dann wichtig, wenn es zu einem Durchwachsen von Tumor oder zu Granulation durch die Maschen des Metallstents kommt und eine erneute Laserbehandlung im Stentbereich notwendig wird, die dann ein sehr vorsichtiges Vorgehen erfordert, da die Stentmaschen vom Laserstrahl innerhalb von Sekunden zerstört werden können.

Ein Wiederentfernen von Stents ist möglich, beispielsweise nach erfolgreicher Brachytherapie mit gutem Einschmelzen des den Bronchus stenosierenden Prozesses. Ist dies geplant oder vorauszusehen, sollte jedoch ein Silikonstent (Dumon) eingesetzt werden, da dieser nicht epithelialisiert und nicht von Gewebe durchwachsen werden kann. Ansonsten sind Kunststoffstents jedoch nicht empfehlenswert, da sie sehr rigide sind, eine nicht unerhebliche Dicke besitzen (also selbst stenosierend wirken können), viel schwieriger zu platzieren sind und leichter verrutschen als Metallstents. Metallstents sind vor der Epithelisation, also innerhalb von 1–2 Wochen nach Implantation, meist problemlos zu explantieren. Danach sind sie nur schwer und unter Inkaufnahme erheblicher Schleimhautläsionen zu entfernen. Allerdings stellt sich die Indikation, einen gut epithelialisierten Stent zu entfernen, so gut wie nie. Bei Restenose wird gegebenenfalls ein zweiter Stent in den bereits liegenden eingeführt, um die Festigkeit des zuvor mittels Ballon bzw. Laser wieder aufgeweiteten Bronchus zu erhöhen. Das Problem einer Ausbildung von Nekrosen oder Läsionen (Blutung, Perforation, Fistel) ist sehr gering und liegt unter 5%.

18.2.4   Neue Techniken

In Vorbereitung sind neue Techniken wie die photodynamische Therapie, Kryotherapie und laserinduzierte interstitielle Thermotherapie, die unter dem Kürzel **LITT** bereits zur Thermokoagulation von Lebermetastasen eingesetzt wird.

Diese Verfahren werden hier nicht diskutiert: Zum einen stehen gesicherte Angaben zu Indikationen, standardisiertem Vorgehen, Nebenwirkungen und Erfolgsraten noch aus. Zum anderen sind diese experimentellen Therapienformen günstiger bei lokal begrenzten Tumorstadien anwendbar, jedoch zur Akutpalliation weniger geeignet, da sie sehr aufwendig sind und verzögert wirken.

18.2.5   Praxis

◘ Tabelle 18.3 gibt eine Übersicht der Indikationen zum Einsatz der derzeit gängigen endoluminalen Techniken.

Häufig werden, um gute und anhaltende Erfolge zu erzielen, Laserbehandlung, Dilatation und Stentimplantation miteinander kombiniert. Eine Ballondilatation ist in der Regel als Einzelmaßnahme nicht erfolgreich. Bei hartnäckigen Narbenstenosen müssen manchmal auch 2 Stents übereinander gesetzt werden. Sich mitunter rasch entwickelnde Rezidive bei starker Granulierungstendenz des Gewebes erfordern gelegentlich mehrere Sitzungen und die lokale Applikation von Proliferationshemmern (z.B. Mitomycin).

■ **Tabelle 18.3.** Indikation für palliative endoluminale Therapieverfahren

	Laser bzw. Plasma	Dilatation	Stent	Afterloading
Wirkungseintritt	Sofort	Sofort	Sofort	Verzögert
Intrabronchialer Tumor				
Zentral	+	-	+	+
Peripher	+	-	-	-
Kompression von außen				
Zentral	-	+	+	+
Peripher	-	+	+	+
Narbige Stenose	(+)	+	+	-
Bronchiale Instabilität	-	-	+	-

18.2.6 Erfolgsrate

Über die Rate von Langzeiterfolgen können hier keine Angaben gemacht werden.

Diese Eingriffe haben meist palliativen Charakter und werden oft bei Patienten in sehr

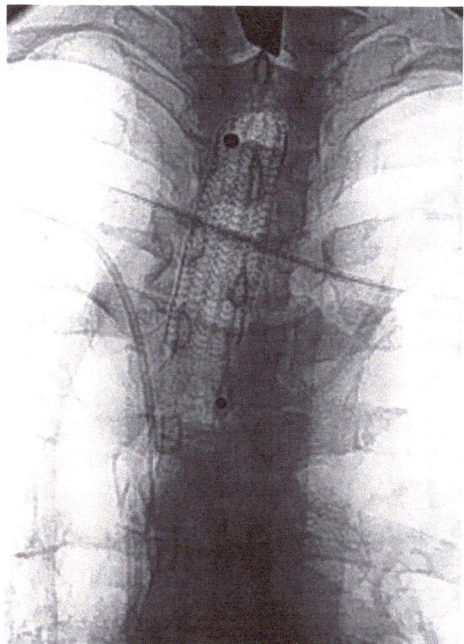

■ **Abb. 18.1.** Ausschnitt eines Thoraxröntgenbildes nach Ultraflex-Nitinol-Stent-Implantation einer malignombedingten Trachealstenose. Der selbstexpandierende Stent liegt der Trachea gleichmäßig und ohne erkennbare Reststenose an. Lediglich der proximale Stentabschluss ist noch nicht vollständig entfaltet (eine häufige, jedoch durch Ballondilatation rasch zu behebende Besonderheit selbstexpandierender Stents).

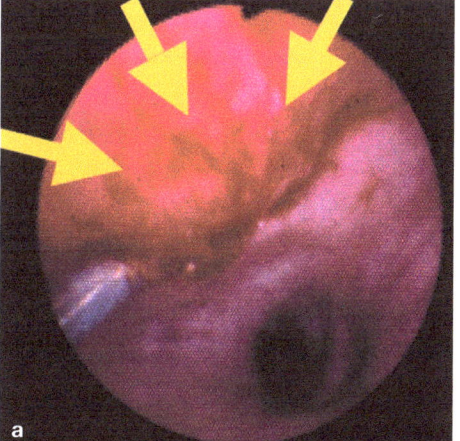

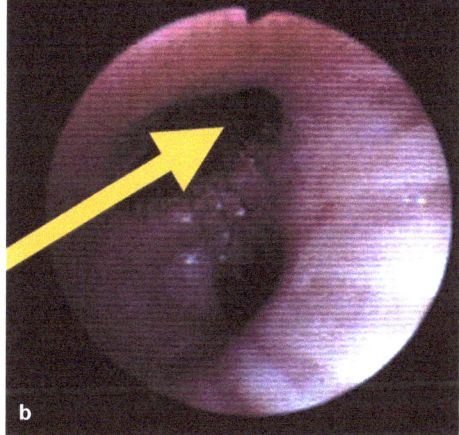

■ **Abb. 18.2a, b.** Oben ist ein vor dem Abgang des Mittellappenbronchus gelegenen Tumor zu erkennen (durch Pfeile markiert), unten der durch Stent wiedereröffnete Mittellappenbronchus

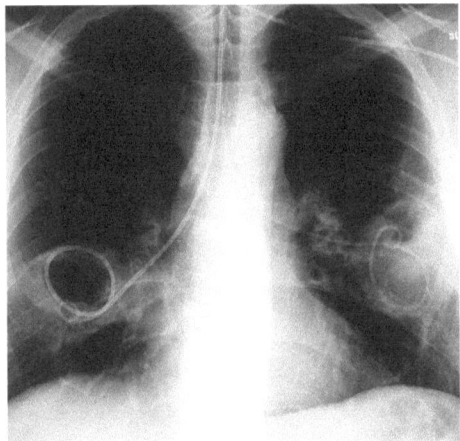

◘ Abb. 18.3. a.-p.-Thoraxröntgenbild eines Patienten mit 2 einschmelzenden intrapulmonalen Herden bei Wegener-Granulomatose, die mit 2 bronchoskopisch eingelegten Pigtail-Kathetern erfolgreich von intrabronchial her drainiert werden konnten

schlechtem Allgemeinzustand und mit letztendlich infauster Prognose durchgeführt. Darüber hinaus fehlen große Fallzahlen. Jedoch gelingt es in über 90%, das Akutproblem zumindest kurzfristig zu beseitigen und die Symptomatik erheblich zu lindern.

Aktuelle Übersichtsartikel endobronchialer Interventionstechniken sind unter [12] und [13] aufgeführt.

Die ◘ Abbildungen 18.1, 18.2 und 18.3 zeigen Beispiele von Anwendungen intraluminaler Techniken.

Literatur

1. Drings P, Manegold C (2000) Differentialindikation zur Induktionstherapie bei nichtkleinzelligen Lungentumoren. Chirurg 71: 1466–1473
2. Elias AD, Herdon J, Kumar P, Shugarbaker D, Green MR et al. (1997) A phase III comparison of „best local-regional therapy" with or without chemotherapy for stage IIIA T2-3 N2 non-small cell lung cancer: preliminary results. Proc Am Soc Clin Oncol 16: 448 (A1611)
3. Furuse K, Furuoka M, Kawahara M et al. (1999) Phase III study of concurrent versus sequential thoracic radiotherapy in combination with mitomycin, vindesine and cisplatin in unresectable stage III non-small cell lung cancer. J Clin Oncol 17: 2692–2699
4. Juretic A, Sobat H, Samija M (1999) Combined modality therapy of non-small cell lung cancers. Ann Oncol 10(Suppl 6): 93–98
5. Keller SM, Adak S, Wagner H et al. (2000) A randomized trial of postoperative adjuvant therapy in patients with completely resected stage II or IIIA non-small cell lung cancer. Eastern Cooperative Oncology Group. N Engl J Med 343: 1217–1222
6. Miyazawa T, Yamakido M, Ikeda S et al. (2000) Implantation of ultraflex nitinol stents in malignant tracheobronchial stenoses. Chest 118: 959–965
7. Pritchard RS, Anthony SP (1996) Chemotherapy plus radiotherapy compared with radiotherapy alone in the treatment of locally advanced unresectable, non-small cell lung cancer: a meta-analysis. Ann Intern Med 125: 723–728
8. Pirker R, Malayeri R, Huber H (1999) Adjuvant and induction chemotherapy in non-small cell lung cancer. Ann Oncol 10(Supp. 6): 71–76
9. Roth JA, Fossella F, Komaki R, Ryan MB (1994) A randomised trial comparing perioperative chemotherapy and surgery with surgery alone in resectable stage III non-small cell lung cancer. J Natl Cancer Inst 86: 673–680
10. Saunders M, Dische S, Barrett A, Harvey A, Griffiths G, Palmar M (1999) Continuous, hyperfractionated, accelerated radiotherapy (CHART) vs conventional radiotherapy in NSCLC: Mature data from the randomised multicentre trial. Radiother Oncol 52: 137–148
11. Sause W, Kolessar P, Taylor S IV et al. (2000) Final results of phase III trial in regionally advanced unresectable non-small cell lung cancer: Radiation Therapy Oncology Group, Eastern Cooperative Oncology Group, and Southwest Oncology Group. Chest 117: 358–364
12. Seijo LM, Sterman DH (2001) Interventional pulmology. N Engl J Med 344: 740–749
13. Simoff MJ (2001) Endobronchial management of advanced lung cancer. Cancer Control 8: 373–343
14. Steward IA, Pignon JP (1995) Chemotherapy in non-small cell lung cancer. A meta-analysis using updated data on individual patients from 52 randomised clinical trials. Non-small Cell Lung Cancer Collaborative Group (IA Stewart, JP Pignon). BMJ 311: 889–890

V

V Thorakale Komplikationen nach chirurgischen Eingriffen und Mediastinitis

Nosokomiale Pneumonie und Langzeitbeatmung

N. Rank

Die nosokomiale Pneumonie wird in ihrer Häufigkeit und Konsequenz für den Patienten oft unterschätzt.

In der Mortalitätsstatistik steht sie an erster Stelle aller nosokomialen Infektionen. Sowohl bei der Diagnose als auch bei der Therapie bestehen oftmals große Unsicherheiten.

Die nosokomiale Pneumonie ist definiert als eine Entzündung des Lungenparenchyms, die im Krankenhaus auftritt, und zwar frühestens 48 Stunden nach Aufnahme [1]. Dabei wird erregerbedingt zwischen der früh auftretenden – »early onset«- Pneumonie vor dem 5. Tag und der spät auftretenden – »late onset«- Pneumonie ab dem 5. Tag unterschieden.

Folgendes muss bei der Behandlung berücksichtigt werden:
 — die Antibiotikatherapie der nosokomialen Pneumonie sollte möglichst frühzeitig begonnen werden und deshalb initial kalkuliert erfolgen;
 — die Therapie sollte ausreichend breit alle zu erwartenden Erreger erfassen – im Sinne einer Eskalationstherapie, da nach neueren Daten der Zeitpunkt des Therapiebeginns und das Ansprechen ausschlaggebend für die Prognose sind [6];
 — ist mit gramnegativen Problemkeimen wie Pseudomonas zu rechnen, so sollte eine Kombinationstherapie erfolgen: Ein β-Laktam-Antibiotikum sollte mit einem Fluorchinolon oder einem Aminoglykosid kombiniert werden;
 — liegen die mikrobiologischen Ergebnisse vor, so sollte im weiteren Verlauf das Spektrum konsequent reduziert werden im Sinne einer Deeskalationstherapie;
 — die Therapie muss erfahrungsgemäß mindestens 7–10 Tage, bei Problemkeimen mindestens 14 Tage durchgeführt werden;
 — generell kann empfohlen werden, die Therapie 3–5 Tage nach Normalisierung der Infektlage zu beenden.

19.1   Epidemiologie

Die Inzidenz liegt bei 0,3–0,7% aller stationären Patienten. Sie ist die häufigste infektiöse Komplikation bei chirurgischen Patienten.

Die höchste Inzidenz mit 15–20% weisen operative Intensivstationen auf [10, 13]. Dabei entstehen 86% der Pneumonien im Rahmen einer Beatmung [12], dem wichtigsten Risikofaktor für eine nosokomiale Pneumonie. In dem deutschen **Krankenhaus Infektions Surveillance System** KISS wird eine Inzidenzdichte von 10 Pneumonien pro 1.000 Beatmungstagen angegeben.

Die Gesamtmortalität von Pneumoniepatienten wird mit 20–70% angegeben, die durch die Pneumonie bedingte Mortalität wird dabei auf bis zu 65% der Gesamtmortalität geschätzt [2].

Die ökonomischen Auswirkungen zeigen sich an der verlängerten Krankenhausaufenthaltsdauer um etwa 6 Tage pro Pneumoniefall [8].

◨ Tabelle 19.1 zeigt Risikofaktoren für eine nosokomiale Pneumonie [3, 5, 9].

> **Wichtig**
>
> Patientenassoziierte Faktoren sind schwere Grunderkrankungen wie Immunsuppression, eine COPD oder eine Tumorerkrankung, das Alter und eine eingeschränkte Bewusstseinslage.

Aber auch therapeutische Maßnahmen sind mit einem erhöhten Pneumonierisiko assoziiert. Hier sind in erster Linie Operationen und die Beatmung zu nennen. Bei Operationen sind vor allem abdominelle, thorakale und abdominothorakale sowie Eingriffe am Oropharynx mit einem erhöhten Risiko behaftet. Der Hauptrisikofaktor ist jedoch die Beatmung.

◨ **Tabelle 19.1.** Risikofaktoren für eine nosokomiale Pneumonie

Patient	Schwere Grunderkrankung, Alter, Koma, COPD, Aspiration, Mangelernährung, Diabetes mellitus, Alkoholismus
Therapie	Operation, Beatmung, Reintubation, Flachlagerung, Ulkusprophylaxe, Hospitalisationsdauer
Hygiene	Unzureichende Händedesinfektion, kontaminiertes Beatmungszubehör

Die Wahrscheinlichkeit eine Pneumonie zu entwickeln steigt mit der Beatmungsdauer: Nach 14 Tagen Beatmung steigt das Pneumonierisiko auf das mehr als 3-fache an [4].

Auch unzureichende Händedesinfektion und kontaminiertes Beatmungszubehör erhöhen das Pneumonierisiko und müssen konsequent vermieden werden.

19.2 Pathogenese

Bezüglich der Pathogenese einer nosokomialen Pneumonie ist die Kolonisation des Oropharynx durch Keimaszension aus dem Gastrointestinaltrakt mit nachfolgender Mikroaspiration und Kolonisierung der unteren Atemwege als der bei weitem häufigste Infektionsweg zu nennen.

Eine Infektion durch Inhalation von infektiösem Material bei beatmeten Patienten und durch hämatogene Streuung sind möglich, allerdings selten (◨ Abb. 19.1).

Reduzierte Abwehrmechanismen wie eine verschlechterte mukoziliare und mechanische Clearance nach operativen Eingriffen oder unter Beatmung und eine beeinträchtigte humorale und zelluläre Immunreaktion begünstigen die Entwicklung einer Pneumonie.

19.3 Keimspektrum

Für eine adäquate Therapie ist die Kenntnis der zu erwartenden Keime notwendig. Dabei werden 2 Pneumonieformen unterschieden.

Bei leichten bis mittelschweren Verlaufsformen und schweren Verlaufsformen bis zum 5. Tag do-

◨ **Tabelle 19.2.** Keimnachweis bei schwerer nosokomialer Pneumonie ab dem 5. Tag

	KISS	NNIS
Staphylococcus aureus	16,6	18,1
Pseudomonas aeruginosa	11,1	17,0
Klebsiellen	9,5	7,2
E. coli	7,4	4,3
Enterobacter	6,0	11,2

minieren grampositive Erreger wie Streptokokken und Staphylokokken sowie einige unproblematische gramnegative Erreger (Haemophilus influencae, Klebsiella pneumoniae, Moraxella catarrhalis u.a.). Das Keimspektrum entspricht dabei dem der ambulant erworbenen Pneumonie.

Demgegenüber ist bei schweren Pneumonien ab dem 5. Tag in erster Linie mit gramnegativen Keimen und Staphylococcus aureus zu rechnen.

◨ Tabelle 19.2 zeigt eine Aufstellung, welche Keime dabei am häufigsten nachgewiesen werden können. Die Zusammenstellung gibt die Zahlen des deutschen Systems KISS und des amerikanischen System NNIS (»national nosocomial infection surveillance«) wieder [7,12].

Staphylococcus aureus wurde mit 15–20% am häufigsten nachgewiesen, gefolgt von Pseudomonas, Klebsiellen, E. coli und Enterobacter d.h. gramnegativen Keime, die zusammen den größten Anteil darstellen.

19.4 Diagnostik

Zur Basisdiagnostik der nosokomialen Pneumonie gehören Klinik, Röntgenbild des Thorax und mikrobiologische Befunde: Neben den klinischen Symptomen Fieber, Leukozytose und eitriges Trachealsekret und neben neu auftretenden oder progredienten Infiltraten im Röntgenbild sollte auch immer ein mikrobiologischer Erregernachweis erfolgen.

Nicht nur Sputum bzw. Trachealsekret, sondern auch Blutkulturen und evtl. Pleurapunktat sollten mikrobiologisch untersucht werden.

Das Problem bei dieser Art der mikrobiologischen Diagnostik besteht in der schlechten Spezi-

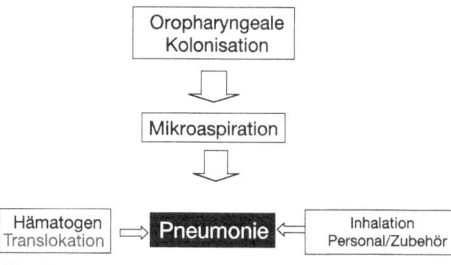

◨ **Abb. 19.1.** Pathogenese der nosokomialen Pneumonie

fität bei guter Sensitivität. Das heißt, dass es oftmals schwierig ist, zwischen einer Infektion und einer nichttherapiepflichtigen Kolonisation zu unterschieden.

Deshalb erfolgte in den letzten Jahren immer häufiger eine erweiterte Diagnostik in Form einer Bronchoskopie. Die Vorstellung ist es, einen Grenzwert zu definieren, der die sichere Diagnose einer Pneumonie erlaubt. Dabei wird entweder mit einer bronchoalveolären Lavage (BAL) oder mit einer geschützten Bürste (»protected specimen brush«) Material gewonnen.

Der Vorteil dieser Verfahren im Vergleich zur konventionellen, blinden Aspiration von Endotrachealsekret besteht neben der deutlich höheren Spezifität darin, dass dabei das Tracheobronchialsystem direkt inspiziert und therapeutisch ein Sekretverhalt gezielt abgesaugt werden kann.

Die Erwartungen, die in diese invasive Diagnostik gesetzt wurden, sind teilweise jedoch nicht erfüllt worden:

- es konnte kein Grenzwert gefunden werden, der die sichere Diagnose zulässt,
- die Diagnostik ist aufwendig und teuer,
- bei etwa 20% der Patienten erfolgt trotzdem eine falsche Diagnose,
- neueste Studien konnten v.a. auch keine Verbesserung des »outcomes« im Vergleich zum konventionellen, blinden Absaugen des endotrachealen Sekrets zeigen: weder die Beatmungsdauer und der Aufenthalt auf der Intensivstation noch die Mortalität konnten durch die erweiterte Diagnostik verbessert werden [11].

Deshalb sollte eine bronchoskopisch gestützte Diagnostik nicht undifferenziert erfolgen. Unsere Empfehlungen sehen die Durchführung vor bei:

- schwerem klinischen Verlauf,
- einer schweren Grunderkrankung wie z.B. eine COPD oder einer Immunsuppression und
- dem Verdacht auf einen Sekretverhalt, der dabei unmittelbar therapiert werden kann.

Zusammenfassend muss bei der Diagnostik der nosokomialen Pneumonie festgestellt werden, dass es bisher keinen Goldstandard gibt und das Ergebnis auch durch eine verfeinerte Diagnostik nicht verbessert werden kann. Aufgrund des eingeschränkten Aussagewerts der mikrobiologischen Diagnostik dürfen deren Ergebnis nicht als einziges Kriterium zur Diagnose **nosokomiale Pneumonie** herangezogen werden. Es muss immer eine Gesamtbeurteilung von Klinik, radiologischen Hinweisen und mikrobiologischen Ergebnissen erfolgen.

19.5   Therapie

Allgemeine Maßnahmen. Allgemeine Therapiemaßnahmen umfassen:

- die Sekretolyse mit Sekretolytika, Anfeuchtung der Atemluft und gezielter Flüssigkeitsgabe,
- die Sekretmobilisation in Form einer suffizienten Atem- und Lagerungstherapie und
- bei dem Vorliegen einer Bronchialobstruktion die Bronchodilatation mit Broncholytika.

Selbstverständlich ist eine ausreichende Oxygenierung zu gewährleisten. Diese erfolgt adaptiert entweder durch einfache Sauerstoffgabe über eine Nasensonde oder Gesichtsmaske oder – wenn dies nicht ausreicht – durch eine entsprechende Beatmung. Die Beatmung kann nichtinvasiv mit einem sogenannten Masken-CPAP-Gerät durchgeführt werden, bei dem der Patient über eine Maske beatmet wird und nicht intubiert werden muss. Ist dies nicht ausreichend oder liegen dafür Kontraindikationen vor, erfolgt die Beatmung invasiv. Dies wird entweder mit einem orotrachealen oder nasotrachealen Tubus oder über eine Trachealkanüle bei vorhandenem Tracheostoma durchgeführt.

Spezifische Therapie. Die spezifische Therapie hat die Elimination der Erreger zum Ziel.

Für die Antibiotikatherapie haben die American Thoracic Society und die Paul-Ehrlich-Gesellschaft folgende Richtlinien [1, 14] erarbeitet:

- Die initiale Antibiotikatherapie muss kalkuliert erfolgen, da sie möglichst früh begonnen werden sollte und zu diesem Zeitpunkt üblicherweise keine mikrobiologischen Ergebnisse vorliegen,

- die Therapie erfolgt in Abhängigkeit vom zu erwartenden Keimspektrum,
- Rückschlüsse auf das Keimspektrum können indirekt erfolgen nach dem Schweregrad der Pneumonie, dem Zeitpunkt des Auftretens und entsprechend spezifischer Risikofaktoren.

Bei leichten bis mittelschweren Pneumonien zu jedem Zeitpunkt sowie bei schweren Pneumonien bis zum 5. Tag nach Krankenhausaufnahme ist in erster Linie mit grampositiven und einigen gramnegativen Erregern zu rechnen (◻ Tabelle 19.3). Das Spektrum entspricht dem der ambulant erworbenen Pneumonie. Problemkeime wie Pseudomonas, Acinetobacter oder andere höherresistente gramnegative Erreger sind nicht zu erwarten.

Die Therapie kann deshalb mit einem Cephalosporin der 2. oder 3. Generation erfolgen, beispielsweise mit Cefotiam oder Cefotaxim. Außerdem ist auch der Einsatz von Ureidopenicillinen kombiniert mit einem β-Laktamase-Inhibitor möglich: z.B. Piperacillin mit Tazobactam oder Piperacillin mit Sulbactam.

Werden Fluorchinolone wie Ofloxacin oder Ciprofloxacin eingesetzt, muss eine Kombination mit Clindamycin erfolgen, um den grampositiven Bereich besser abzudecken. Bei schweren Verlaufsformen, die ab dem 5. Tag auftreten, oder bei Patienten mit entsprechenden Risikofaktoren muss mit Problemkeimen gerechnet werden, die einer speziellen antibiotischen Therapie bedürfen. Hier sind höherresistente gramnegative Stäbchen zu erwarten, v.a. Pseudomonas, aber auch Staphylococcus aureus (◻ Tabelle 19.4).

◻ **Tabelle 19.3.** Keimspektrum und Therapie bei leichter und mittelschwerer Pneumonie bzw. schwerer Pneumonie bis zum 5. Tag

Leichte bis mittelschwere Pneumonie
Grampositiv, einige gramnegativ, keine Problemkeime

Cephalosporine der 2. oder 3. Generation	Cefotiam, Cefotaxim
Ureidopenicillin +/– BLI	Piperacillin +/– Tazobactam oder Sulbactam
Fluorchinolone + Clindamycin	Oflo-, Ciprofloxacin

◻ **Tabelle 19.4.** Keimspektrum und Therapie bei schwerer Pneumonie bzw. Risikosituation

Schwere Pneumonie über 5 Tage oder Risikosituation
Gramnegative Keime, Pseudomonas, Staphylococcus aureus

Cephalosporine Gruppe 3b	Ceftazidim, Cefepim oder
Ureidopenicillin mit β-Laktam-Inhibitor	Piperacillin plus Tazobactam oder Sulbactam oder
Carbapenem	Meropenem
plus	
Fluorchinolon oder Aminoglykosid	Ciprofloxacin oder Tobramycin

Als spezielle Risiken für eine Infektion mit Pseudomonasspezies sind eine vorausgegangene Antibiotikatherapie, strukturelle Lungenveränderungen, ein längerer Intensivaufenthalt und vor allem Beatmung anzusehen. Dies ist von großer Bedeutung, da die Therapie von Pseudomonaden eine hohe Versagerquote aufweist und mit einer hohen Mortalität assoziiert ist.

Wegen der großen Gefahr der Resistenzentwicklung unter einer Monotherapie wird eine Kombinationstherapie mit pseudomonasaktiven Substanzen empfohlen.

Diese kann

- mit einem Cephalosporin der 4. Generation (auch als Gruppe 3b bezeichnet) wie Ceftazidim oder Cefepim erfolgen,
- mit einem Ureidopenicillin kombiniert mit einem β-Laktamase-Inhibitor, beispielsweise Piperacillin mit Tazobactam oder Sulbactam oder
- mit einem Carbapenem v.a. Meropenem. Diese Antibiotika werden dann mit Ciprofloxacin oder Tobramycin kombiniert.

Schwere nosokomiale Pneumonien durch grampositive Erreger einschließlich MRSA und VRE können durch Linezolid behandelt werden. Linezolid ist ein Reserveantibiotikum mit klinischer Wirksamkeit bei MRSA vergleichbar mit Vancomycin.

◻ Tabelle 19.5. Keimspektrum und Therapie bei Aspirationsgefahr

Operation abdominell, abdominalthorakal, oropharyngeal, Aspiration	
Anaerobier	
Lincosamide	Clindamycin
Ureidopenicillin mit β-Laktam-Inhibitor	Piperacillin mit Tacobactam oder Sulbactam
Carbapenem	Imipenem, Meropenem

Risikokonstellationen. Bei bestimmten Risikokonstellationen müssen bei der Wahl der Antibiotikatherapie noch spezifische Erreger berücksichtigt werden. Nach abdominellen, abdominothorakalen und oropharyngealen Eingriffen ebenso wie bei bewusstseinsgetrübten Patienten mit der Gefahr der Aspiration müssen Anaerobier kalkuliert mitabgedeckt sein (◻ Tabelle 19.5). Deshalb muss die antibiotische Therapie entweder

- mit Clindamycin kombiniert werden,
- ein Ureidopenicillin mit β-Laktamase-Inhibitor wie Piperacillin mit Tazobactam oder Sulbactam oder aber
- ein Carbapenem enthalten.

Leidet der Patient an einer hämatologischen Erkrankung oder besteht eine hochdosierte Steroidtherapie, so muss mit Legionellen und evtl. auch mit Pilzen gerechnet werden (◻ Tabelle 19.6). Zur Therapie einer Legionellenpneumonie muss die antibiotische Therapie Erythromycin und evtl. auch Rifampicin enthalten. Die Therapie von Pilzpneumonien erfolgt wenn möglich mit Fluconazol, im Zweifelsfall sollte mit Amphotericin B oder alternativ mit Voriconazol begonnen werden.

◻ Tabelle 19.6. Keimspektrum und Therapie bei immuninkompetenten Patienten

Steroidtherapie, hämatolgische Systemerkrankungen Legionellen, Pilze	
Legionellen	Erythromycin +/- Rifampicin
Pilze	Fluconazol, Amphotericin B, Voriconazol

Literatur

1. American Thoracic Society (1996) Hospital-acquired pneumonia in adults: diagnosis, assessment of severity, initial antimicrobial therapy, and preventive strategies. A consensus statement, American Thoracic Society, November 1995. Am J Respir Crit Care Med 153(5): 1711–1725
2. Barie PS (2000) Importance, morbidity, and mortality of pneumonia in the surgical intensive care unit. Am J Surg 179(2 Suppl 1): 2–7.
3. Dal Nogare AR et al. (1994) Nosocomial pneumonia in the medical and surgical patient. Risk factors and primary management. Med Clin North Am 78(5):1081–1090
4. George DL et al. (1998) Epidemiology of ventilator-acquired pneumonia based on protected bronchoscopic sampling. Am J Respir Crit Care Med 158(6): 1839–1847
5. Kampf G et al. (1998) Prevalence and risk factors for nosocomial lower respiratory tract infections in German hospitals. J Clin Epidemiol 51(6): 495–502
6. Luna CM et al. (1997) Impact of BAL data on the therapy and outcome of ventilator-associated pneumonia. Chest 111(3): 676–685
7. National Nosocomial Infections Surveillance (NNIS)(1999) System report, data summary from january 1990 – may 1999, issued june 1999. Am J Infect Control 27: 520–532
8. N.N. (1992) Public health focus: surveillance, prevention, and control of nosocomial infections. MMWR Morb Mortal Wkly Rep 23;41(42):783–787
9. Richardson CJ et al. (2000) Identification of patients at highest risk for ventilator-associated pneumonia in the surgical intensive care unit. Am J Surg 179(2A Suppl): 8–11
10. Ruden H et al. (1996) Nosokomiale Infektionen in Deutschland, Epidemiologie in den alten und neuen Bundesländern. Dtsch Med Wochenschr 121(42): 1281–1287
11. Ruiz M et al. (2000) Noninvasive versus invasive microbial investigation in ventilator-associated pneumonia: evaluation of outcome. Am J Respir Crit Care Med 162(1): 119–125
12. Steinbrecher E et al. (2000) Die häufigsten Erreger bei Intensivpatienten mit nosokomialen Infektionen. Chemotherapie 9: 179–183
13. Vincent JL et al. (1995) The prevalence of nosocomial infection in intensive care units in Europe. Results of the European Prevalence of Infection in Intensive Care (EPIC) Study. EPIC International Advisory Committee. JAMA 274(8): 639–644
14. Vogel F et al.: Rationale Therapie bakterieller Atemwegsinfektionen. Chemotherapie J 2000, 1: 3–23

Differentialdiagnostik und Therapie der Mediastinitis

M. Utzig

Die Mediastinitis ist mit einer Letalität von bis zu 70% eine der lebensbedrohlichsten akuten Erkrankungen des Thorax.

Aufgrund der raschen Ausbreitung der Entzündung im lockeren Bindegewebe mit Übergreifen auf den Hals und das Retroperitoneum entwickelt sich in kürzester Zeit ein schweres septisches Krankheitsbild. Häufigste Ursachen der Mediastinitis sind neben Verletzungen der Trachea oder des Ösophagus postoperative Entzündungen bzw. Sekundärheilungen nach kardio- bzw. thoraxchirurgischen Eingriffen sowie deszendierende Infektionen durch Übergreifen von odontogenen oder zervikalen Entzündungen auf den Mittelfellraum. Da die Behandlung postoperativer Mediastinitiden und sekundärer Wundheilungen dem Kardio- bzw. Thoraxchirurgen anvertraut werden sollte, erörtert dieses Kapitel die Therapie der deszendierenden Mediastinitis sowie die Therapie der iatrogenen und spontanen Ösophagusperforation.

20.1   Deszendierende, abszedierende (nekrotisierende) Mediastinitis

20.1.1   Ätiologie

Die deszendierende nekrotisierende Mediastinitis (DNM) ist eine gefährliche Sonderform der Mediastinitis und entsteht durch das Übergreifen zervikofaszialer Entzündungen, z.B. odontogener Infektionen oder Peritonsillar- und Retropharyngealabszesse, auf den Mittelfellraum.

Die Ausbreitung der Entzündung erfolgt in etwa 70% der Fälle entlang der Lamina prävertebralis der Fascia cervicalis und deren Verlängerung, der Fascia endothoracica, in etwa 20% entlang der Gefäßnervenscheide und in etwa 10% prätracheal [21].

20.1.2   Diagnostik

Die Diagnose der Mediastinitis wird anhand der Anamnese sowie der klinischen Symptomatik (Verschlechterung des Allgemeinzustandes, rasch zunehmende Atemnot, retrosternale Schmerzen sowie hohes Fieber mit Leukozytose) gestellt.

> **Wichtig**
>
> Die kontrastmittelunterstützte Computertomographie des Halses und des Thorax ist die Diagnostik der Wahl bei vermuteter DNM. Mit ihr gelingt die Lokalisation der Entzündung und die Abschätzung der Infektausbreitung im Mediastinum, woraus sich die operative Strategie ergibt.

Die entzündliche Infiltration des Fettgewebes mit fehlender Abgrenzung einzelner Schichten sowie der Nachweis freier Flüssigkeit (z.T. mit Gaseinschlüssen) sind dabei typische morphologische Befunde der DNM, die mit Hilfe der CT erhoben werden können. Postoperativ bietet die CT eine engmaschige Kontrolle des Krankheitsverlaufes und ermöglicht in Einklang mit der klinischen Einschätzung frühzeitig die Erkennung eines Progresses [7,15].

20.1.3   Therapie

> **Wichtig**
>
> Die Therapie der deszendierenden Mediastinitis bedarf eines raschen und zielstrebigen Handelns.

Neben der antimikrobiellen Therapie sind aggressives Débridement und konsequente Drainage des Halses und des Mediastinums indiziert. Bei Prozessen im anterioren oberen Mediastinum werden nach einem Hautschnitt über dem Jugulum und stumpfer Eröffnung des vorderen Mediastinums retrosternal und prätracheal Drainagen eingelegt. Kaudal der Trachealbifurkation gelegene Entzündungsherde im hinteren Mediastinum werden über posteriore Zugänge entlastet. Die Drainage über einen minimal-invasiven Zugang (kollare Inzision, subxiphoidale Drainage, anteriore oder posteriore Mediastinotomie) ist in einem hohen Prozentsatz unzureichend [28], so dass eine aggressive Drainage des Mediastinums über einen transthorakalen bzw. transsternalen Zugang gefordert wird. Ris et al.

und Balkan et al. favorisieren dabei eine beidseitige transsternale Thorakotomie (Clamshell-Zugang; [2, 23]), Casanova et al. die Längssternotomie [4]. Diese sind einerseits per se mit einer hohen Morbidität und der Gefahr einer Sternumosteomyelitis bzw. -dehiszenz vergesellschaftet und bieten anderseits insbesondere linksseitig einen nur beschränkten Zugang in die posterobasale Thoraxhöhle, so dass der Standardzugang in Form einer (rechtsseitigen) posterolateralen Thorakotomie gewählt werden sollte [5, 21]. In schwersten Fällen kann diese mit einer kontralateralen Thorakoskopie kombiniert werden [27].

> Eine alleinige Thorakoskopie oder CT-gesteuerte Drainage des Mediastinums ist in jedem Fall jedoch unzulänglich, da so ein suffizientes Débridement und somit eine sichere Fokussanierung kaum möglich ist. Immer muss der begleitende, meist infizierte, kontralaterale Pleuraerguss durch eine großlumige Bülau-Drainage entlastet werden.

Die Letalität der deszendierenden Mediastinitis wird in der Literatur bei isolierter Drainage über einen zervikalen Zugang mit 30–40% angegeben. Durch ein aggressives operatives Management mit transthorakaler Drainage des Mediastinums kann die Letalität auf 0–23% gesenkt werden [5, 7, 15, 21].

20.2 Ösophagusperforation und spontane Ösophagusruptur (Boerhaave-Syndrom)

> Die Ösophagusperforation ist ein seltener aber gefährlicher Notfall, der unbehandelt oder zu spät erkannt meist zum Tode führt.
> Die Diagnose ist u.U. aufgrund unspezifischer Symptome schwierig.

In der Literatur werden verschiedene, teils konservative, teils chirurgische Therapiekonzepte diskutiert. Im Folgenden sollen sowohl Ätiologie, Klinik und Diagnostik der Ösophagusperforation als auch Indikation und Ergebnisse der Behandlungskonzepte dargestellt werden.

20.2.1 Ätiologie

Ösophagusperforationen sind meist traumatisch bedingt. Im Vordergrund stehen dabei iatrogene Manipulationen im Rahmen endoskopischer Maßnahmen (◻ Tabelle 20.1).

Die Perforationsgefahr bei diagnostischen Ösophagogastroduodenoskopien (ÖGD) oder Ösophagusmanometrien wird in der Literatur mit 0,05–0,1% angegeben [14, 16]. Bei therapeutischen Maßnahmen wie z.B. der Sklerosierung von Ösophagusvarizen, der pneumatischen Dilatation von Stenosen oder Achalasien, der palliativen Stenteinlage bzw. Pertubation bei Karzinomen oder endoskopischen Cholangiographien steigt das Risiko einer Verletzung der Speiseröhre merklich an. Ösophagusverletzungen durch inkorporierte Fremdkörper, deren endoskopischen Entfernung oder als Folge einer Fehlplatzierung von Magen- bzw. Ernährungssonden oder Endotrachealtuben (Fehlintubation) sind selten. Folge der primären oder traumatischen Ösophagusperforation sind wegen der lokalen Gewalteinwirkung meist auf einen kleinen Abschnitt begrenzte Durchspießungen oder -bohrungen aller (komplette Perforation) bzw. einzelner (inkomplette Perforation) Wandschichten.

◻ **Tabelle 20.1.** Ätiologie der Ösophagusperforation und -ruptur

Diagnostische Ösophagoskopie und -manometrie

Therapeutische Endoskopie

  Varizensklerosierung

  Dilatation bzw. Bougierung von Achalasien und Stenosen

  Palliative Tumorpertubation

Tumorperforation

Fremdkörper bzw. deren Entfernung

Stumpfes und perforierendes Thoraxtrauma

Fehlplatzierung von Magen- oder Ernährungssonden

Fehlintubation von Endotrachealtuben

Intraoperative Läsionen

Barotrauma

Spontanruptur (Boerhaave-Syndrom)

Die spontane Ösophagusruptur ist eine Rarität. Der Pathologe Hermann Boerhaave beobachtete 1724 erstmals eine Perforation des Ösophagus, nachdem Admiral Baron Johannes van Wassenaar nach einem opulenten Mahl Erbrechen provozierte und wenige Stunden später an einer Mediastinitis verstarb [9]. Ursächlich für die Ruptur der Speiseröhre ist der plötzlich auftretende große gastroösophageale Druckgradient, z.B. während des Brechaktes, der Defäkation oder unter der Geburt. Dieser führt zu einem nicht mehr kompensierbaren Missverhältnis von Speiseröhreninnendruck zu kontraktilelastischer Wandstärke und resultiert in einer meist großflächigen Berstung der Speiseröhre im unteren Ösophagusdrittel. Eine Vorschädigung der Speiseröhre durch rezidivierende Schleimhautläsionen wie z.B. bei höhergradiger Refluxösophagitis, begünstigt dabei das Auftreten eines Boerhaave-Syndroms. Inkomplette Formen der Ruptur können sich als intramurales Wandhämatom oder im Bereich des gastroösophagealen Übergangs als Mallory-Weiss-Syndrom manifestieren.

20.2.2   Lokalisation

Die Lokalisation der Ösophagusperforation bzw. -ruptur ist abhängig von der Ursache.

Iatrogene Verletzungen und Perforationen der Speiseröhre treten meist im Bereich der physiologischen Ösophagusengen im proximalen bzw. terminalen Ösophagus auf [6,13]. Großflächige Berstungen und Rupturen der Speiseröhre betreffen dagegen vorwiegend das (mittlere und) untere Ösophagusdrittel [13]. Beim Boerhaave-Syndrom befindet sich die Rupturstelle hauptsächlich im unteren linksseitigen Drittel knapp oberhalb der Kardia [14, 20].

20.2.3   Klinik

Insgesamt verläuft die klinische Symptomatik bei Perforation der Speiseröhre milder ab als bei traumatischer großflächiger Ruptur.

Klinisches Leitsymptom der Ösophagusperforation ist unabhängig von der Lokalisation der um-

schriebene Schmerz. Bei thorakalen Perforationen überwiegt der Brust- und Oberbauchschmerz, der u.U. wie ein akuter Myokardinfarkt mit Vernichtungscharakter imponiert und in Hals, Schulter oder Abdomen ausstrahlt. Die abdominelle Perforation tritt als akutes Abdomen in Erscheinung. Bei zervikalen und thorakalen Läsionen bildet sich unter dem Bild einer progredienten Dyspnoe zusätzlich in >70% bzw. 25% der Fälle ein Weichteilemphysem [13] mit (Sero-)Pneumothorax links aus. Bei unbehandelter thorakaler Perforation entwickelt sich im weiteren Verlauf durch Eindringen von Magensäure, Verdauungsenzymen und infektiösem Mageninhalt in das Mediastinum bzw. die Pleurahöhle ein zunehmend septisches Krankheitsbild, welches bei großflächigen Wanddefekten foudroyant verlaufen kann. Bei Perforationen des zervikalen Ösophagus kommt es durch eine sekundäre Infektion zu einer absteigenden eitrig phlegmonösen Mediastinitis bzw. Pleuritis.

20.2.4   Diagnostik

> **Wichtig**
>
> Bereits die Anamnese mit vorausgegangener Endoskopie bzw. einer Episode heftigen Erbrechens in Zusammenhang mit der klinischen Symptomatik muss an eine Ösophagusläsion denken lassen.

Zusätzliche Hinweise ergeben sich dazu bereits häufig durch die konventionelle Röntgenaufnahme des Thorax: Die paraösophageale Luftansammlung im Halsbereich gibt dabei schon früh Hinweise auf eine zervikale Läsion des Ösophagus. Bei intrathorakalen Verletzungen imponieren Veränderungen des Mediastinums (Verbreiterung, Emphysem), der Pleurahöhle (Pleuraerguss bzw. (Sero-)Pneumothorax) sowie des Weichteilmantels (Emphysem). Ein linksseitiger Seropneumothorax in Kombination mit einem Pneumomediastinum ist bei adäquater Anamnese richtungsweisend für das Vorliegen eines Boerhaave-Syndroms. Dies erfordert in aller Regel keine weitere Diagnostik. In 10% der Fälle ist jedoch die konventionelle, native Röntgenaufnahme des Thorax nicht richtungswei-

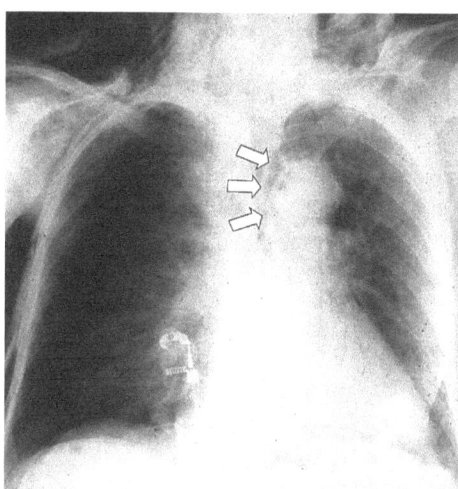

◻ Abb. 20.1. Eine paraösophageale Luftansammlung gibt bereits in der konventionellen (nativen) Röntgenaufnahme des Thorax Hinweise auf eine Läsion des Ösophagus

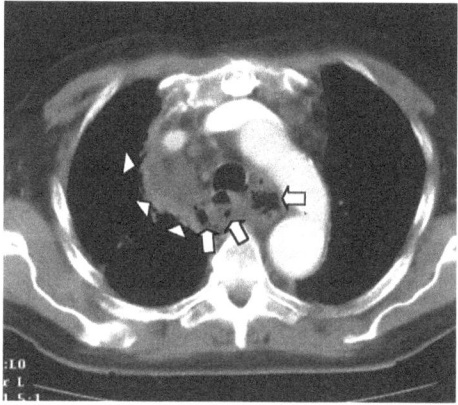

◻ Abb. 20.2. Ausgedehnter Mediastinalabszess mit apikalem Pleuraempyem nach iatrogener Ösophagusperforation durch Fehlintubation: Nachweis eines großen, weit nach kaudal reichenden Mediastinalabszesses mit Kontrastmittel-Enhancement der Abszessmembran (▷) und multiplen (z.T. retrotrachealen) Gaseinschlüssen (⇒)

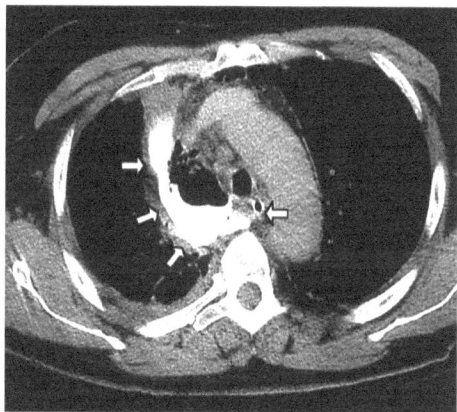

◻ Abb. 20.3. Darstellung eines breiten Kontrastmittelaustrittes (⇒) paramediastinal rechts mit pleuralem Begleiterguss bei großer fremdkörperbedingter Ösophagusperforation (Computertomographie des Thorax mit oraler Kontrastmittelapplikation).

send, so dass zusätzliche Untersuchungen notwendig sind. Unter Durchleuchtungskontrolle gelingt in 90% der Fälle mit wasserlöslichem Kontrastmittel der direkte Nachweis einer Ösophagusperforation. Die Computertomographie des Thorax vermag mit hoher Sensitivität bereits kleine Mengen extraluminaler Luft in den Halsweichteilen bzw. im Mediastinum nachzuweisen.

Zusätzlich findet sich als uncharakteristischer Hinweis auf eine Perforation in vielen Fällen freie Flüssigkeit mediastinal, zervikal bzw. pleural (◻ Abb. 20.2, 20.3).

Die Indikation der Endoskopie muss aufgrund der zusätzlichen Traumatisierung und Kontamination der extraluminalen Weichteile im Einzelfall abgewogen werden. Tritt die Perforation während einer endoskopischen Maßnahme auf, so wird sie in der Regel sofort erkannt, so dass eine erneute Endoskopie keinen Informationsgewinn bringt.

> Bei negativer radiologischer Diagnostik ist mit hoher Sensitivität häufig endoskopisch eine Perforation nachzuweisen, so dass sowohl in diesen Fällen als auch bei intraoperativ nicht eindeutig lokalisierbarer Perforationsstelle eine erneute Ösophagoskopie gerechtfertigt sein kann.

20.2.5 Therapie

Ätiologie, Ausdehnung und Lokalisation der Ösophagusperforation sowie Zeitpunkt der Diagnosestellung bestimmen das Therapiekonzept.

Dabei ist das Intervall von Perforationsereignis und Diagnosesicherung bzw. Therapiebeginn von herausragender prognostischer Bedeutung [1, 22].

> Eine rein konservative Therapie (absolute Nahrungskarenz unter parenteraler Ernährung, Antirefluxtherapie und Ableitung des Mageninhaltes, antimikrobielle Therapie unter Einschluss des anaeroben Keimspektrums) sollte nur in Einzelfällen bei strenger Indikationsstellung Anwendung finden.

Beispiele sind kleine Perforationen des zervikalen Ösophagus [13], oder frische Perforationen im Rahmen von Endoskopien oder Bougierungen ohne Kommunikation mit einer Körperhöhle und ohne Zeichen einer Sepsis [3, 8]. Große zervikale Perforationen sollten aufgrund der Gefahr einer sekundären Abszessbildung mit putrider Mediastinitis trotz anderslautender Einzelfallberichte operativ versorgt bzw. drainiert werden. Eine alleinige Drainage thorakaler Ösophagusperforationen ist im Gegensatz zu einer primären Entlastung zervikaler Perforationen aufgrund der hohen Mortalität nicht indiziert. Bei strenger Indikationsstellung beträgt die Mortalität nach konservativer Therapie <16% [6].

Endoskopische Verfahren. Trotz zahlreicher Publikationen haben endoskopische Verfahren bislang keinen festen Stellenwert in der Therapie gedeckter oder kleiner freier Perforationen erlangt. Neben der Implantation von Tuben oder (gecoateten) Stents finden hierbei die Applikation von Clips oder Fibrinkleber z.T. in Kombination Anwendung. Als Voraussetzung endoskopischer Therapien gilt ebenso wie bei konservativem Therapieansatz das Vorliegen einer kleinen Perforation ohne Anschluss an eine Körperhöhle sowie das Fehlen septischer Krankheitszeichen. Eine abschließende Beurteilung der Verfahren ist aufgrund der Heterogenität der Patienten und der geringen Fallzahlen bislang nicht möglich. Die Letalität nach endoskopischer Therapie wird in der Literatur mit 15–60% angegeben und muss sich mit dem primären Nahtverschluss beim nicht septischen, wenig kompromittierten Patient messen.

Operatives Vorgehen. Das operative Vorgehen ist weiterhin Therapie der Wahl bei ausgedehnter Ösophagusperforation bzw. -ruptur.

Der operative Zugang richtet sich nach der Lokalisation der Läsion. Perforationen des zervikalen Ösophagus werden über einen linkskollaren Zugang am Vorderrand des M. sternocleidomastoideus freigelegt. Deszendierende Entzündungen machen darüber hinaus eine gesonderte Thorakotomie erforderlich. Bei Perforationen des proximalen und mittleren (intrathorakalen) Ösophagus erfolgt die operative Revision über eine rechtsseitige Thorakotomie, bei Verletzungen des distalen Ösophagus (z.B. bei typischer Lokalisation des Boerhaave-Syndroms) immer von linksthorakal. Perforationen des infradiaphragmalen Ösophagus erfordern eine Laparotomie. Ausgedehnte Befunde machen aufgrund der Notwendigkeit einer radikalen Ausräumung und Drainage ggf. einen Zweihöhleneingriff unumgänglich.

Vorrangige Ziele der operativen Therapie sind die lokale Kontrolle der Perforationsstelle, die Behandlung der Mediastinitis, Pleuritis bzw. Peritonitis sowie die Beherrschung der Sepsis. Zur lokalen Kontrolle der Perforationsstelle werden in der Literatur zahlreiche Methoden beschrieben. Bei der Exploration der Perforationsstelle muss dabei auf eine langstreckige Eröffnung der Speiseröhre geachtet werden, da die Verletzung der Mukosa häufig länger ist als der (von außen zu erkennende) Riss der Ösophagusmuskulatur. Bei frischen Perforationen (<24 Std.) wird die Läsion übernäht [12, 14, 17, 19]. Wir empfehlen dabei eine zweireihige allschichtige Einzelknopfnaht mit resorbierbarem monofilem Nahtmaterial der Stärke 4/0. Die Letalität nach primärer Übernähung und suffizienter Drainage der Wundhöhle beträgt 10–15%. Die Insuffizienzrate nach Primärnaht wird in Abhängigkeit vom Operationszeitpunkt bis 25% angegeben, so dass einige Autoren insbesondere bei großen Defekten, älteren Perforationen mit nekrotischen Wundrändern oder bei ausgeprägter Umgebungsreaktion zusätzlich eine plastische Deckung des Ösophagus mit Muskellappen, Pleura, Zwerchfell oder Omentum majus empfehlen (◘ Abb. 20.4). Richardson und Tobin berichten über den erfolgreichen Verschluss durch Muskellappen vom Zwerchfell, M. sternocleidomastoideus, M. serratus anterior oder M. rhomboideus. Bei distalen Perforationen bietet sich nach primärer Naht eine Fundoplicatio als elegante

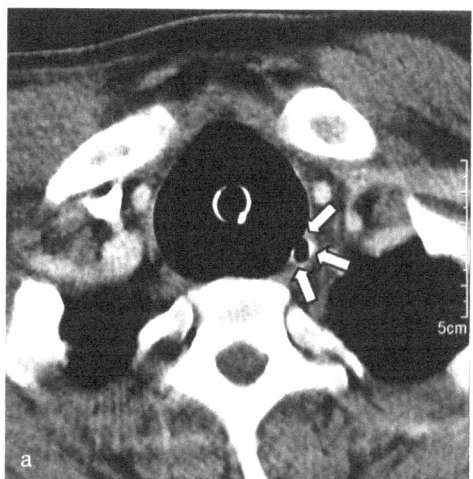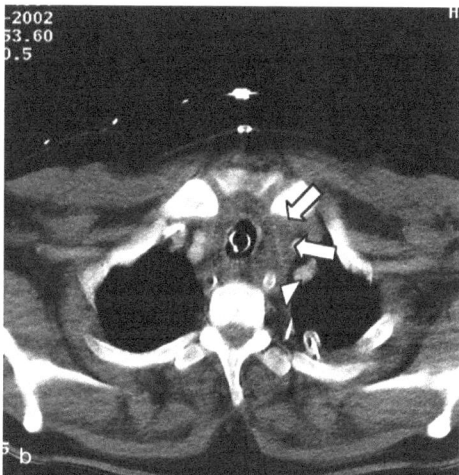

◩ Abb. 20.4a, b. Traumatische tracheoösophageale Fistel; **a** präoperative Computertomographie des Mediastinums mit geblocktem Cuff des Trachealtubus und Nachweis einer direkten Verbindung zwischen Trachea und Ösophagus (⇨); **b** operativer Verschluss der Fistel durch primäre Naht des Ösophagus und Interposition des M. sternohyoideus (⇨) zwischen Trachea und den mit einer Magensonde geschienten Ösophagus (▷); Computertromographie, 8. postoperativer Tag)

Methode der Deckung an. Die Möglichkeit einer plastischen Deckung der Naht kann jedoch bei ausgeprägter Mediastinitis durch einen Mangel an gesundem Gewebe eingeschränkt sein.

Vorgehen bei großen Defekten oder älteren Perforationen. Unstimmigkeit über die Wahl des operativen Verfahrens herrscht bei der Therapie von großen Defekten und langstreckigen Rupturen sowie bei älteren Perforationen (>24 Std.) mit progredienter Sepsis. Strohm et al. und Varghese et al. bevorzugen in diesen Fällen die Resektion des thorakalen Ösophagus mit kollarer Ausleitung und Blindverschluss der distalen Speiseröhre bzw. des Magens auf Höhe des Hiatus oesophageus [25, 26]. Die Rekonstruktion erfolgt anschließend in einer zweiten Operation. Auch andere Autoren sehen bei ausgeprägter Mediastinitis wegen der geringen Chance einer chirurgischen Nahtsicherung in der Ösophagusresektion das Verfahren der Wahl. Nagel et al. erscheint eine primäre Resektion bei iatrogener Verletzung eines bis dato gesunden Ösophagus aufgrund der nicht unerheblichen Folgen (Stenosen, Refluxbeschwerden) überzogen. Sie sehen jedoch bei Perforation im Rahmen der Diagnostik oder Palliation eines an sich operablen

Ösophaguskarzinoms eine Indikation zur Resektion [17]. Wir selbst sehen die Indikation zur Resektion nur bei operablen Tumorperforationen und bei ausgedehnten Nekrosen des Ösophagus (z.B. Verätzung).

Die Einlage von großlumigen T-Drainagen in den Ösophagus mit transthorakaler Ausleitung als Alternativverfahren ist nur in Einzelfällen beschrieben worden [18, 24]. Nach Débridement des Mediastinums und Entlastung des Ösophagus für mindestens 3 Wochen wird die T-Drainage entfernt und gegen eine konventionelle Thoraxdrainage ausgetauscht. Trotz kontinuierlichen Sogs und schrittweiser Entfernung der Thoraxdrainage bildet sich häufig eine lange persistierende thorakale Fistel aus, so dass Ojima die Drainage transabdominell ausleitet [20].

Die Erfahrungen der thorakoskopischen Versorgung von Ösophagusperforationen sind aufgrund des Vorliegens nur einzelner Fallberichte ebenfalls limitiert. Kiel et al. sowie Nguyen et al. berichten über die direkte Naht der Perforationsstelle in jeweils einem Fall [10, 18] sowie die thorakoskopische Einlage einer T-Drainage in den Ösophagus in einem Fall [18]. Laisaar beschreibt in 2 Fällen bei Unmöglichkeit der Lokalisation der

Perforation die erfolgreiche minimal-invasive Pleuradrainage [11].

Beherrschung der Mediastinitis, Pleuritits bzw. Peritonitis. Das zweite Ziel der operativen Therapie der Ösophagusperforation besteht in der Beherrschung der Mediastinitis, Pleuritis bzw. Peritonitis.

> **Wichtig**
>
> Insbesondere bei fortgeschrittener Inflammation mit manifester Sepsis muss neben dem intensivmedizinischen Management ein radikales Débridement mit Entfernung aller Nekrosen, ausgiebiger Spülung und konsequenter Drainage erfolgen.

Analog der schweren Peritonitis wird dabei in der Literatur auch eine Etappenlavage durch geplante Rethorakotomie erwogen. Bei radikalem intraoperativem Débridement und konsequenter postoperativer Drainage sehen wir keine Indikation zur geplanten Rethorakotomie.

Die schnelle und konsequente Diagnosesicherung sowie das rasche Einleiten therapeutischer Maßnahmen ist bei Ösophagusperforationen und -rupturen von herausragender prognostischer Bedeutung. Die Komplikationsrate ist für alle Therapieverfahren hoch. Insbesondere pulmonale und pleurale Affektionen wie z.B. Pneumonien, Atelektasen, Pleuritiden, Pleuraergüsse und -empyeme stehen dabei im Vordergrund. Bestimmend für den weiteren Verlauf ist häufig die Entwicklung einer Mediastinitis oder Peritonitis mit konsekutiver Sepsis.

> **Wichtig**
>
> Aufgrund der fortschreitenden Nekrose im Bereich der Perforationsränder sowie des progredienten septischen Krankheitsbildes sollte eine operative Therapie innerhalb von 24 Stunden nach Perforation angestrebt werden.

In Abhängigkeit von der Zeitspanne zwischen Perforation und Therapie beträgt die Letalität bei operativer Versorgung innerhalb der ersten 24 Stunden 5–24%; bei verzögertem Therapiebeginn (>24 Stunden) steigt sie auf 22–75% an. Trotzdem sollte auch bei verzögerter operativer Therapie immer ein aggressives operatives Vorgehen gewählt werden, da nur dann für die Patienten eine Überlebenschance besteht.

20.2.6   Zusammenfassung

Ösophagusperforationen treten meist als Folge endoskopischer Maßnahmen auf; spontane Perforationen (Boerhaave-Syndrom) sind selten.

Die Diagnostik besteht primär in der gezielten Anamnese in Kombination mit einer Röntgendarstellung des Ösophagus mit wasserlöslichem Kontrastmittel oder einer Computertomographie des Thorax. Die Sensitivität der Endoskopie ist mit 80% hoch, aufgrund der zusätzlichen Traumatisierung der Speiseröhre sowie der Kontamination des Mediastinums sollte eine Ösophagoskopie jedoch nur bei negativer radiologischer Diagnostik und intraoperativ nicht lokalisierbarer Perforation erfolgen. Eine konservative Therapie ist nur in Ausnahmefällen bei kleiner gedeckter, iatrogener Perforation ohne Zeichen einer generalisierten Sepsis indiziert. Bei früher operativer Therapie ist eine primäre Naht der Perforation ausreichend und sicher. Fortgeschrittene entzündlichen Veränderungen erfordern ggf. eine plastische Deckung durch Pleura, Omentum majus oder Magenfundus (Fundoplicatio). Eine Ösophagusresektion ist nur bei ausgeprägter Mediastinitis und bei perforierten operablen Ösophaguskarzinomen indiziert.

Literatur

1. Aagaard J, Kjaergaard H (1991) Treatment of iatrogenic oesophageal perforation diagnosed with delay. Ann Chir Gynaecol 80: 346–348
2. Balkan ME, Oktar GL, Oktar MA (2001) Descending necrotizing mediastinitis: a case report and review of the literature. Int Surg 86: 62–66
3. Cameron JL, Kieffer RF, Hendrix TR (1979) Selective non-operation management of contained intrathoracic esophageal disruptions. Ann Thorac Surg 27: 404–408
4. Casanova J, Bastos P, Barreiros F et al. (1997) Descending necrotising mediastinitis – successful treatment using a radical approach. Eur J Cardiothorac Surg 12: 494–496

5. Corsten MJ, Shamji FM, Odell PF et al. (1997) Optimal treatment of descending necrotising mediastinitis. Thorax 52: 702–708

6. Fernandez FF, Richter A, Freudenberg S et al. (1999) Treatment of endoscopic esophageal perforation. Surg Endosc 13: 962–966

7. Freeman RK, Vallieres E, Verrier ED et al. (2000) Descending necrotizing mediastinitis: An analysis of the effects of serial surgical debridement on patient mortality. J Thorac Cardiovasc Surg 119: 260–267

8. Junginger T, Schafer W, Bottger T (1991) Esophageal perforation – indications for surgical therapy. Chirurg 62: 800–804

9. Kidd M, Modlin IM (1999) The luminati of Leiden: from Bontius to Boerhaave. World J Surg 23: 1307–1314

10. Kiel T, Ferzli G, McGinn J (1993) The use of thoracoscopy in the treatment of iatrogenic esophageal perforations. Chest 103: 1905–1906

11. Laisaar T (1998) Video-assisted thoracoscopic surgery in the management of acute purulent mediastinitis and pleural empyema. Thorac Cardiovasc Surg 46: 51–54

12. Lawrence DR, Ohri SK, Moxon RE et al. (1999) Primary esophageal repair for Boerhaave's syndrome. Ann Thorac Surg 67: 818–820

13. Lepsien G, Siewert JR (1981) Traumatische Perforationen und Fisteln im Bereich von Oesophagus und Magen. In: Allgöwer M, Harder F, Hollender LF et al. (Hrsg) Chirurgische Gastroenterologie. Springer, Berlin Heidelberg New York, S 374–380

14. Mai C, Nagel M, Saeger HD (1997) Surgical therapy of esophageal perforation. A determination of current status based on 4 personal cases and the literature. Chirurg 68: 389–394

15. Marty-Ané CH, Berthet JP, Alric P et al. (1999) Management of descending necrotizing mediastinitis: an aggressive treatment for an aggressive disease. Ann Thorac Surg 68: 212–217

16. Meister V, Schulz H, Greving I et al. (1997) Perforation of the esophagus after esophageal manometry. Dtsch Med Wochenschr 122: 1410–1414

17. Nagel M, Konopke R, Wehrmann U et al. (1999) Management of esophageal perforation. Zentralbl Chir 124: 489–494

18. Nguyen NT, Follette DM, Roberts PF et al. (2001) Thoracoscopic management of postoperative esophageal leak. J Thorac Cardiovasc Surg 121: 391–392

19. Ohri SK, Liakakos TA, Pathi V, et al. (1993) Primary repair of iatrogenic thoracic esophageal perforation and Boerhaave's syndrome. Ann Thorac Surg 55: 603–606

20. Ojima H, Kuwano H, Sasaki S et al. (2001) Successful late management of spontaneous esophageal rupture using T-tube mediastinoabdominal drainage. Am J Surg 182: 192–196

21. Papalia E, Rena O, Oliaro A et al. (2001) Descending necrotizing mediastinits: surgical management. Eur J Cardiothorac Surg 20: 739–742

22. Richardson JD, Tobin GR (1994) Closure of esophageal defects with muscle flaps. Arch Surg 129: 541–547

23. Ris HB, Banik A, Furrer M et al. (1996) Descending necrotizing mediastinitis: surgical treatment via clamshell-approach. Ann Thorac Surg 62: 1650–1654

24. Sakamoto Y, Tanaka N, Furuya T et al. (1997) Surgical management of late esophageal perforation. Thorac Cardiovasc Surg 45: 269–272

25. Strohm PC, Muller CA, Jonas J et al. (2002) Esophageal perforation. Etiology, diagnosis, therapy. Chirurg 73: 217–222

26. Varghese D, Patel H, Waters R et al. (2000) Quality of life study on four patients who underwent esophageal resection and delayed reconstruction for Boerhaave´s syndrome. Dis Esophagus 13: 314–316

27. Watanabe S, Kariatsumari K, Sakasegawa K et al. (2002) A new combined surgical procedure for severe descending necrotizing mediastinitis with bilateral empyema. Thorac Cardiovasc Surg 50: 308–310

28. Wheatley MJ, Stirling MC, Kirsh MM et al. (1990) Descending necrotizing mediastinitis: transcervical drainage is not enough. Ann Thorac Surg 49: 780–784

Sachverzeichnis

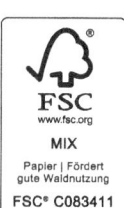

FSC

www.fsc.org

MIX

Papier | Fördert
gute Waldnutzung

FSC® C083411

Zeitfracht Medien GmbH
Ferdinand-Jühlke-Straße 7
99095 Erfurt, Deutschland
produktsicherheit@kolibri360.de